实用肿瘤疾病治疗新策略

王颖 等 主编

江西科学技术出版社

江西·南昌

图书在版编目（CIP）数据

实用肿瘤疾病治疗新策略 / 王颖等主编 .— 南昌：
江西科学技术出版社，2020.6 （2024.1 重印）
ISBN 978-7-5390-7275-3

Ⅰ．①实… Ⅱ．①王… Ⅲ．①肿瘤 – 诊疗Ⅳ.
① R73

中国版本图书馆 CIP 数据核字（2020）第 058032 号

选题序号：ZK2019472

责任编辑：王凯勋　万圣丹

实用肿瘤疾病治疗新策略

SHIYONG ZHONGLIU JIBING ZHILIAO XINCELUE

王颖 等 主编

出版发行	江西科学技术出版社	
社　　址	南昌市蓼洲街 2 号附 1 号	
	邮编：330009　电话：（0791）86623491　　86639342（传真）	
经　　销	全国新华书店	
印　　刷	三河市华东印刷有限公司	
开　　本	880mm×1230mm　1/16	
字　　数	381 千字	
印　　张	11.75	
版　　次	2020 年 6 月第 1 版　2024年1月第1版第2次印刷	
书　　号	ISBN 978-7-5390-7275-3	
定　　价	88.00 元	

赣版权登字：–03–2020–175

编 委 会

主 编　王　颖　　戎冬文　　陈存飞　　杨　亮
　　　　　吴　军　　张永辉　　单美慧　　胡玉娜

副主编　孙蓉蓉　　董立慧　　齐晓云　　汪　瑞
　　　　　晋果果　　那仁花　　梁　霄　　刘　青

编 委　（按姓氏笔画排序）

王　颖　内蒙古自治区人民医院

戎冬文　山西医科大学第一医院

刘　青　北部战区总医院

齐晓云　锡林郭勒盟中心医院

那仁花　新疆医科大学第三临床医学院（附属肿瘤医院）

孙蓉蓉　徐州市中心医院

杨　亮　新疆医科大学第三临床医学院（附属肿瘤医院）

吴　军　新疆医科大学第三临床医学院（附属肿瘤医院）

汪　瑞　扬州大学附属医院

张永辉　亳州市人民医院

陈存飞　广东医科大学附属医院

单美慧　新疆医科大学第三临床医学院（附属肿瘤医院）

胡玉娜　河南省中医院（河南中医药大学第二附属医院）

晋果果　河南省洛阳正骨医院（河南省骨科医院）

梁　霄　新疆医科大学第三临床医学院（附属肿瘤医院）

董立慧　太原市中心医院

获取临床医生的在线小助手

开拓医生视野
提升医学素养

微信扫码

临床科研 ＞ 介绍医学科研经验，提供专业理论。

医学前沿 ＞ 生物医学前沿知识，指明发展方向。

临床资讯 ＞ 整合临床医学资讯，展示医学动态。

临床笔记 ＞ 记录读者学习感悟，助力职业成长。

医学交流圈 ＞ 在线交流读书心得，精进提升自我。

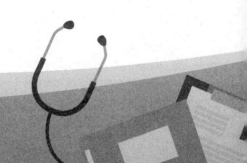

前　言

　　肿瘤是危害人类健康的主要疾病之一。迄今为止，癌症发病率和死亡率仍不断飙升，肿瘤学受到了医学界的广泛关注。随着疾病诊治的新理论、新技术、新方法日臻完善，肿瘤学发展也愈加迅速，其中手术切除、放射治疗、化学治疗和靶向治疗等已经成为当今治疗肿瘤的主要方法。医学人员急需了解和掌握更多有关肿瘤诊治的新理论、新技术、新方法，才能更好地完成肿瘤相关的医务工作。为适应肿瘤学的飞速发展，降低肿瘤发病率及病死率，提高病人的生存质量，满足广大医务人员的临床工作需求，编者在广泛参考国内外相关参考文献的基础上，结合自身丰富的临床经验编写了本书。

　　本书全面系统地阐述了肿瘤学的基础知识以及临床诊疗方法，内容包括：肿瘤学总论、肿瘤诊断、肿瘤病理学、肿瘤的生物治疗、放射免疫技术、肿瘤放射治疗、肿瘤的外科治疗、肿瘤的内科治疗、头颈部肿瘤、食管恶性肿瘤、乳腺肿瘤以及肿瘤中西医结合治疗等。本书内容丰富，结构简明，重点突出，有较强的科学性和实用性。本书可供从事临床肿瘤及相关专业的医生使用，也可作为临床肿瘤学专业学生的参考用书。

　　由于本书参编人数较多，编写风格不尽一致，再加上我们的学识水平有限，书中不足之处在所难免，恳请广大读者不吝赐教，以便我们修改和完善。

编　者

2020 年 6 月

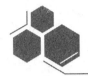

目 录

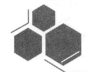

第一章 肿瘤学总论

第一节 肿瘤的内科治疗与综合治疗

一、肿瘤化疗概述

肿瘤内科治疗主要任务是应用药物、内分泌、生物和基因治疗为肿瘤病人服务。化学药物治疗是肿瘤内科治疗的重要环节，是恶性肿瘤治疗的重要手段。在《黄帝内经》中就有类似的药物治疗恶性肿瘤的记载。在西方医药记录中，对于肿瘤化学治疗的记录则首推在 1865 年，Lissauer 应用含有亚砷酸成分的砷制剂治疗慢性白血病。但是，现代肿瘤学认为，近代肿瘤化疗发展史中有三个里程碑。第一个里程碑是 1946 年，Gilman 和 Philips 应用氮芥治疗恶性淋巴瘤成为化学治疗肿瘤以及近代肿瘤化疗的开端。此后，在 1957 年，Amold 合成环磷酰胺，Duschinshy 合成氟尿嘧啶等药物并应用于临床肿瘤的治疗，均取得明显的临床疗效，肿瘤化疗也逐渐被人们所重视。这是肿瘤内科治疗中的第二个里程碑。进入到 20 世纪 70 年代，顺铂和阿霉素等新药进入临床，肿瘤内科在睾丸肿瘤、滋养细胞肿瘤和儿童白血病已取得根治性效果，使得肿瘤内科追求的目标由姑息治疗转到了争取获得根治。这被认为是第三个里程碑。这时化疗根治的理念已经被普遍接受，而且是指导临床取得成功的原则之一。进入到 20 世纪 90 年代，肿瘤内科学发展迅速，以众多新药进入临床为代表，其中包括：抑制微管蛋白解聚的紫杉类（紫杉醇、多烯紫杉醇）药物；拓扑异构酶 I 抑制药：喜树碱类（伊立替康、拓扑替康）；分子靶点药物：EGFR 酪氨酸激酶受体抑制药(STI-571、Iressa)，单克隆抗体: 抗 CD20 单抗（美罗华），抗 HER-2 单抗（Herceptin）等。此外，随着肿瘤学基础研究的不断深入，临床诊疗观念、方法以及临床多学科协作的开展，很多新的肿瘤内科新技术也不断地应用于临床诊疗之中，包括高剂量化疗和自体造血干细胞移植在实体瘤恶性淋巴瘤治疗中的应用；多药耐药基因的发现，生物和基因治疗的临床应用；对肿瘤宿主的认识逐渐深入，肿瘤细胞免疫和抑癌基因的应用；造血刺激因子（rhG-CSF、rhGM-CSF、EPO）；5-HT$_3$ 受体拮抗药的使用，使临床肿瘤内科治疗发生了巨大的改变。

目前，人们已经不再把内科治疗看成是只能起到姑息治疗作用的一种手段，而是正向根治过渡。现在有近 20 种肿瘤治愈率明显提高，其中内科治疗在综合治疗中的作用功不可没。例如，依赖于内科化疗已经可以使得部分肿瘤成为"可根治的肿瘤（治愈率 >30%）"，包括滋养细胞肿瘤、睾丸生殖细胞肿瘤、霍奇金病、Burkitt 淋巴瘤、大细胞淋巴瘤、儿童急性淋巴细胞白血病、儿童神经母细胞瘤、Wilms 瘤；通过化疗手段还可以使少数病人的肿瘤可能获得根治，包括急性粒细胞白血病、乳腺癌、成人急性淋巴细胞白血病、骨肉瘤、小细胞肺癌、肝癌（动脉化疗）；部分肿瘤可以获得姑息性的疗效，包括肾癌、黑色素瘤、子宫内膜癌、前列腺癌、慢性白血病、多发性骨髓瘤、头颈部肿瘤、胃肠道癌；此外，尚有部分肿瘤通过配合手术和（或）放疗可提高治愈率，包括乳腺癌、大肠癌、骨肉瘤、软组织肉瘤、部分卵巢癌、非小细胞肺癌、视网膜母细胞瘤、神经母细胞瘤等。

如前所述，随着研究的不断进展，新药和新疗法的不断涌现，内科化疗已经和手术治疗、放射治疗并列成为肿瘤防治的三个主要手段，内科治疗在综合治疗中的地位越来越重要。

二、肿瘤化疗基础

恶性肿瘤细胞具有转移和浸润性生长等特殊的生物学行为，目前公认多数肿瘤是单克隆起源，即恶性肿瘤是由一个癌变细胞演化而来。这个癌变细胞作为母体细胞不断增殖，产生子细胞，使得癌细胞群体随之增大。在癌细胞群体中，往往会产生出变异的群体或细胞亚群，它们除继承了母体细胞的特性外还具有新的特征，显示出更为恶劣的生物学行为，侵袭性和转移能力明显增加，称为肿瘤的异质性，这也是肿瘤治疗中的最大障碍。肿瘤不仅可从局部出发，沿着组织间隙向周围组织或器官浸润性生长，而且部分癌细胞由于异质性，可以沿着淋巴系统或血循环形成转移病灶。肿瘤细胞在尚未成为转移结节之前的微小转移灶（或亚临床灶）时期，无任何临床表现，常规检查方法如 X 线、B 超、CT 等，甚至常规病理检查也难以发现。在适宜的环境下，微小转移灶获得新生血管的支持就逐步发展成为临床病灶，产生症状，并能被临床查出，威胁病人生命。癌肿的转移，则表示肿瘤已经不再局限于原发部位，有发展为全身转移瘤的可能，使病情进入晚期，预后不良。所以，转移视为恶性肿瘤的一个重要标志，也是癌症死亡的主要原因。不论手术或放疗均不能解决癌症的转移问题，而化疗在于强调全身性治疗肿瘤病人，为治疗全身亚临床微小转移灶提供了有力的武器。

癌细胞恶性增殖通过有丝分裂一分为二，细胞内遗传物质染色体要成倍增加并均匀分到子细胞中去，因此 DNA 需要一个生物合成过程，原料为各种核苷酸，而核苷酸的合成需要嘧啶类前体和嘌呤类前体及其合成物。细胞增殖前必须使染色体中携带遗传信息的 DNA 进行复制，再经 DNA 为模板合成 RNA（转录过程），然后由 RNA 指导合成各种蛋白质（翻译过程），以控制细胞遗传性和细胞功能。其过程经历双链 DNA 解开为单核，转录为 RNA，翻译成为多肽或蛋白质，执行酶、激素、生长因子等功能四大步骤。大多数抗癌药作用于这一过程的不同环节，影响 DNA 合成。按细胞 DNA 含量的变化，可将增殖细胞的生长繁殖分为：M 期（有丝分裂期）、G_1 期（DNA 合成前期）、S 期（DNA 合成期）和 G_2（DNA 合成后期）四期，称细胞周期。G_1 和 G_2 分别为 S 期和 M 期准备条件。S 期主要合成新的 DNA，使 DNA 含量加倍，仍继续合成 RNA 和蛋白质。经此期后进入 G_2 期。M 期有纺锤丝形成（由微管组成），最终每个细胞分裂成 2 个子细胞。肿瘤中增殖细胞部分经历细胞周期的变化，是肿瘤的生长部分，而非增殖细胞部分，包括：①静止期细胞（G_0 期细胞）：称为肿瘤干细胞，平时不分裂，但受到适当的刺激就引起分裂，具有广泛增殖能力。G_0 期细胞是复发的根源。②终末细胞：指不能分裂细胞和死亡细胞。增殖细胞对药物较敏感，而 G_0 期细胞不敏感。

肿瘤细胞数量、肿瘤负荷与化疗的疗效之间也具有明显的相关性。一般来说，化疗的效果与肿瘤细胞的数量成反比。化疗药物在使用过程中，一定剂量的有效药物杀伤一定比例的肿瘤细胞，因此，对于进行手术治疗的患者，应尽可能地实施最大限度地肿瘤切除术。施行根治性手术是治疗的首选，即使没有进行根治性手术机会的患者，也应该进行最大限度的减瘤手术，使得肿瘤负荷降低，提高化疗的疗效。肿瘤细胞较少的患者，或者肿瘤细胞数量低时尽早开始化疗，这些都有利于化疗产生治疗效果。此外，临床上还采用手术、放疗进行有效的减瘤，为以后的化疗创造条件。化疗后配合应用 0 级动力学（一定剂量杀灭一定数量）的免疫治疗，可以显著提高综合治疗的疗效。

恶性肿瘤患者在治疗之初，由于可见的肿瘤病灶的存在，肿瘤病人开始治疗时细胞数量约为 $10^{10 \sim 12}$；经过化学药物治疗、放射治疗、手术治疗，临床上达到完全缓解的效果后，细胞数量也仅减少 2 ~ 3 个数量级。也就是说，即使达到了完全缓解的状态，此时残存的肿瘤细胞仍可达 $10^{8 \sim 10}$；这些亚临床肿瘤仍然是肿瘤复发、转移的主要根源。在停止治疗后的一段时间里，肿瘤细胞能被机体免疫力彻底消灭将可以获得治愈，这才可能是数学概念上的彻底治愈。若机体免疫力与肿瘤之间保持平衡，互相制约，可能会出现一段时间的带瘤生存或"无瘤生存"状态，在有利于肿瘤细胞生长的条件下，肿瘤细胞又继续增殖。经若干时间，肿瘤细胞超过 10^9 后，即可以达到临床复发，则需要重新治疗。

诱导化疗阶段完全缓解只是取得根治的第一步。强化治疗可能使残存细胞降低到 10^6 以下，可以做免疫治疗和生物治疗。目前基础与临床学者都正在寻找能促进、加强免疫的方法，使更多病人得到根治。

对于白血病和恶性淋巴瘤的患者，在其治疗的模式上采用诱导缓解－强化治疗－巩固治疗的模式，取得了明显的治疗疗效。此种方法目前正被逐渐用于实体瘤，如肺癌等的治疗。强化治疗，也可用于放疗和（或）手术的配合治疗。目前临床研究还发现，采用序贯化疗可以更加有效地提高肿瘤化疗的治疗疗效，设计更加合理。对于睾丸肿瘤或小细胞肺癌等部分肿瘤，化疗后再实施手术治疗，可以达到清除残存肿瘤细胞、清除耐药细胞的目的。

某些肿瘤的疗效与单位时间内的化疗效量相关，以每周每平方米体表面积的给药剂量计算，而不计较给药途径。剂量小等于培养耐药，剂量大等于增加毒性。敏感肿瘤如淋巴瘤、睾丸肿瘤、乳腺癌、小细胞肺癌等。

三、临床化疗原则

（一）化疗的适应证

恶性肿瘤的化疗如同肿瘤其他治疗手段一样具有一定的适应证。随着肿瘤内科治疗水平的提高，化疗的适应证也在拓宽。化疗的适应证包括以下几个方面：

1. 化疗敏感的肿瘤

造血系统恶性疾病，如白血病、多发性骨髓瘤、淋巴瘤等；化疗效果较好的实体瘤：皮肤癌、绒毛膜上皮癌、恶性葡萄胎、睾丸肿瘤、小细胞肺癌等。

2. 实体瘤手术切除或局部放疗后的辅助治疗

局部晚期的卵巢癌、非小细胞肺癌、消化道肿瘤、头颈部癌和乳腺癌，可先化疗，以后争取手术，介入治疗可使肝癌、肾癌易于切除，提高治愈机会。

3. 姑息性治疗或复发肿瘤的解救治疗

实体瘤已有广泛播散或远处转移，不适于手术切除或放疗者；实体瘤手术或放疗后复发或播散者；癌性积液，通过腔内注射化疗药物，常使积液控制或消失；肿瘤所致上腔静脉、呼吸道、脊髓压迫或脑转移致颅内压增高，常先用化疗以减小体积，减轻症状，再进行手术或放疗。

4. 手术前的新辅助治疗

对于局部晚期的骨肉瘤、头颈部肿瘤、非小细胞肺癌、乳腺癌、大肠癌和胃癌等，可采用术前的新辅助治疗以清除体内微小转移病灶，减轻肿瘤负荷，降低术前分期，提高手术切除率。

5. 同步放化疗

放疗的同时进行化疗，可以通过化疗药物的增敏作用，提高肿瘤的控制效果。

6. 肿瘤急症的抢救性化疗

对于脊髓压迫征和上腔静脉压迫征，可用化疗缓解症状，为进一步治疗赢得时间。

肿瘤内科医师在临床工作中必须按照循证医学的原则实施规范化治疗。对于化疗而言，即使是有效的治疗方案，也不是无穷无尽的进行就可以达到"满意的治疗疗效"。在化疗中还需要注意：在保持治疗疗效的情况下，治疗周期越少越好，不良反应越少越好；治疗前应明确病理或细胞学诊断，一般不做诊断性化疗或安慰性化疗；主要脏器功能正常，化疗前应了解病人的全身情况，包括心脏、肝脏、肾脏功能损伤是否不可逆；化疗前要有详细的治疗计划；注意对化疗患者开展长期随访工作；治疗中注意观察药物的毒性和不良反应，根据病人情况及时调整剂量或停药。只有这样，才可以在保证化疗治疗疗效的基础上，尽可能地减少化疗所引发的各种不良反应以及化疗相关性并发症。

（二）化疗的方法

晚期病人肿瘤多已全身扩散，不再适用于手术或放疗等局部治疗，化疗成为主要的治疗方法。晚期病人中，一部分人在确诊癌症时已到了晚期阶段，还有一部分人肿瘤治疗不充分或充分治疗以后仍因复发或转移而进入晚期。复发或转移固然难治，但病人要坚定信心，不要放弃治疗的机会。化疗的目的是治愈晚期肿瘤病人。对晚期肿瘤，化疗是达到治愈、好转、提高生存质量、延长生存期的有效治疗方法。肿瘤化疗的结果表明，对于可达到治愈的肿瘤化疗力求达到根治性的疗效，对于可以缓解能提高生存期的肿瘤化疗也应力争做到根治，对于疗效差的肿瘤则应权衡利弊采用姑息治疗，以减轻痛苦，提高病人生活质量，延长病人的生命。

辅助化疗是指对肿瘤原发灶进行手术切除或放疗后化疗，也称术后或放疗后化疗。局限性肿瘤用手术或放疗治疗只能治愈其中的一部分人，而多数情况下局限性肿瘤已经发生了微小转移，这也是复发或转移的主要原因之一。微小转移灶在原发灶的切除或放疗后，增生可以变得活跃起来，加上此时全身肿瘤负荷处在很低的情况下，这都将有利于化疗发挥杀灭作用。消除了亚临床微小转移，有助于提高术后或放疗后病人的治愈率。乳腺癌术后要继续化疗在临床上备受认可，也是辅助化疗成功的典型例子。很多乳腺癌病人就从辅助化疗中获益。

新辅助化疗与辅助化疗的情况正好相反，是在病人手术或放疗前进行化疗。部分肿瘤虽然是局限性的，但肿块较大或局部浸润明显，立即进行手术治疗存在困难，或者认为这样做结果会给病人带来较大的创伤。此时应用化疗的目的有二：一是希望化疗后局部肿瘤缩小，创造手术切除肿瘤或放疗的条件，减小局部治疗的损害；二是对可能存在的微小转移灶进行清除，从而改善预后。通过手术标本病理检查的结果还可以了解化疗对癌组织产生的影响，为术后化疗药物的选择提供了依据。新辅助化疗目前广泛应用于肛管癌、膀胱癌、乳腺癌、喉癌、骨肉瘤及软组织肉瘤等肿瘤的治疗上，对非小细胞肺癌、食管癌、鼻咽癌及其他头颈部癌等与局部治疗产生良好的配合作用。

（三）化疗给药方法和途径

化疗药物的使用方法包括全身给药（全身化疗）和局部给药（区域性化疗）2 种。

1. 全身给药（全身化疗）

（1）常规给药：按照药品和剂型的使用说明，按照联合方案中药物治疗规定天数，给予静脉推注、静脉滴注、肌内注射或口服，这是临床最常用的方法。

（2）持续输注：某些药物如氟尿嘧啶（5-FU），可改变常规静脉给药方法，持续静脉输注数天、数周或数月，使疗效有了相当幅度提高，同时不良反应减轻。持续输注可克服 5-FU 半衰期短的缺点，产生稳定的血浓度，使药物与肿瘤接触时间延长，有利于序贯杀伤癌细胞。化疗药物中多柔比星（ADM）、异环磷酰胺（IFO）、长春新碱（VCR）、依托泊苷（VP-16）等也有报道采用持续输注方法使用。ADM 持续静脉滴注与标准快速静脉推注比较，心脏毒性降低，但其抗肿瘤效果仍需被确定。右锁骨上静脉穿刺置管术加上微量注射泵应用，是实现持续输注的前提。

（3）时辰给药：肿瘤化疗给药还要讲究时辰。化疗的给药时间对药物毒性及其疗效均有明显影响。因此，应充分利用病人自身的生物钟和细胞增殖昼夜节律性变化，以期获得药物的最大效果并减少不良反应，例如草酸铂（L-OHP）治疗方案，输液泵从夜晚 10 时开始向体内输注 5-FU 和亚叶酸钙，持续到次日凌晨 4 时为止（这一时刻是血细胞增殖的最低点），L-OHP 在白天输注直到下午 4 时。这比常规给药方法疗效提高近一倍。而口腔炎、周围感觉神经病的发生率下降，ADM、顺铂（DDP）对骨髓的毒性也随着昼夜节律而不同。

2. 局部给药（区域性化疗）

（1）动脉给药：以提高肿瘤局部区域的药物浓度，减低全身毒性，提高疗效。常用方法：局部动脉灌注化疗，即插管介入化疗，置管方法通过剖腹或经股动脉插管，间断性或持续性输注抗肿瘤药物，并加栓塞剂以增加疗效。插管介入化疗大多用于肝原发性或继发性肿瘤的治疗。对中央型肺癌、纵隔无明显淋巴结转移病人，亦可采用支气管动脉灌注化疗。颅内肿瘤选用颈动脉介入治疗等。局部阻断化疗（隔离化疗），如肢体灌注化疗、全腹灌注化疗。这需要引出局部供血的动脉和回流静脉，并阻断局部与其他部位的血液供应，引出的血管与体外循环泵连接，当启动体外循环泵时，局部或半身血液供应被完全隔离，再通过引出动脉注入化疗药。下肢肿瘤常用阻断化疗来控制，保全肢体。

（2）淋巴途径治疗：如盆腔腹膜外间隙置管化疗，是在盆腔腹膜外间隙置管，将化疗药物直接注射到盆腔淋巴结周围，药物可分布到盆腔各组淋巴结，且药物能从盆腔上升至腹主动脉旁淋巴结，有利于杀灭转移癌细胞。目前该法已用于妇科肿瘤淋巴结转移治疗，不会引起注药局部正常组织的损伤。

（3）腔内化疗：包括胸膜腔、腹膜腔、心包腔局部腔内给药化疗。腔内治疗应尽可能排除腔内积液后，再腔内化疗或注入硬化剂。双侧胸腔积液病人应避免双侧胸腔注入硬化剂，以免发生限制性呼吸衰竭；心包腔、腹腔内也避免使用硬化剂，以免导致缩窄性心包粘连或腹腔粘连。腹腔内化疗除用于恶性腹水治疗外，还可用做进展期胃肠道恶性肿瘤术后的辅助治疗，预防和治疗区域淋巴结、肝脏及腹膜微小转移灶，减少肝转移和腹膜复发。

双路化疗，是使腔内化疗取得满意疗效的方法，即局部大剂量用药，全身毒性采用中和措施。例如，局部给予大剂量顺铂（DDP），再用硫代硫酸钠（STS）进行全身中和可以提高疗效，而肾脏毒性又轻。膀胱腔内化疗可辅助手术或局部烧灼治疗，防止术后复发，同时对多灶复发的浅表膀胱癌也可起较好的治疗作用。膀胱灌注药物常用丝裂霉素（MMC）、ADM 等。

（4）鞘内化疗：是治疗脑膜转移的方法，对易于发生脑脊膜转移的肿瘤如急性淋巴细胞性白血病、非霍奇金淋巴瘤也是预防脑脊膜转移的措施。鞘内直接注药，局部浓度高，疗效好。常用药物有甲氨蝶呤（MTX）、阿糖胞苷（Ara-c）、塞替哌（TSPA）。禁用于鞘内的药物有 5-FU 和 VCR。

（四）化疗疗效评价

化疗药物治疗以及其他方法治疗恶性肿瘤的疗效评价标准主要以病灶治疗前后的变化为依据。采用的是 WHO 的疗效评价标准进行评估。对于晚期病人，由于都具有不同的复发或转移病灶作为观察指标，化疗以后通过临床的检测对化疗的效果做出客观评价。效果评价依照病灶的特点分为可以测量的病灶、不可以测量的病灶以及骨转移病灶治疗，分为 3 大类，每一类分为 4 级。

1. 可以测量的病灶评定

完全缓解（CR）：肿瘤可见病灶经过治疗后完全消失，持续时间不少于 4 周。

部分缓解（PR）：肿瘤可见病灶经过治疗后缩小 50% 以上，持续缓解时间达到 4 周或者 4 周以上，同时无新病灶出现。

稳定（SD）或者无变化（NC）：肿瘤可见病灶经过治疗后缩小不超过 50%，或者增大不超过 25%。

进展（PD）：一个或者多个肿瘤可见病灶经过治疗后肿块增大超过 25%，或者有新病灶出现。

2. 不可以测量的病灶评定

完全缓解（CR）：肿瘤所有可见病灶完全消失，持续时间不少于 4 周。

部分缓解（PR）：肿瘤大小估计缩小 50% 以上，持续缓解时间达到 4 周或者 4 周以上。

稳定（SD）或者无变化（NC）：病变无明显变化维持 4 周，或者肿瘤缩小不超过 50%，或者肿瘤增大不超过 25%，进展（PD）：病灶增大超过 25%，或者有新病灶出现。

3. 骨转移治疗疗效的评价

完全缓解（CR）：经过 X 线或者扫描检查证实，病灶完全消失。

部分缓解（PR）：肿瘤溶骨性破坏缩小、钙化或者出现成骨改变。

稳定（SD）或者无变化（NC）：病灶无变化，经过治疗后持续 8 周。

进展（PD）：原发病灶增大或者有新病灶出现。

压缩性骨折的治疗转归不列为单一的观察指标。

RECIST（实体瘤的疗效评价标准，1.1 版）

1. 基线病灶分类

（1）可测量病灶

至少有一条可以精确测量的径线的病灶。

根据 CT 或 MRI 评价，病灶最长直径至少为 2 个层厚 ≥ 10 mm（层厚 5 ~ 8 mm）。

根据胸部 X 线评价，病灶最长直径至少 20 mm。

根据测径器评价，最长直径 ≥ 10 mm 的浅表性病灶。

根据 CT 评价，恶性肿瘤淋巴结短轴 ≥ 15 mm。

注：恶性肿瘤淋巴结用最短轴作为直径，其他可测量病灶用最长轴。

（2）不可测量病灶

不可测量病灶包括小病灶（包括短轴在 10 ~ 14.9 mm 的淋巴结）和真正无法测量的病灶，如胸膜或心包积液、腹水、炎性乳腺疾病、软脑膜病、累及皮肤或肺的淋巴管炎，测径器不能准确测量的临床病灶，体检发现的腹部肿块，重现影像技术无法测量的。

骨病：骨病为不可测量的疾病，除软组织成分可采用CT或MRI评价外，且符合基线时可评价的定义。

既往局部治疗：既往放疗病灶（或其他局部治疗的病灶）为不可测量病灶，除非治疗完成后进展。

2. 正常部位

囊性病灶：单纯囊肿不应视为恶性病灶，也不应记录为目标病灶或非目标病灶。认为是囊性转移的囊性病灶是可测量病灶，如果符合上述特定定义。如果还出现了非囊性病灶，那么这些病灶首选为目标病灶。

正常结节：短轴 <10 mm 的结节被视为正常，不应记录或安装可测量或不可测量病灶分类。

3. 记录治疗评价

在基线时必须评价所有部位疾病。基线评价应尽量在接近试验开始前进行。对于充分的基线评价，治疗前 28 天内必须进行所有要求的扫描，所有疾病必须正确记录。如果基线评价不充分，以后的状况通常为不确定。

（1）目标病灶

所有累及器官达最多 2 个病灶 / 每个器官，共 5 个病灶，所有可测量病灶应视为基线目标病灶。根据大小（最长病灶）和适合性选择目标病灶准确重复测量。记录每个病灶的最长直径，除外病理学淋巴结应记录短轴。基线时所有目标病灶直径（非结节病灶的最长径，结节病灶的最短轴）的总和是试验中进行的评价比较的基础。

若两个病灶融合，就测量融合的肿块。如果目标病灶分裂，则使用各部分的总和。

应继续记录变小的目标病灶的测量。如果目标病灶变的太小而不能测量，如认为病灶已消失则记录为 0 mm；反之应记录为默认值 5 mm。

注：结节性标准缩小至 <10 mm（正常），仍应记录实际测量结果。

（2）非目标病灶

所有不可测量的疾病均为非目标病灶病灶。所有未鉴别为目标病灶的可测量病灶也纳入非病灶疾病。不需要进行测量，但是评价以无、不确定、有 / 未增大、增大表示。1 个器官的多发性非目标病灶在病例报告表上记录为一项（如："多发性骨盆淋巴结增大"或"多发性肝转移"）。

4. 每次评价时的客观缓解状态

疾病部位评价必须采用与基线相同的方法，包括一致进行增强和及时的扫描。如需变化，必须与放射学医师讨论该病例以明确是否可能用替代法。如不能，以后的客观状况为不明确。

（1）目标病灶

完全缓解（CR）：除结节性疾病外，所有目标病灶完全消失。所有目标结节须缩小至正常大小（短轴 <10 mm）。所有目标病灶均须评价。

部分缓解（PR）：所有可测量目标病灶的直径总和低于基线 ≥ 30%。目标结节总和使用短径，而所有其他目标病灶的总和使用最长直径。所有目标病灶均须评价。

稳定：不符合 CR、PR 或进展。所有目标病灶均须评价。仅在总增大相对于谷值 <20% 的罕见病例，PR 后可稳定，但足够不再维持以前记录的缩小 30%。

客观缓解（PD）：可测量目标病灶的直径总和增大 20% 超过观察到的最小总和（超过基线，如治疗期间未观察到总和降低），最小绝对值升高 5 mm。

不确定。未记录进展，且①1 个或以上可测量的目标病灶未评价。②或所用评价方法与基线不一致。③或 1 个或以上目标病灶不能准确测量（如：看不清除，除非由于太小而不能测量）。④或 1 个或以上目标病灶被切除或辐射，且未复发或增大。

（2）非目标病灶

CR：所有非目标病灶消失或肿瘤标志物水平正常。所有淋巴结大小必须"正常"（短轴 <10 mm）。

非 CR/ 非 PD：任何非目标病灶持续存在和 / 肿瘤标志物水平高于正常上限。

PD：已有病灶明确进展。通常，总体肿瘤负荷须增大到足以停止治疗。目标病灶 SD 或 PR 时，罕见由于非目标病灶明确增大的进展。

不明确：未测量进展，1 个或以上非目标病灶部位未评价或评价方法与基线所用方法不一致。

（3）新病灶

出现任何新发明确的恶性肿瘤病灶都表明 PD。如果新病灶不明确，例如由于体积较小，进一步评价会明确病因。如果重复评价明确病灶，那么应在首次评价日期记录进展。在以前未扫描区发现的病灶被认为是新病灶。

5. 补充研究

如果明确 CR 取决于体积减小但未完全消失的残留病灶，建议活检或细针抽吸残留病灶进行研究。如未发现疾病，主观状况记录为 CR。

如果明确进展取决于可能由于坏死增大的病灶，那么病灶应活检或细针抽吸以明确状态。

6. 主观性进展

无疾病进展的客观证据，需要终止治疗的患者，在肿瘤评价 CRFs 上不应报告为 PD。这一情况应在治疗结束 CRF 上标明为由于健康状况总体恶化停止治疗。即使在停止治疗后也应尽量记录客观进展（表 1-1）至（表 1-2）。

表 1-1　每次评价时的客观缓解状态

目标病灶	非目标病灶	新病灶	客观状态
CR	CR	无	CR
CR	非 -CR/ 非 -PD	无	PR
CR	不确定或缺失	无	PR
PR	非 -CRV 非 -PD，不确定，或缺失	无	PR
SD	非 -CR/ 非 -PD，不确定，或缺失	无	稳定
不确定或缺失	非 -PD	无	不确定
PD	任何	有或无	PD
任何	PD	有或无	PD
任何	任何	有	PD

表 1-2　仅有非目标病灶的患者每次评价时的客观缓解状态

非目标疾病	新病灶	保存客观状态
CR	无	CR
非 -CR/ 非 -PD	无	非 -CR/ 非 -PD
不确定	无	不确定
明确进展	有或无	PD
任何	有	PD

（五）联合化疗

单纯依赖化疗药物治疗恶性肿瘤的疗效是有限的。一般来说，单药治疗有效率不超过 30%，而且大多数有效率徘徊在 5% ~ 20%，可以说化疗药物的有效率是极其低下的。临床上，以单药有效率超过 10% ~ 15% 的药物作为被选化疗药物而被临床上所选用。此外，化疗药物在使用过程中还容易出现受到肿瘤细胞的异质性等特殊生物学行为的影响而发生耐药性等不利于药物使用的因素。因此，目前肿瘤化疗在多数情况下主张采用联合化疗的方法，以最大限度提高有效率，降低治疗引发的药物耐受发生。联合化疗的使用，使得肿瘤化疗的疗效明显提高，甚至于部分肿瘤的治疗获得了临床完全缓解。联合化疗目前已经成为肿瘤内科化疗的主要潮流和方向。

联合化疗方案组成的原则：选择两种以上作用机制不同的药物；周期非特异性药物和作用于不同时

相的周期特异性药物相互配合；被选择的药物之间最好具有相互的协同、相加作用；各药的毒性、不良反应不重复或者叠加，如神经毒性；一般药物选择以 2～4 种为最佳，不是选择的药物种类越多越好。

（六）化疗发展的新动向及展望

1. 生物化学调变

生物化学调变是通过增加某种影响化疗药代谢通路中一定环节的药物来治疗肿瘤，这些药物称为生物化学调变剂，可以影响特殊酶的活性或表达，达到增加化疗药抗瘤效力或增加选择性的目的。目前对 5-FU 的生物化学调变研究较深入，调变剂有四氢叶酸钙（CF、亚叶酸钙）。CF 增加 5-FU 抗肿瘤活性已经肯定并应用于临床。

2. 肿瘤细胞分化诱导

肿瘤是一种细胞分子分化异常的疾病，分化诱导剂的发现，可使癌细胞分化为正常细胞，不需直接杀伤它。分化诱导剂种类很多，归纳起来有 5 类：肽类生长因子、维生素类、激素类、某些化疗药物、平面极性化合物。小剂量阿糖胞苷及维甲酸是临床研究最多的 2 种分化诱导剂。前者对急性淋巴细胞性白血病有效。后者(全反式维甲酸)对人体早幼粒细胞性白血病有明显疗效，治疗原发性肝癌也初见成效。预示着全反式维甲酸在肝癌分化疗法中有潜在的应用价值。平面极性化合物如六亚甲基二乙酰胺对实体瘤如肝癌、胃癌等的效果则显示一定优势。分化诱导剂的不良反应小，已经成为目前研究的"热点"。

3. 抗转移药的研究与开发

丙亚胺以及丙亚胺的衍生物吗丙嗪、丁氧哌烷、乙双吗啉等，为具有一定治疗效果的抗转移药。值得一提的是，抗肿瘤血管形成可抑制癌转移，因为癌细胞得不到营养与氧的供应而"饿死"或"窒息"而死，对肿瘤转移灶产生强的抑制作用。血管抑制素和内皮抑制素不直接攻击癌细胞，而是通过摧毁细胞的血液供应途径来"饿死"肿瘤，故被称为"肿瘤的饥饿疗法"。抗血管生成抗癌的最大优点是不会产生化疗耐药性及毒性不良反应，且对不同病理类型的恶性肿瘤具有相同的治疗作用。

4. 造血干细胞移植术

造血干细胞移植术可以克服高剂量化疗引起的骨髓抑制障碍，是治疗恶性肿瘤和白血病的新技术。造血干细胞是一种人体血液的母细胞，它不断分裂繁殖，产生大量血细胞，以补充和更新人体外周血液。移植术即从人体中采集出造血干细胞，适时重新种植在本人或其他人的骨髓里，让"种子"在"土壤"里存活。先将自体造血干细胞"转移"体外"避难"，再加大化疗和放疗剂量，以彻底消灭体内的肿瘤细胞，然后再将造血干细胞重新种植于自己体内。这个过程称为自体移植。此外，还可再用配型一致的其他人的造血干细胞移植到病人的骨髓中去重建造血功能，这一过程称为异体移植。造血干细胞移植术要经历干细胞的鉴别、活性测定、干细胞的采集、分离纯化、动员、扩增、HLA 配型、干细胞保存、肿瘤细胞的净化、干细胞移植等过程，还需要较高级的医疗仪器设备、病房条件（层流室）、医生娴熟的技术和丰富的临床经验。造血干细胞移植术包括骨髓移植术、脐血移植术和外周血干细胞移植术。外周血干细胞移植术中干细胞从周围血液采集而来，方便、安全、污染机会少，病人很容易接受，应用较广。实体瘤如乳房癌、非霍奇金病、睾丸癌等病人，都可接受这项移植术。

5. 抗信号药

抗信号药是作用于信号转导系统的新一代抗肿瘤药物。肿瘤的发生和转移，其本质可视为是细胞生长分化相关的信号转导失去控制。

相信在 21 世纪，科学进一步的发展，人们肯定可以找出更多有效的抗肿瘤药物，广泛应用新技术、新理论，使化疗在人类战胜癌症中发挥出巨大作用。

（七）肿瘤的综合治疗

目前临床上对于恶性肿瘤治疗的主要方法包括外科手术治疗、化学药物治疗、放射治疗、生物治疗以及包括中医、中药在内的民族医药治疗等多手段。各种治疗具有不同的治疗优势和治疗局限性。

肿瘤内科在综合治疗中的作用和地位包括：辅助化疗，术后应用消灭可能的微小转移，提高外科治愈率；新辅助化疗，术前化疗可降低肿瘤负荷和及早控制远处转移；不能手术或不宜手术的病人，在化疗后变为可以手术；对于不能完全切除的病人，对残余肿瘤进行化疗（或）放疗；不宜外科治疗如多发或广泛播散的病人，以内科治疗为主。但是，化疗也具有其治疗的局限性，包括虽然极少数的某些肿瘤已可根治，但是多数肿瘤仍处于姑息性治疗阶段；化疗药物对肿瘤细胞的选择性抑制作用不强，对于正常细胞也具有一定的细胞毒性；化疗的实施对于病人的全身毒性反应较大，病人耐受性较差。

肿瘤外科治疗是肿瘤治疗的主要手段，对于某些恶性肿瘤而言，外科手术治疗是目前唯一可能使肿瘤获得根治的手段。即便如此，外科手术治疗毕竟是一种局限性肿瘤治疗手段，尚具有很多的治疗局限性，包括手术治疗对于较少的局限性肿瘤通过单一手术即可治愈；很多病人单靠手术不能防止复发和转移；有些肿瘤即使使用了扩大手术范围的超根治治疗，也不可能取得根治性效果；如果手术合并化疗或放疗，即使姑息性手术，也能使很多病人取得较好效果。

肿瘤放射治疗的发展已经能够使部分恶性肿瘤获得根治。但是，放射治疗与肿瘤外科治疗一样，同属于肿瘤的局限性治疗，缺乏全身治疗的效果。放疗的局限性也在于此，配合其他疗法可以提高疗效。

中医在肿瘤治疗中的作用包括调整机体抗病能力，减轻其他治疗的不良反应；对肿瘤的局部控制作用较差。

各种治疗手段的施行具有各自不同的优势和局限性，如何最大限度地发挥各种治疗手段的最大优势，获得最高的有效率和治愈率是目前肿瘤诊疗的主要内容。肿瘤的综合治疗概念是近年来肿瘤诊治的主要研究方向。在我国，以孙燕院士为首的一批肿瘤学专家，根据多年来肿瘤治疗的实践经验，总结了肿瘤综合治疗的定义：根据病人的机体状况、肿瘤的病理类型、侵犯范围（病期）和发展趋向，有计划地、合理地应用现有的治疗手段，以期最大限度地提高治愈率，改善病人的生活质量。

综合治疗的原则包括明确治疗的目的，治疗安排的顺序符合肿瘤细胞生物学规律，病人的机体状况，特别是免疫和骨髓功能，局部与播散哪一个是主要威胁或首先需要，解决的问题，治疗给病人带来的益处和负担。合理安排，充分了解每位病人的机体情况（各器官、内分泌、免疫功能）、肿瘤的各种特点（包括分子生物学、受体和功能）及侵犯范围，从而使治疗充分合理和个体化，是较大幅度提高治愈率的关键。

肿瘤综合治疗不单纯是依赖于临床肿瘤医生的工作，尚需要很多非肿瘤医疗性的专家，包括心理学、精神医学、病理学、麻醉医学、营养学、职业病学、语言治疗学、护理学以及部分社会工作者的共同努力。

四、抗肿瘤药物安全应用

（一）抗肿瘤药物使用原则

抗肿瘤药物多数属于细胞毒性药物，不但对于接受治疗的患者会发生许多不良反应，而且对于长期接触抗肿瘤药物的医护人员也会产生不良反应，尤其对于长期从事抗肿瘤药物配制的护士的危害性会更大，因此，对于抗肿瘤药物的使用必须规范，严格操作程序和注意事项。

对于抗肿瘤药物治疗，一般绝对禁止进行抗肿瘤药物的试验性治疗。可以说，除了极少几个特殊、特定的疾病以外，其他的恶性肿瘤诊断和抗肿瘤药物治疗原则上必须在具有细胞病理学和（或）组织病理学的支持下进行。化疗方案的制订和化疗的实施也需要在具有一定规模的医疗机构、具有一定经验、水平的医护人员的基础上，有针对性地进行。专业人员应该熟悉各种不同的化疗方案，知晓化疗方案中各种组成药物的作用特点、毒性反应、处理原则，并且会对药物产生的毒性和不良反应进行有针对性的预防和处理。掌握化疗药物共同的药物毒性反应，严格药物使用过程中对血常规、肝功能、肾功能等常规项目的监察。

（二）抗肿瘤药物的剂量调整

选择和应用不同的化疗药物、化疗方案，主要需要考虑：患者是否可以从中受益，以及化疗反应发生率是否最低，程度最轻。多数的化疗药物，尤其是烷化剂，具有一定的剂量–效应关系，即药物使用剂量越大，疗效越好。与之相一致，多种不良反应的发生也和剂量有关，这样使得毒性和不良反应成了限制药物剂量实施的主要因素。

1. 非血液性毒性反应的剂量调整

在治疗中，除了顽固性呕吐或者发热超过40℃以上，化疗剂量一般不需要做相应的调整；其他出现任何的Ⅲ～Ⅳ级毒性反应的时候，再次给药治疗的时候一般需要减少治疗剂量的25%～50%；对于调整后的方案，在治疗中再次出现Ⅲ～Ⅳ级毒性反应的时候，则必须在此减量25%～50%，或者停止治疗。与药物剂量无关的不良反应，如过敏反应则必须立即停药。

化疗中应该高度重视重要脏器的损害，否则会引发严重的后果。出现慢性或累积性的肺功能异常、心脏功能异常应该立即停止药物的应用，如博来霉素、阿霉素等；对于像长春新碱等所引发的慢性或累积性的神经毒性，有时候可以不需要进行药物剂量的调整，而是根据其神经损伤程度决定是否停药。对于肝、肾功能的损害，可以根据损害的程度对药物进行调整，具体药物的调整方案和剂量与其不同的特点、代谢途径有关。

2. 血液性毒性反应的剂量调整

由于治疗病种的不同、使用方案的差异，以及治疗目的的差别，对于不同的治疗所引发的血液毒性反应的评价也是不一样的，要求也不同。对于部分急性非淋巴细胞性白血病，必须给予强力化疗，产生最少1周的严重的白细胞减少，才可能获得疾病的缓解。这种要求和特定的治疗方法，发生Ⅳ度骨髓抑制是允许的，也是可以接受的。对于一些骨髓未受到侵犯、具有治愈可能的实体瘤患者，如睾丸癌、恶性淋巴瘤等，也是允许进行一些可以达到Ⅳ度骨髓抑制的化疗方案和剂量实施的。但是对于以姑息性治疗为目的的化疗，以及化疗产生的疗效具有一定限定作用的患者，强烈化疗的意义就显得不大，而且会进一步加重患者的不良反应发生，于患者的预后无益。

第二节　肿瘤分子靶向治疗

一、肿瘤靶向治疗的基本概念

随着生物技术在医学领域的快速发展和从细胞分子水平对发病机制的深入认识，肿瘤生物治疗已进入了一个全新的时代。肿瘤分子靶向治疗是利用具有一定特异性的载体，将药物或其他杀伤肿瘤细胞的活性物质选择性地运送到肿瘤部位，把治疗作用或药物效应尽量限定在特定的靶细胞、组织或器官内，而不影响正常细胞、组织或器官的功能，从而提高疗效、减少不良反应的一种方法。分子靶向治疗是21世纪抗癌新曙光。

所谓"靶向治疗"，通俗地讲，就是有针对性地瞄准一个靶位，在肿瘤分子治疗方面指的就是针对某种癌细胞，或者是针对癌细胞的某一个蛋白、某一个分子进行治疗。它分为三个层次，第一种是针对某个器官，例如某种药物只对某个器官的肿瘤有效，这个叫器官靶向；第二种叫细胞靶向，顾名思义，指的是只针对某种类别的肿瘤细胞，药物进入体内后可选择性地与这类细胞特异性地结合，从而引起细胞凋亡；第三种是分子靶向，它指的是针对肿瘤细胞里面的某一个蛋白家族的某部分分子，或者是指一个核苷酸的片段，或者一个基因产物进行治疗。分子靶向治疗是目前肿瘤治疗的一个"闪光点"，凭着它的特异性和有效性，已取得很大成功，是目前国内外治疗的"热点"。

分子靶向是靶向治疗中特异性的最高层次，分子靶向治疗是针对可能导致细胞癌变的环节，如细胞信号传导通路、原癌基因和抑癌基因、细胞因子及受体、抗肿瘤血管形成、自杀基因等，从分子水平来逆转这种恶性生物学行为，从而抑制肿瘤细胞生长，甚至使其完全消退的一种全新的生物治疗模式。它是针对肿瘤细胞里面的某一个蛋白质的分子，或一个核苷酸的片段，或一个基因产物进行治疗。针对肿瘤细胞与正常细胞之间的差异，只攻击肿瘤细胞，对正常细胞影响非常小，所以说它"稳、准、狠"。

分子靶向治疗在临床治疗中地位的确立源于20世纪80年代以来的重大进展，主要是：①对机体免疫系统和肿瘤细胞生物学与分子生物学的深入了解；②DNA重组技术的进展；③杂交瘤技术的广泛应用；④体外大容量细胞培养技术；⑤计算机控制的生产工艺和纯化等。特别是2000年人类基因组计划的突破，成为分子水平上理解机体器官以及分析与操纵分子DNA的又一座新里程碑，与之相发展并衍生了一系列现代生物技术前沿基因组学技术、蛋白质组学技术、生物信息学技术和生物芯片技术。除此之外，计算机虚拟筛选、组合化学、高通量筛选都加速了分子靶向治疗新药研究进程。1997年11月美国FDA批准 Rituximab 用于治疗某些 NHL，真正揭开了肿瘤分子靶向治疗的序幕。自 1997 年来，美国 FDA 批准已用于临床的肿瘤分子靶向制剂已有十余种，并取得了极好的社会与经济效益。

表 1-3　分子靶向药与传统化疗药的比较

	传统化疗药	分子靶向药
作用靶点	DNA、RNA 或蛋白质	特定蛋白分子、核苷酸片段
选择特异性	差	强
治疗效果	差别很大	效果明显
不良反应	消化道和造血系统	少有，但有独特反应

二、肿瘤分子靶向治疗策略

（一）寻找新的分子靶点

寻找可供治疗干预的分子靶点，其实质就是找到正常细胞与癌细胞之间的生化与分子差异。随着基因组学和蛋白组学研究的发展，将不断涌现出新的分子靶点，为肿瘤分子靶向药物的研究提供理论依据。

（二）设计理想的靶向抗肿瘤药物

开发一个成功的分子靶向抗肿瘤药物应从以下几方面考虑：与靶分子高特异结合；与靶分子结合时呈高亲合力；分子量小的靶向分子更容易在瘤组织内通透；稳定的分子化学结构，有利于延长药物在体内的半衰期；与治疗对象有生物同源性，最大限度地避免宿主的异种蛋白反应等。同时，还应与新技术、新方法结合，不断地完善分子靶向抗肿瘤药。

（三）分子靶向治疗前的寻靶工作

分子靶向治疗的实施首先需通过免疫组化(IHC)和荧光原位杂交(FISH)等技术正确地寻找分子靶标，根据结果筛选合适的靶向药物。每一个分子靶向药物都是针对一个异常的肿瘤靶点分子，由于肿瘤的复杂性，并不是同一种肿瘤必然都有同样的相应异常的靶点，相反不同肿瘤可能有相同异常靶点，必须先检测后治疗，做到"有的放矢"。

（四）个体化治疗

所谓个体化治疗，就是要根据具体病人的预期寿命、治疗耐受性、期望生活质量、病人自己的愿望和肿瘤的异质性来设计具体的多学科综合治疗方案。使用分子靶向药物个体化治疗的几点补充：①按每一例患者的基因序列和蛋白质功能信息，确定与肿瘤发生、发展密切相关的分子靶点，选择针对该患者的最佳分子靶向药物。②与循证医学相结合，精心设计和优化治疗方案：由于分子靶向药物的年轻，没有足够的临床经验积累，所以更应与循证医学结合，寻找疗效最佳的、与患者的具体情况相符病案来选择剂量、给药途径等。③综合治疗是关键：由于大部分分子靶向药物仅是使肿瘤处于控制状态，并不根治肿瘤，这就更要求靶向药物必须联合各种不同疗法，取长补短，用综合治疗提高疗效与患者的生活质量。

三、存在问题和发展方向

肿瘤分子靶向治疗虽然取得了较好的疗效，但是面临更多的是挑战。正确和客观地认识分子靶向治疗的作用和地位，是临床肿瘤医生当前之要务。

（一）分子靶向治疗本身的问题

如何寻找新的特异性分子靶点并建立有效分子靶向药物筛选模型？如何提高现有分子靶向药物的特异性并挖掘已有的分子靶向药物的潜能？如何建立精确的分子靶向治疗方案和疗效评价标准并降低治疗临床费用？是近期分子靶向治疗需解决的问题。

（二）分子靶向治疗对肿瘤诊断提出新的要求

由于肿瘤分子特征的复杂性，生物靶向治疗需要根据每位患者肿瘤的分子学特征进行分类，制定出个性化的治疗方案。因此，分子靶向治疗要求逐步建立相应的肿瘤分类学方法，即肿瘤的分子诊断学。肿瘤的诊断必将由现在的以病理学为主的形态学诊断，逐渐向形态学、免疫学、细胞遗传学和分子基因

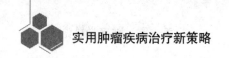

学的综合方向发展。

（三）分子靶向治疗还有待进一步完善

大多数实体瘤形成的机制很复杂，靶向治疗难度很大。肿瘤组织一开始可能源于单一基因突变，但随着肿瘤生长，可能带来新的基因突变。而单一靶向药物仅能阻止一小部分肿瘤细胞增殖，最有效的方法是同时去除多种关键的异常基因。目前，针对多基因突变开发不同的靶向药物是肿瘤治疗所面临的最大挑战，需要完全了解肿瘤靶点的特性、肿瘤相关基因及其蛋白产物的功能，因此分子靶向治疗还有很长的路要走。

（四）靶向治疗药物中单克隆抗体人源化的问题

在临床治疗中使用鼠源性单抗的主要障碍之一是产生人抗鼠抗体（HAMA）反应，通过基因工程技术制备嵌合抗体的 HAMA 反应率较鼠源性单抗低，但完全的人源抗体才是单抗药物的发展目标。噬菌体抗体库技术和转基因小鼠技术是制备完全人源单抗的 2 种方法。转基因小鼠产生的完全人源抗体在动物实验中显示很好的治疗效果。

（五）分子靶向治疗要注意与新理论、新技术的结合

随着后基因时代的到来，在人类 30 000 个左右的基因中，有相当数量的基因与肿瘤的发生与防治密切相关，这些基因有可能极大地推动新分子靶标的发现，成为肿瘤分子靶向治疗发展的源泉。另外，分子靶向并非如理论所说的那么精确，是相比较而言。

总之，相对于放、化疗等传统的肿瘤治疗手段，分子靶向治疗具有特异性强、用药量低、毒性不良反应小、人体耐受性好等优点。近年来，已有多种靶向治疗药物被 FDA 批准应用于临床，并展现出值得期待的疗效。今年 CSCO 年会主要议题是肿瘤分子靶向治疗，将在全国掀起一轮新的靶向治疗热潮。然而靶向治疗药物对于正常细胞与癌细胞的生物学效应，还有待进一步分析，许多潜在的不良反应也可能要经过很长一段时间的观察，而深入研究这些不良反应的发生机制，可促使我们更好地选择最佳受试患者用于靶向治疗研究。随着基础研究、临床试验和分子生物学技术的不断发展，我们相信肿瘤靶向治疗药物的开发和临床应用必将会日趋成熟。

第三节　肿瘤标志物与肿瘤诊治

肿瘤标志物 1978 年 NCI 提出，1979 年确认并开始使用，是由肿瘤组织产生的存在于肿瘤组织本身，或分泌至血液或其他体液，或因肿瘤组织刺激，由宿主细胞产生而含量明显高于正常参考值的一类物质。肿瘤标志物是肿瘤诊断的重要辅助工具，具备特异性强、敏感性好的特点。在早期无症状患者中，肿瘤标志物是重要的、甚至是发现肿瘤的唯一线索，其在肿瘤诊治中的重要作用已为学术界所公认。它是肿瘤早期发现、筛查、诊断和鉴别诊断、预后判断、监测的重要指标。

一、肿瘤标志物常用检测技术

免疫学检测技术：酶免疫测定技术、荧光免疫测定技术、放射免疫测定技术（RIA）、免疫组织化学技术等。

分子生物学检测技术：DNA 提取技术、DNA 杂交技术、限制性内切酶片段长度多态分析（RFLP）、PCR 技术等。

二、肿瘤标志物分类及临床意义

（一）蛋白质类肿瘤标志物

主要有甲胎蛋白（AFP）、癌胚抗原（CEA）、β_2 微球蛋白、本 - 周蛋白、铁蛋白、前列腺特异性抗原、甲状腺球蛋白、SCC-Ag、CYFRA21-1、组织多肽抗原（TPA）。

1. 甲胎蛋白（AFP）

1956 年在人胎儿血清中发现，单链糖蛋白 590aa，MW70000，胎儿 6 周开始合成，12 ~ 15 周高峰，

出生后 1 ～ 2 年降至成人水平，正常妊娠中期达 90 ～ 500 ng /mL。正常参考值：<10μg/L。

AFP 临床意义：①原发肝癌 80% AFP>400 ng /mL，原发肝癌近 20% AFP 正常。②病毒性肝炎、肝硬化绝大部分 AFP< 400ng /mL。③内胚层癌、畸胎瘤、睾丸癌、卵巢癌、胃癌与其伴肝转移者 AFP 可升高。④妇女妊娠 3 个月后，AFP 开始升高，7 ～ 8 个月时达高峰，一般在 400 ng /mL 以下，分娩后 3 周恢复正常。妊娠期 AFP 异常升高，胎儿神经管缺损、畸形。

2. 癌胚抗原（CEA）

1965 年在结肠癌血清中发现，具有人类胚胎抗原特性的酸性糖蛋白，最初被认为是结 / 直肠癌的特异性肿瘤标志物，CEA 在消化道外的肿瘤：肺癌、乳腺癌、甲状腺癌、胰腺癌等也存在。参考值：< 15 ng/mL（RIA 法）。

临床意义：① CEA 升高主要见于结 / 直肠癌、胃癌、肝癌、肺癌、胰腺癌、乳腺癌、卵巢癌、子宫及子宫颈癌、泌尿系肿瘤等，其他恶性肿瘤也有不同程度的阳性率。②肝硬化、肝炎、肺气肿、肠道憩室、直肠息肉、结肠炎等良性病 CEA 可升高。③癌症越晚期，CEA 越高，阳性率越高。④体积越大，CEA 越高。⑤转移者，CEA 高。⑥腺癌敏感，其次是鳞癌和低分化癌，分化程度越高阳性率越高。⑦正常人吸烟者 CEA 升高。⑧癌症病人的胸腔积液、腹水、消化液、分泌物中的 CEA 常升高。

3. β$_2$- 微球蛋白（β$_2$-MG）

1968 年在肾小管病变患者尿中分离而获得的。β$_2$-MG 是构成细胞膜上组织相容性抗原（HLA）的一部分，在正常细胞新陈代谢中与 HLA 分离后释放入血。β$_2$-MG 起源于人体间质、上皮细胞和造血系统的正常细胞以及恶性肿瘤细胞。参考值：<2.5 mg/L。

临床意义：①急、慢性单核细胞和慢性淋巴细胞白血病、淋巴瘤、骨髓瘤、肝癌、胃癌、胰腺癌、结直肠癌、肺癌、乳腺癌等血清 β$_2$-MG 升高。②肾小球疾病血清 β$_2$-MG 升高，肾小管病变尿 β$_2$-MG 升高。③免疫性疾病血清 β$_2$-MG 升高。

4. 本 – 周蛋白

1846 年发现，免疫球蛋白轻链，MW 20 000，加热到 45 ～ 60℃时凝固，煮沸时又溶解，故又称凝溶蛋白，正常参考值：阴性。

临床意义：①多发性骨髓瘤、慢性淋巴细胞白血病可升高。②其他：红细胞增多症、巨球蛋白血症、淀粉样变性、慢性肾炎。

5. 铁蛋白（Ft）

1937 年分离得到的含铁蛋白质，生理作用：具有强大的结合和储备铁的能力，由人体网状内皮细胞分泌，人体内 2/3 的铁在肝、脾、骨髓和肠黏膜细胞中，某些肿瘤细胞也可合成并释放铁蛋白，Ft 的含量能反映肝脏储铁量和体内储铁总量。Ft 参考值：男性 20 ～ 280μg/L，女性 12 ～ 145μg/L。

临床意义：肝癌、肺癌、胆管癌、胰头癌、淋巴瘤、白血病、泌尿系肿瘤、脑肿瘤、鼻咽癌、乳腺癌、宫颈癌、卵巢癌、多发性骨髓瘤、非霍奇金病等 Ft 升高。

6. 前列腺特异抗原（PSA）

1973 年发现 PSA 存在于前列腺上皮细胞的胞质中。参考值：小于 35 岁 <1.6μg/L，3 ～ 45 岁 <2.0μg/L，46 ～ 55 岁 <3.1μg/L，56 ～ 66 岁 <5.4μg/L。

临床意义：PSA 是目前广泛应用于前列腺癌的肿瘤标志物。血清中的 PSA 由前列腺上皮和尿道球腺产生，是组织特异性抗原，而非癌特异抗原。良性前列腺增生症（BPH）时，血清 PSA 可增高；小型前列腺癌时 PSA 可无明显增高，即血清 PSA 在前列腺癌诊断中的敏感性和特异性仍有待提高。目前常把总 PSA 的阈值定为 4.0μg/L，采用相关指标来改善 PSA 的特异性。如前列腺特异抗原（PSA），PSA 密度（PSAD），移行区。PSA 密度（PSA-TZ），游离和结合 PSA 分别测定，PSA 产生速率（PSAV），分龄 PSA 参考值，良性前列腺增生相关性 PSA（BPSA），前列腺特异性膜抗原（PSMA），综合评价指数（IPCa），前列腺特异抗原（PSA）。虽然妇女没有前列腺器官，PSA 也存在于几种女性组织和体液中，具有临床应用价值。PSA 阳性乳腺癌患者治愈率较高。乳头溢液中 PSA 的水平提示患乳腺癌的危险性。

临床意义：①前列腺癌血清 PSA 升高，阳性率在 50% ～ 80%。②前列腺增生、前列腺炎、肾脏和泌尿生殖系统的疾病也可见血清 PSA 升高，良性前列腺增生血清中游离 PSA 的比例是显著增高的。③PSA 水平随年龄的增加而增加，一般以每年 0.04μg/L，的速度递增。④PSA 水平与前列腺的体积有关，但两者并不具有相关性。⑤有关前列腺损伤的各种检查均可引起 PSA 的明显升高。

7. 甲状腺球蛋白

甲状腺滤泡细胞合成，正常参考值：<60μg/L。见于甲状腺癌，也可见于甲状腺功能亢进症、甲状腺炎等。

8. 鳞状上皮癌相关抗原（SCC-Ag）

1977 年在子宫颈鳞状细胞癌中获得，参考值：<2.5μg/L。

临床意义：①SCC-Ag 在子宫颈癌、肺癌、食管癌、头颈部癌等各种鳞癌中升高，子宫颈癌的阳性率 80%，肺鳞癌的阳性率 46.5%，食管癌的阳性率 31%。监测疗效、复发、转移、预后等。②肝炎、肝硬化、肺炎、肾衰竭、结核等，有一定的 SCC-Ag 阳性率。

9. 细胞角质素片段抗原 21-1（CYFRA21-1）

血清 CYFRA21-1 是指细胞角蛋白 19 的片段（CK19），角蛋白是构成细胞骨架的一种中间丝状物。CK19 主要分布在单层上皮细胞，如肠上皮、胰管、胆囊、子宫内膜、输尿管及肺泡上皮。参考值：<3.3μg/L。

临床意义：①鳞状上皮细胞癌、非小细胞肺癌、大细胞肺癌、肺癌、腺癌、小细胞肺癌、转移性肺癌血清 CYFRA21-1 升高。②子宫癌、卵巢癌、乳腺癌、膀胱癌、前列腺癌、胰腺癌、胃癌、结肠癌、肝癌血清 CYFRA21-1 升高。③血清 CYFRA21-1 值与肿瘤的进展程度和组织分型相关。

10. 组织多肽抗原（tTPA）

分子量在 17 000～45 000，分子结构和细胞骨架蛋白相类似。增殖活跃的细胞，包括正常细胞和癌细胞，均能分泌这种蛋白，因此 TPA 不仅可作为一种细胞增殖的指标，也可视为一种肿瘤标志物。

TPA 是鳞状上皮细胞的标志物，在基底细胞中无表达，可反映肿瘤患者体内肿瘤细胞的增殖及凋亡状况，在消化道肿瘤、乳腺癌、肺癌、宫颈癌、前列腺癌、胃癌、卵巢癌及膀胱癌中均可出现异常升高，其中肺癌的阳性率可达 60%，胃肠道肿瘤的阳性率为 54%。不含糖或脂的多肽，体现了肿瘤共有的增殖特性，器官特异性较差，属广谱肿瘤标志物。

TPA 的应用：鉴别胆管癌（TPA 升高）和肝细胞癌（TPA 不升高），和 CEA 以及糖蛋白类抗原结合判断膀胱癌、乳腺癌、直肠癌、肺癌、卵巢癌有无转移。

（二）糖类肿瘤标志物

主要有 CA19-9、CA50、CA242、CA72-4、CA125、CA15-3、CA27-29。

1. 糖类抗原 19-9（CA19-9）

胚胎期间胎儿的胰腺、胆囊、肝脏、肠等组织存在这种抗原，但正常人组织中含量甚微。检测患者血清 CA19-9 可作为胰腺癌、胆囊癌等恶性肿瘤的辅助诊断指标，对监测病情变化和复发有很大意义。参考值 <37 U/mL。

临床意义：①胰腺癌、胆囊癌、胆管壶腹癌 CA19-9 明显升高，尤其胰腺癌晚期的阳性率可达 75%，是重要的辅助诊断指标，但早期诊断价值不大。②胃癌的阳性率 50%，结/直肠癌的阳性率 60%，肝癌的阳性率 65%。③其他恶性肿瘤也有一定的阳性率，如乳腺癌、卵巢癌、肺癌等。④某些消化道炎症 CA19-9 也有不同程度的升高，如急性胰腺炎、胆囊炎、胆汁淤积性胆管炎、肝炎、肝硬化等。⑤CA19-9 的检测对上述肿瘤的疗效观察、预后判断、复发和转移的诊断均有重要意义。

2. 糖类抗原 125（CA125）

CA125 是一种高相对分子质量的糖蛋白（>200 kD），含 24% 的碳水化合物，表达于卵巢上皮肿瘤和缪勒管来源的病理性、正常组织，但其生理学功能尚不清楚。参考值 <35 U/mL。

临床意义：①卵巢癌血清 CA125 升高，阳性率 61.4%；治疗有效 CA125 下降；复发 CA125 升高先于症状；CA125 是判断疗效和复发的良好指标。②其他非卵巢恶性肿瘤也有一定的阳性率。宫颈癌、宫体癌、子宫内膜癌 43%，胰腺癌 50%，肺癌 41%，胃癌 47%，结/直肠癌 34%，乳腺癌 40%。③其他非恶性肿瘤也有不同程度的升高，但阳性率较低，如子宫内膜异位症、盆腔炎、卵巢囊肿、胰腺炎、肝炎、肝硬化等。④在许多良性和恶性胸腔积液、腹水中发现 CA125 升高。⑤早期妊娠也有 CA125 升高。

3. 糖类抗原 15-3（CA15-3）

相对分子质量为 300-500kD。对乳腺癌的诊断和治疗随访有一定价值，但在乳腺癌的早期敏感性较低是其不足。参考值 <28 U /mL。

临床意义：①乳腺癌患者 CA15-3 升高，乳腺癌初期的敏感性 60%，乳腺癌晚期的敏感性 80%。CA15-3 对乳腺癌的疗效观察、预后判断，复发和转移的诊断有重要价值。②其他恶性肿瘤也有一定的阳性率，如肺癌、结肠癌、胰腺癌、卵巢癌、子宫颈癌、原发性肝癌等。③肝、胃肠道、肺、乳腺、卵巢等非恶性肿瘤性疾病阳性率一般 <10%。

4. CA27-29

由乳腺癌转移至腹水中的细胞作为抗原所诱导的抗体（B27-29）组成，临床作用和 CA15-3 一样，主要用于转移性乳腺癌的诊断，参考值上限为 36.4 kU/L。

5. 糖类抗原 50（CA50）

1983 年发现的广谱肿瘤标志物，参考值 <20 U/mL。

临床意义：①肝、肺、胃、结／直肠、胰腺、胆囊、肾、子宫、卵巢、乳腺、膀胱、前列腺癌、淋巴、黑色素瘤等很多肿瘤中增高。②肺炎、肾炎、胰腺炎、结肠炎等某些感染性疾病血清 CA50 升高。③某些溃疡性疾病、自身免疫性疾病也有 CA50 升高的现象。

6. 糖类抗原 242（CA242）

血清中的 CA242 在非鳞状组织中比鳞癌水平高，在小细胞肺癌中的分布与疾病状态相关，与疗效有关，对腺癌的检出率 CA242 高于 CEA，两者联合检测会提高肿瘤检测的敏感性。参考值：<12 U /mL。

临床意义：①胰腺癌、胆管癌 CA242 的阳性率高达 88% ~ 100%。②肺腺癌阳性率 76%，直肠腺癌阳性率 79%，食管和乳腺癌阳性率为 62%，小细胞肺癌的阳性率为 500%，肺鳞癌的阳性率为 9%。③假阳性率较低，只有 5%。

7. 糖类抗原 72-4CA72-4

1989 年发现，参考值：<6 U/mL。

临床意义：①胃癌的阳性率 65% ~ 70%，有转移者更高。②结／直肠癌、胰腺癌、肝癌、肺癌、乳腺癌、卵巢癌也有一定的阳性率。③ CA72-4 还可作为治疗后随访的指标，以及复发和预后的判断。

（三）酶类肿瘤标志物

主要有 α-L- 岩藻糖苷酶、碱性磷酸酶、酸性磷酸酶、乳酸脱氢酶、神经元特异性烯醇化酶。

1. α-L- 岩藻糖苷酶（AFU）

是水解糖蛋白或糖脂中 α-L- 岩藻糖苷键的酶，存在于多种细胞的溶酶体中，肝癌患者血清中 AFU 平均含量显著高于正常。

临床意义：AF 对肝癌诊断的灵敏度和特异度分别为 75% 和 91%，且与 AFP 的浓度无明显的相关性，AFP 阴性肝癌和小肝癌患者血清中 AFU 阳性率分别为 76.1% 和 70.8%，其中在小肝癌中 AFU 的阳性率高于 AFP 的阳性率，转移性肝癌和良性肝脏占位性病变 AFU 的假阳性率仅为 17.6%。

2. 碱性磷酸酶（ALP）

正常存在于肝脏、胎盘和骨组织，异常可见于原发及继发性肝癌、胆管癌、前列腺癌、白血病、肉瘤、淋巴瘤。可分为胎盘型、小肠型和肝型 3 种同工酶，ALP 与其同工酶相结合，可提高诊断的敏感性和特异性。

3. 酸性磷酸酶（ACP）

主要存在于血细胞、一些细胞的溶酶体和前列腺中，前列腺中 ACP（PACP）含量可比其他组织高出 100 ~ 1 000 倍，具有免疫特异性，为前列腺组织特异性酶。成年男性血清中 1/3 ~ 1/2 的 ACP 来自前列腺，女性血清中 ACP 主要来自血细胞及破骨细胞。

临床意义：75% 的已转移前列腺癌患者血清中 ACP 活力可增高，未转移的前列腺癌患者血清 ACP 为正常水平或略有升高，一旦手术切除后，血清 ACP 可恢复正常。良性前列腺肥大、部分膀胱癌及某些

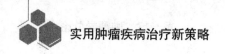

部位的类癌中也有表达。正常和增生的前列腺组织 PACP 阳性表达有时强于前列腺癌，甚至少数前列腺癌还不表达 PACP，因此最好与 PSA 同时应用。

4. 乳酸脱氢酶（LDH）

人体中分布广泛。恶性肿瘤（肝癌、胰腺癌、前列腺癌、淋巴瘤等）、非肿瘤（肝炎、心肌梗死、肝硬化）均有升高。

5. 神经特异性烯醇化酶（NSE）

NSE 是神经母细胞瘤的肿瘤标志物，也是小细胞肺癌最敏感、最特异的肿瘤标志物。参考值 <15 μg/L。临床意义：①小细胞肺癌的鉴别诊断、监测效果、复发；②神经母细胞瘤的鉴别诊断、监测病情变化、疗效、复发等；③神经内分泌肿瘤 NSE 升高，如嗜铬细胞瘤、甲状腺髓样癌、黑色素瘤、胰岛细胞瘤等。

（四）激素类肿瘤标志物

主要有促肾上腺皮质激素、降钙素、儿茶酚胺类、人绒毛膜促性腺激素、多胺类肿瘤标志物、5-羟色胺。

1. 促肾上腺皮质激素

垂体前叶激素之一。正常参考值：5 ~ 180 ng/L，小细胞肺癌、先天性肾上腺皮质增生、原发性肾上腺皮质功能减退、肾上腺切除等升高。

2. 降钙素

甲状腺滤泡旁细胞分泌。正常参考值：< 100 ng/L。甲状腺髓样癌、乳腺癌、肺癌、胃肠道癌等升高。

3. 儿茶酚胺类

儿茶酚胺是肾上腺素（E）、去甲肾上腺素（NE）和多巴胺（D）的总称。正常参考值：E 20 ~ 40 ng/L，NE 125 ~ 310 ng/L，D（39 ± 22.1）ng/L。嗜铬细胞瘤、神经母细胞瘤、儿童交感神经肿瘤、视网膜母细胞瘤等，非肿瘤（心肌梗死、原发性高血压、心力衰竭等）可升高。

4. 人绒毛膜促性腺激素

由胎盘合体滋养层细胞分泌。正常参考值：血 <10 μg/L，尿 < 30 μg/L。葡萄胎、绒癌、睾丸癌、卵巢癌、乳腺癌、肝毛细胆管癌、非肿瘤（卵黄囊肿、肝硬化）等可升高。

（五）多胺类肿瘤标志物

主要有 5-羟色胺，可由 APUD 细胞分泌，其代谢产物为 5-羟吲哚乙酸，主要由尿排出，正常参考值：（163 ± 48）μg/L。小细胞肺癌、类癌综合征、胰岛细胞瘤、嗜铬细胞瘤等升高。

三、常见恶性肿瘤的实验室诊断

（一）胃癌的实验室诊断

目前缺乏特异性的血清学诊断方法。血清学诊断多采用多指标的联合测定，进行综合判断，常用于诊断胃癌的标志物有 CEA、CA72-4、CA19-9、CA50、AFP、CA242、β_2-MC、胃癌抗原、组织多肽抗原等。

单一标志物阳性率 > 60% 的肿瘤标志物：CEA、CA72-4、CA19-9、β_2-MG、CA50、胃癌抗原。其余肿瘤标志物的阳性率 <50%，除 CA72-4 和胃癌抗原外，其他特异性差，单独作为胃癌的诊断、鉴别诊断、疗效及预后评估的指标尚难满足临床应用的要求，联合检测能提高胃癌的检出率，可达 80% 以上。

多项肿瘤标志物的联合检测：

联合检测	检出胃癌的阳性率
MG-Ag+CA72-4	86.5%
CEA+CA19-9+CA72-4	86.5%
CEA+CA50	56.7% ~ 81.2%
MG-Ag+CA19-9	70%
CEA+CA19-9	60% ~ 64.4%
CEA+CA24.2+CA50	83.8%
CEA+CA19-9+CA50	68% ~ 77.3%
CA50+AFP+CEA+β_2-MG	82.4%

CA72-4、CA24-2、CEA、MG-Ag，4 种肿瘤标志物联合检测为最佳组合，必要时可增加检测 CA19-9，以其中 2 种阳性即判为阳性，或其中 1 种为阳性，结合影像学检查即可诊断。

（二）肠癌的实验室诊断

肠癌是严重威胁人类健康的一种疾病，近年发病率逐年上升。大肠癌的发病率仅次于肺癌、胃癌居第三位。在西方国家居恶性肿瘤死亡率的第二位，中国居第五位。常用的诊断结肠癌的肿瘤标志物：CEA、CA50、CA24-2、TPA、CA19-9、β_2-MG、SF 等。

单一肿瘤标志物应用阳性率：CEA 52.5%、TPA 82%、CA50 64%、SF 60%、CA19-9 58%、β_2-MG 60%、CA24-2 50%。多项 TM 的联合检测 CEA+CA50+CA19-9，其中 2 种阳性即判为阳性，或其中 1 种为阳性，结合影像学检查即可诊断。

（三）肝癌的实验室诊断

肝细胞癌或原发性肝癌是最常见的恶性肿瘤之一，肝癌恶性度大，死亡率高，提高 5 年生存率的关键是早发现、早治疗。

单一肿瘤标志物的应用，AFP 的特异性和敏感性较高，可高达 85% ~ 90%。CA50 约 50%，SF 77%，CEA 62% ~ 75%，β_2-MG 72%。多项肿瘤标志物的联合检测 AFP+AIF+AFU 联合测定可使肝癌的检出高达 96% 以上，若结合影像学检查即可明确诊断。

（四）肺癌的实验室诊断

肺癌是常见的恶性肿瘤，属于最难治的实体瘤之一，发病率逐年上升，死亡率在各类恶性肿瘤中居首位。5 年生存率仅为 13%，其中近 60% 的患者不能手术，大部分腺癌对化疗、放疗不敏感。常用的与肺癌有关的肿瘤标志物有 SF、CEA、HCG、ACTH、CA125、NSE、CYFRA21-l、SCC、CA19-9、CA50、β_2-MG 等。

SCL：CEA+ACTH+NSE+CA500　　NSCLC：CYFRA21-l+CEA+SCC。鳞癌：CY-FRA21-1+SCC。大细胞肺癌：CYFRA21-1+CA125。肺腺癌：CYFRA21-1+CEA。支气管肺癌：ACTH+HCG。

（五）卵巢癌的实验室诊断

卵巢癌是女性生殖系统肿瘤仅次于宫颈癌、宫体癌的第三位妇科肿瘤，居女性恶性肿瘤的第六位，死亡率居妇科恶性肿瘤的第一位。由于卵巢癌发病率逐年增高以及早、晚期预后差异显著，在临床上缺乏特异性的早期诊断方法，5 年生存率仅 15% ~ 20%。

单项检测：CA125 75% ~ 82%、CEA25% ~ 58%，CA19-9、CA72-4、β_2-MG 有一定的阳性率。

联合检测：CA125+CEA，CA125 在浆液性卵巢癌中常为阳性，CEA 在黏液性卵巢癌中常为阳性。

（六）其他常见肿瘤的实验室诊断

1. 子宫颈癌的实验室诊断。首选 SCC、CEA 和 HCG。

2. 睾丸癌的实验室诊断。首选 HCG、CEA 和 AFP 等。

3. 甲状腺癌的实验室诊断。甲状腺滤泡细胞癌的肿瘤标志物：TG；甲状腺髓样癌的肿瘤标志物：CT、CEA、NSE。

4. 乳腺癌的实验室诊断。CA153、CEA、SF、TPA、CA27-29，联合检测：CA153+CEA+TPA+SF。

5. 膀胱癌的实验室诊断。β_2 微球蛋白 65%，与肿瘤分期分级相关，CEA 62%。

6. 前列腺癌的实验室诊断。血清 PSA 及 F-PSA 测定是前列腺癌肿瘤标志物的首选项目，特别是 F-PSA/PSA 比值意义最大。当 F-PSA/PSA 比值 <1/10（即 PSA>F-PSA 10 倍以上），前列腺癌确诊的概率明显增高。

7. 胰腺癌的实验室诊断。联合检测 CA199+CA242+CEA。

第二章　肿瘤诊断

第一节　肿瘤的基本特征

一、肿瘤学基本术语

良性肿瘤（Benign tumor）：无浸润和转移能力的肿瘤。通常呈膨胀性生长，生长速度缓慢，边界清楚或有包膜，瘤细胞分化成熟，对机体危害主要表现为局部占位压迫效应。

恶性肿瘤（Malignant tumor）：具有湿润和转移能力的肿瘤。通常呈浸润性生长，生长速度快，边界不清或无包膜，瘤细胞分化不成熟，常因局部复发、远处转移而导致死亡。

交界性肿瘤（Borderline tumor）：组织形态和生物学行为介于良、恶性之间的肿瘤，也称中间性肿瘤（Intermediate tumor）。这类肿瘤具有局部侵袭性，转移的发生率< 2%。

癌症（Cancer）：泛指一切恶性肿瘤，包括癌和肉瘤。常被用作癌（Carcinoma）的同义词。

癌（Carcinoma）：上皮性恶性肿瘤。如果癌变仅限于动膜上皮层或皮肤表皮层内尚未浸润到骸膜下层或真皮，称为原位癌；如果突破基膜侵犯间质，称为浸润性癌（invasive carcinoma）。浸润性癌可根据浸润的深度分为早期癌和进展期癌。

间变（Anaplasia）：恶性肿瘤细胞失去分化，称为间变。间变性肿瘤（Anaplasia tumor）通常指瘤细胞异型性非常显著的未分化肿瘤。

肉瘤（Sarcoma）：间叶来源的恶性肿瘤。

畸胎瘤（Teratoma）：发生在性腺（卵巢、睾丸）和性腺外中线部位，由外、中、内 3 个胚层的胚细胞所形成的肿瘤。

错构瘤（Hamartoma）：正常器官原有的两种或两种以上细胞增殖且排列紊乱形成的肿块。

癌肉瘤（Carcinosarcoma）：由癌和肉瘤两种不同成分形成的肿瘤。

碰撞瘤（Collision tumor）：两种不同的肿瘤发生在同一部位。

迷离瘤（Choristoma）：胚胎发育过程中，某些组织异位到正常部位增生形成的肿块。

上皮内瘤变（Intraepithelial neoplasia）：指上皮性恶性肿瘤浸润前的肿瘤性改变，其含义与异型增生非常近似，有时可以互用。

瘤样病变（Tumor-like lesion）：指非肿瘤性增生所形成的肿块。

二、肿瘤的结构与特征

恶性实体瘤由实质和间质两部分组成，实质为恶性肿瘤细胞间质则是分布于恶性肿瘤细胞之间的正常宿主组织。

（一）恶性肿瘤细胞的生物学特征

细胞分化异常：肿瘤细胞缺乏成熟的细胞形态，缺乏成熟细胞的完整功能。

细胞增殖失控：控制正常细胞增殖的神经体液调节因素，对肿瘤细胞不能发挥有效的控制作用，表现为肿瘤细胞的自主性增长。即使宿主体内多种组织细胞处于消耗性萎缩状态，肿瘤细胞也能摄取宿主的营养物质而不断增殖。

接触抑制丧失：在体外培养的正常细胞，当细胞相互接触时，细胞分裂和运动即行停止，称为接触抑制。肿瘤细胞则不同，即使细胞间相互接触仍能继续生长、堆积，形成多层细胞群。肿瘤细胞之间相关的信号传导调节作用丧失。

密度依赖性抑制降低：培养的正常细胞增殖到一定细胞密度后，由于培养液中血清营养成分的消耗导致细胞停止生长，称为细胞密度依赖性抑制作用。肿瘤细胞的生长对血清需求降低，细胞密度依赖性抑制作用降低。肿瘤细胞可以自分泌某些生长因子并可表达相应受体，表现为自分泌刺激作用，对外界的依赖降低。

依赖性生长丧失：正常细胞必须依附于适宜的表面才能生长。肿瘤细胞却可以在液体特别是半固体（如软琼脂）中生长。该特点与体内成瘤性具有相关性，是判断肿瘤细胞体内成瘤性的可靠指征。

可移植性：将肿瘤细胞移植于同种或同基因动物或免疫缺陷动物体内，细胞能不断增长繁殖形成移植瘤。

侵袭性和转移性：肿瘤细胞表面的黏附分子表达下降，与细胞外基质的附着减弱；癌细胞能够分泌蛋白酶降解细胞外基质；分泌生长因子促进血管和淋巴管生成。这些变化导致了恶性肿瘤细胞的侵袭和转移。

（二）实体瘤间质的组成与作用

间质是由肿瘤细胞诱导产生的正常组织，是肿瘤细胞与宿主相互作用的产物。肿瘤的间质包括组织液、血管、淋巴管、间质细胞（纤维母细胞、肥大细胞、巨噬细胞、淋巴细胞及其他炎性细胞）和细胞外基质。

肿瘤间质构成肿瘤细胞的微环境，对肿瘤生长、侵袭与转移具有重大影响。间质的作用可以表现为以下两方面：其一，为肿瘤提供营养和支架，促进肿瘤细胞的生长。其二，为机体提供纤维屏障、免疫活性细胞和抗体，对肿瘤具有一定防御作用。

1. 肿瘤血管生成（Angiogenesis）

早在 20 世纪 70 年代，Folkman 就提出了肿瘤的生长和转移依赖于肿瘤组织的新生血管。肿瘤的生长可分为无血管期和血管期，前者肿瘤细胞依赖周围组织的弥散获取营养，当肿瘤直径达到 2 mm 之后即进入血管期，肿瘤细胞周围出现新生毛细血管，细胞获得营养支持，并可进一步发生转移。

肿瘤血管生成包括以下步骤：①肿瘤附近血管的内皮基质膜溶解；②内皮细胞向肿瘤组织迁移；③内皮细胞在迁移前沿增殖；④内皮细胞管道化、分支形成血管环；⑤形成新的基底膜。

肿瘤血管生成是由一系列的血管刺激因子和抑制因子调控作用的综合结果。①血管生长刺激因子：主要有血管内皮生长因子（vascular endothelial growth factor，VECF）、血小板源内皮细胞生长因子（platelet-derived endothelial cell growth factor，PLLECGF）和成纤维母细胞生长因子（fibroblast growth factor，FGF）。目前研究最深入的是 VFGF，肿瘤细胞可分泌大量 VEGF，能特异地结合血管内皮细胞，促进其增殖，并有促进内皮基质膜溶解的作用。肿瘤细胞分泌的 PD-ECGF 和 FGF 等因子也有促进内皮细胞增殖的作用。②血管生成抑制因子：主要有血管抑素（angiostatin，AS）、内皮抑素（Endostatin，ES）和金属蛋白酶组织抑制因子（tissue inhibitors of metalloproteinases，TIMPs）。它们通过不同机制抑制内皮细胞增殖和迁移。该法通过抑制肿瘤新生血管的生成来治疗肿瘤，是肿瘤治疗领域的一个新策略。

2. 肿瘤淋巴管生成（Tumor Lymphangiogenesis）

肿瘤间质内存在条索状的淋巴管，肿瘤组织周围淋巴管呈管腔状，密度增加。肿瘤毛细淋巴管生成的研究在近年开始受到重视，发现在结构上毛细淋巴管缺乏完整的基底膜，淋巴管内皮细胞间有裂隙。这些特点使淋巴管通透性增高，有利于肿瘤细胞进入。

肿瘤淋巴管生成的分子调控机制尚不清晰。有研究表明 VECF-C 和 VEGF-D 在促进肿瘤内淋巴管新生中发挥一定作用。对淋巴管生成的进一步研究，有可能开辟肿瘤治疗的一个新的领域。

3. 细胞外基质（Extracellular，ECM）

ECM 主要包括胶原、蛋白多糖、糖蛋白、糖胺多糖和弹力纤维 5 大类物质，在肿瘤细胞间构成栅栏状的网，形成分隔。ECM 在上皮或内皮细胞的基底部特化形成基底膜（basement membranes，BM）。BM 主要有Ⅳ型胶原，此外还有Ⅷ型胶原、糖蛋白如层粘连蛋白、接触蛋白等成分。BM 除了起分隔作用外，在肿瘤细胞侵袭和转移过程中发挥重要作用。肿瘤细胞或间质细胞可以通过分泌 ECM 降解酶，破坏 ECM 网络与分隔，促进细胞移动和转移。已知与肿瘤细胞侵袭有关的 ECM 降解酶主要有尿激酶（urine-type plasmtnogen activator，u-PA）、组织蛋白酶 B（cathepsin B），组织蛋白酶 D（cathepsin D）和基质金属蛋白酶类（matrixmetalloproteases）。对上述诸酶的检查有助于判断肿瘤细胞的侵袭性，抑制其活性是抑制癌细胞转移的一种治疗思路。

（三）肿瘤的异质性

肿瘤细胞源于正常细胞恶性转化后的克隆性增生。在细胞生长与演进过程中，可能由于不同的附加基因作用于不同的细胞亚群，赋予肿瘤的异质性（Heterogeneity）特征，表现为细胞形态学、表面标志、分化程度、增殖能力、转移潜能、药物敏感性等多方面差异。因此，不同肿瘤患者之间、肿瘤病灶内部不同细胞之间，均可以表现出以上各方面的差别。同样是胃癌，有的生长较为缓慢，有的则早期就表现出远处器官转移一部分患者对化疗反应良好，另一部分则难以见效。迄今，临床上肿瘤治疗任一手段只能够解决一部分问题。充分认识肿瘤的异质性特征，对肿瘤的治疗采取多种治疗方式的综合措施必将有深一层次的认识。

第二节　肿瘤发生的原因

一、肿瘤发生的原因

（一）环境因素

根据流行病学调查，发现人类常见多数肿瘤的发生是外源性多种致癌因素作用于正常细胞、经过多步骤病理过程产生的细胞恶变。引起肿瘤的环境出素有化学致癌、物理致癌和生物致癌 3 类。根据国际癌症中心（IARC）公布的报告，在化学致癌方面，对人类有致癌作用的化学物质有 75 种，可以通过以下 3 种方式引起肿瘤的发生：第一，生活方式与肿瘤发生有密切关联，如烟草与肺癌、口腔癌、咽喉癌、食管癌和膀胱癌关系密切；黄曲霉素与肝癌发生有关等。在长期饮用污染的水或长期食用腌鱼的地区，食管癌和胃癌发生率显著升高。第二，职业性接触是化学致癌的另一重要途径。由于工作环境中长期接触某些致癌物质而发生的特定部位的肿瘤，称为职业性肿瘤。我国政府 1986 年规定的职业性肿瘤的致癌物有 8 种，分别是联苯胺、石棉、氯乙烯、砷、苯、铬酸盐、氯甲醚和焦炉逸散物。第三，长期接触某些具有致癌作用的药品，如环磷酰胺、噻替哌、米尔法兰、己烯雌酚及口服避孕药等。常见环境致癌因素及其引起相应的肿瘤见（表 2-1）。

表 2-1　环境因素与相关的肿瘤

分类	致癌物	肿瘤
化学致癌	联苯胺	膀胱癌
	石棉	肺癌、间皮瘤
	氯乙烯	肝血管肉瘤
	砷	肺癌、皮肤癌
	铬酸盐	肺癌
	氯甲醚	肺癌

续表

分类	致癌物	肿瘤
	焦炉逸散物	肺癌
物理致癌	电离辐射	甲状腺癌、骨髓癌、肺癌、乳腺癌
	紫外线	皮肤癌
生物致癌	乳头瘤状病毒	宫颈癌
	肝炎病毒	肝癌
	EB病毒	鼻咽癌、淋巴癌
	人类T细胞白血病病毒	人类T细胞白血病
	幽门螺杆菌	胃癌
	黄曲霉毒素	肝癌

（二）遗传性因素

随着对肿瘤细胞生物与分子遗传学研究的深入，通过对肿瘤的种族分布差异、癌的家族聚集倾向和遗传缺陷易致肿瘤形成等现象的深层次研究，已有越来越多的证据表明肿瘤与遗传因素有关。但是，肿瘤不同于一般遗传性疾病，符合孟德尔遗传规律的单基因遗传性肿瘤或肿瘤综合征只占少数，90% 以上的肿瘤是环境因素与遗传因素相互作用的结果，属于多基属遗传范畴。遗传因素在肿瘤发病中起多大的作用，因不同类型的肿瘤而异。此外，不同个体对环境致癌因素反应的遗传差异也与肿瘤发生有关。

1. 遗传性肿瘤与遗传性肿瘤综合征

遗传性肿瘤是以常染色体显性遗传方式传递的肿瘤，遗传性肿瘤综合征指除了原发肿瘤之外，常伴发其他病症。遗传性肿瘤综合征通常具有以下特点：家族成员患某种肿瘤的危险明显高于一般人群，发病年龄显著低于一般人群，且可患有一些罕见肿瘤；对可累及双侧器官的肿瘤，肿瘤常为双侧独立发生；遗传的不是肿瘤本身，而是肿瘤易感性。常见的遗传性肿瘤与遗传性肿瘤综合征见（表2-2）。

表2-2　遗传性肿瘤与遗传性肿瘤综合征

名称	原发肿瘤	伴发肿瘤	基因
视网膜母细胞瘤	视网膜母细胞瘤	骨肉瘤	Rb
Wilms瘤	肾母细胞瘤	WAGR综合征	WTI
遗传性非腺瘤病性结直肠癌	结直肠癌	子宫内膜癌、输尿管癌、肾盂癌、小肠癌	HMLH
家族性结肠息肉病	结直肠腺瘤恶变	胃、小肠、软组织肿瘤	APC
Gardner综合征	结肠多发腺瘤恶变	胃、结肠息肉	FPC
Peutz-Jegher综合征	小肠多发息肉	黏膜、手足色素斑	PJS
Li-Fraumeni综合征	肉瘤、乳腺癌	白血病、脑肿瘤	p^{53}
神经纤维瘤病Ⅰ型	神经纤维瘤	神经鞘瘤、白血病	NF2
神经纤维瘤病Ⅱ型	神经纤维瘤、脑膜瘤	胶质细胞瘤、室管膜瘤	NF2
家族性乳腺癌1	乳腺癌	卵巢癌	BRCA1
家族性乳腺癌2	乳腺癌	胰腺癌	BRCA2
家族性黑色素瘤	黑色素瘤	胰腺癌	P16
Von Hippel-Lindau综合征	肾癌	嗜铬细胞瘤、血管瘤	VHL
多发性内分泌腺瘤Ⅰ型	胰岛细胞瘤	甲状旁腺瘤、垂体瘤	MEN
多发性内分泌腺瘤Ⅱ型	甲状腺癌	甲状旁腺瘤、嗜铬细胞瘤	MEN2

2. 肿瘤的家族凝集现象

人类常见肿瘤大多数呈散发，只有少数具有家族聚集现象，其近亲发病率高于一般人群。根据文献报道，美国乳腺癌、肺癌、子宫内膜癌、结肠癌、前列腺癌和黑色素瘤的成年患者中，其一级亲属发生同一种癌比一般人群高3倍。肿瘤的这种家族聚集现象多数不符合孟德尔遗传规律，通常由包括环境因素在内的多因素引起。

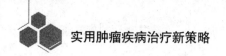

（三）关于肿瘤发生的学说

揭示肿瘤发生的本质是人类彻底征服癌症的关键。在研究肿瘤发生的过程中，由于研究的侧重点不同，曾经出现过很多学说。到目前为止，被学术界肯定并沿用至今的有以下几种：

1. 三阶段学说

该学说是在研究化学致癌过程中总结出来的肿瘤发生过程，包括3阶段。

启动阶段：一般是外界因素引起正常细胞关键性的基因突变，形成变异细胞；

促进阶段：在促癌剂作用下已经形成的变异细胞分裂增长形成癌前期病变；

发展阶段：变异细胞获得不可逆转的遗传物质的重大改变，导致细胞获得肿瘤的恶性特征。

2. 两次突变学说

两次突变学说又称克隆起源学说，是在研究遗传性肿瘤发生过程中总结的细胞癌变规律。遗传性肿瘤第一次关键性的基因突变发生于生殖细胞，成为法基因的杂合子，但不足以引起细胞恶性变，第二次突变发生于体细胞，两次突变相加，完成癌变的启动过程，正常细胞转变为恶性细胞。恶性细胞在一定条件下形成增殖优势，进而形成恶性细胞克隆。故遗传型肿瘤发病年龄早，肿瘤表现为多发性和双侧性；散发性肿瘤的两次突变均发生于体细胞，需要经过漫长的过程积累，肿瘤发生迟，多为单发性或单侧性。

3. 多阶段学说

随着细胞分子生物学的迅速发展，人们对肿瘤发生的认识发展到了新的阶段。人类肿瘤的发展具有多阶段性，是癌基因、抑癌基因和修复基因等多个细胞生长调控基因异常共同作用的结果。对某些肿瘤的研究已经相当深入，并形成了肿瘤发病分子谱的新概念。

4. 干细胞起源学说

近年研究证实，正常组织器官存在有一定数量的干细胞，具有潜在自我更新和分化能力。通过比较正常组织干细胞与恶性肿瘤细胞的生物学特点，发现两者有极其相似的生长调控机制。肿瘤的发生与组织干细胞有密切联系，有以下特点支持肿瘤细胞源于组织干细胞恶性转化：

（1）肿瘤细胞具有无限增殖能力，而已经丧失这种能力的成体细胞若要发生恶性转化必定需要一系列基因突变才能重新获得。相对而言，组织干细胞本身具有自我更新机制，比成体细胞容易发生恶性转化。

（2）一个正常细胞成为转化细胞至少需要 4 ~ 7 次突变，需要几年甚至几十年时间。正常组织中的分化细胞通过自我更新不断被替代，而干细胞通过自我更新可以长期存在，使得突变更容易在干细胞中得以积累。

肿瘤组织内部不同细胞之间存在"等级现象"。在肿瘤细胞体外培养时通常只有少数肿瘤细胞（1/5 000 ~ 1/1 000）可以形成细胞克隆，在动物体内可以移植成瘤的细胞更少（1/1 000 000 ~ 1/10 000）。肿瘤组织中绝大多数肿瘤细胞增殖能力有限、少数细胞具有干细胞特征，称为肿瘤干细胞（tumor stem cell）。肿瘤干细胞是肿瘤无限增殖的源泉，也是肿瘤治疗的新的靶标。

二、癌基因与抑癌基因

（一）癌基因

细胞中有一类调控细胞增殖与分化的基因，当基因结构和功能发生变异时具有使细胞发生恶性转化的作用，这样的基因称为癌基因（Oncogene）。癌基因在未发生变异的情况下具有重要的生理功能，细胞进行正常生命活动所必需，称为原癌基因。原癌基因可以通过基因突变、基因易位及基因扩增等方式激活成为癌基因。癌基因按照基因产物的功能可分为生长因子、生长因子受体、蛋白激酶、转录分子、细胞程序性死亡和细胞周期蛋白等几类。常见的癌基因有以下几种：

ras 基因：包括 H-ras、K-ras 和 N-ras。Ras 编码产物为鸟苷酸结合蛋白，具有 GTP 酶活性，定位于细胞膜的内侧面，是细胞的第二信使，参与生物信息的信号传递，启动细胞分裂。在肿瘤组织中，有 50% 的结肠癌、70% ~ 90% 的胰腺癌及 30% 的肺腺癌发生 K-ras 基因突变。

myc 基因：编码相对分子质量为 62 000 的核蛋白（p62 蛋白），使细胞从 G_1 期进入 G_1 期，故称为细胞分裂信号效应蛋白。有 30% ~ 40% 小细胞肺癌发生 myc 基因扩增，在神经母细胞瘤和胶质细胞瘤中也发生扩增。

HER-2 基因：又称为 c-ErbB-2 基因，编码的蛋白质与表皮生长出子受体（EGFR）非常相似，相对分子质量为 185 kDa，称为 p185，为一磷酸化蛋白质。在乳腺癌、卵巢癌和胃癌等多种肿瘤细胞中有过度表达，是预后不良的分子标志之一。采用抗 HER-2 基因蛋白的单克隆抗体可以改变或抑制依赖于 HER-2 基因过度表达的肿瘤细胞恶性生长。

C-met 基因：C-met 基因在细胞恶变中可出现基因扩增、重排和过量表达。

bcl-2 基因：绝大多数结节型非霍奇金淋巴瘤有易位活化的 bcl-2 基因表达。该基因还与细胞程序化死亡相关。

mdm-2 基因：mdm-2 基因蛋白可与 p53 和 Rb 蛋白结合使其功能失活，从而促进肿瘤细胞生长。

细胞周期蛋白：即 cyclin 蛋白，是一组细胞周期正性调节因子。细胞受刺激进入细胞周期后最早表达的是 cyclin 蛋白，在一部分淋巴瘤、乳腺癌、胃癌和食管癌中可检测到该蛋白的过度表达。

端粒酶：端粒（Telomere）是染色体末端由端粒 DNA 和端粒蛋白质构成的一种特殊结构。正常情况下，随着细胞分裂，端粒进行性缩短并诱发一系列分子事件，最终导致细胞凋亡。端粒酶是一种能延长端粒末端的核糖蛋白酶，主要成分是 RNA 和蛋白质，含有引物特异识别值点，以自身 RNA 为模板，合成端粒 DNA 并整合到染色体末端，使端粒延长，从而延长细胞寿命甚至使细胞永生化。在大多数肿瘤组织中可以检测到活化状态的端粒酶，绝大多数正常体细胞组织端粒酶为阴性。

（二）抑癌基因

抑癌基因（tumor suppressor gene）是细胞生长的稳定因素，它的失活可以使细胞发生恶性转化。目前已经克隆的抑癌基因至少有三十余种，研究较多的有以下几种：

Rb 基因：视网膜母细胞瘤（retinoblastoma gene，Rb）基因在视网膜母细胞瘤中有高频率的缺失，在骨肉瘤、肺癌、软组织肉瘤等肿瘤中也存在该基因缺失或基因突变。

p^{53} 基因：p^{53} 基因是研究最为广泛的肿瘤基因之一，人类肿瘤 > 50% 与该基因突变或缺失有关。涉及肿瘤有结肠癌、胃癌、乳腺癌、膀胱癌、肺癌、肝癌等。p^{53} 基因有抑制细胞生长、促进细胞凋亡等作用。

INK4 基因家族：INX4（inhibitors of cyclin-dependent kinases-4，INK4）基因家族包括 p16、p15、p18 和 p19 基因，在细胞周期调控中发挥重要作用，能特异性抑制细胞周期依赖性蛋白激酶（cyclin-dependent kinase，CDKs）的活性。

CIP-KIP 基因家族：该基因家族包括 p21、p27 和 p57 基因，能抑制多种细胞周期依赖性蛋白激酶（cyclin-dependent kinase CDKs）的活性，在细胞分化、细胞周期及控制肿瘤发生中有重要作用。

PTEN 基因：PTEN 基因（gene of phosphate and tension homology deleted on chromsome ten，PTEN）的缺失、突变或甲基化失活发生于胶质母细胞瘤、前列腺癌、子宫内膜癌、肾癌等。

FHIT 基因：FHIT（fragile histidine triad，FHIT）基因缺失发生于肺癌、乳腺癌、消化道肿瘤等。

BRCA 基因：BRCA（breast and ovarian cancer susceptibility gene，BRCA）基因在 50% 乳腺癌、57% 卵巢癌发生杂合型缺失，在家族性乳腺癌和卵巢癌中缺失发生率 > 90%。

APC 基因：APC（adenomatous polyposis coli，APC）基因是家族性肿瘤样息肉病的始动基因，在大肠癌发生的早期阶段也发挥重要作用。

DCC 基因：DCC（deleted in colorectal cancer）基因的缺失参与大肠癌发生。

WT-1 基因：是与肾母细胞瘤（Wilm's tumor，WT）发生相关的基因。

三、信号传导与肿瘤

细胞接受细胞外信号刺激后产生相应的反应是细胞的基本生命活动之一，细胞与环境之间、细胞与细胞之间的通讯和信息交流就是信号传导（signal transduction）。信号传导的概念是：细胞外因子通过与受体（膜受体或核受体）结合，引发细胞内一系列生物化学反应，直至细胞生理反应所需基因的转录表达开始的全过程在细胞生长相关的信号传导途径中，很多癌基因和抑癌基因产物就是其中的一分子，信号传导的异常与肿瘤发生密不可分。

（一）主要信号传导通路

细胞外因子与细胞表面受体结合，进而激活细胞内效应酶，作为信号传递分子起始连锁反应扩增和信号传导，最终调节基因表达。已经发现的信号传导通路很多，分类也不统一。与肿瘤生长有关的细胞传导途径主要有：蛋白酪氨酸激酶系统，主要有 MAP 激酶途径和 PI3 K/Akt/mTOR 途径；TNF 通路；G 蛋白耦联受体通路；Wnt/β–catenin 通路等。

（二）蛋白酪氨酸激酶系统

蛋白酪氨酸激酶（protein tyrosine kinase，PTK）受体通路是细胞信号传导网络中最重要的传导通路之一。几乎所有的生长因子刺激信号、大部分细胞因子的信号、抗原结合淋巴细胞表面受体诱发细胞各种反应，都离不开酪氨酸激酶受体通路。包括：表皮生长因子受体家族；胰岛素受体家族；血小板衍生生长因子受体家族；神经细胞生长因子受体家族；肝细胞生长因子受体家族；血管内皮生长因子受体家族等。

1. 丝裂原激活蛋白激酶途径

丝裂原激活蛋白（mitogen–activated protein，MAP）激酶级联反应途径是经典的细胞质信号传导模式，在哺乳动物细胞中，至少有 3 种这样的模式已被阐明，这些途径负责将众多的细胞外信号传送至细胞核以改变基因的表达。其中最典型的 MAP 激酶途径是 Raf/MEK/ERK 途径，它在应答多种生长因子时被激活。在上述级联反应中，Raf 是 ras 癌基因的一类直接效应器；MEK 为胞外丝裂原激活蛋白激酶（extracellularmitogen–activated protein kinase）；ERK 为细胞外信号调节蛋白激酶（extracellular signal reg–ulation protein kinase）。该通路在肿瘤学上的重要意义在于 Raf 是常见的疡基因 Ras 的直接效应器。Raf 是丝氨酸/苏氨酸激酶，它随着和细胞质膜上激活的 Ras 结合而被激活。激活后的 Raf 使 MEK 磷酸化，MEK 是酪氨酸/苏氨酸激酶，激活的 MEK 又使 ERK 磷酸化，后者是丝氨酸/苏氨酸激酶，激活的 ERK 使许多蛋白底物，包括转录因子亚单位 ELK–1 鳞酸化。MAP 激酶级联反应的激活所引起的细胞反应可以使早期基因转录增加、DNA 合成增加和细胞转化。

生长因子刺激所致的激活 MAP 激酶级联反应受到很多因素调节，包括负反馈环和蛋白磷酸酶等。例如：鸟苷酸交换因子 SOS 的磷酸化使 Ras 及 MAP 激酶级联反应下调；c–AMP 的水平升高时，蛋白激酶 A（protein kinase A，PKA）使 Raf 磷酸化，导致 Raf 催化活性减退；蛋白磷酸酶能使 MAP 激两级联反应的成分脱磷酸。可以设想，这些途径中的任何一个的缺失将导致 MAP 激酶级联反应的异常激活。

2. PI3 K/Akt/mTOR 途径

PI3 K/Akt 信号传导通路是与细胞增殖及调节细胞凋亡关系密切的另一种通路 PI3K（phosphoinositol 3'–kinase，磷酸肌醇 3'–激酶）是一种酪酶，可以使磷酸肌醇在 D3 位磷酸化，从而影响多种和细胞生长及分化有关的细胞功能。Akt 是一个丝氨酸/苏氨酸蛋白激酶，是 PI3K 的下游分子，可以通过 PH 区域（Pleckstrin homology）和 H3K、PIP2、PIP3 的产物结合，从而通过 3– 磷酸激酶依赖的激酶 PDKl 和 PDK2 被磷酸化，因而被激活。可被 Akt 直接或间接影响的下游分子可分为 2 类，分别是生存和死亡因子及控制翻译的蛋白。前者已知包括 Bad 蛋白和蛋白水解酶 9、β₃ 生长抑制蛋白糖元合成筋激酶、forkhead 转录因子 FKHR、JFKR–L1、AFX、IKKα 激酶、NF–kappaβ 正向调节因子等。后者包括 mTOR 激酶及其下游分子和 4E–BP–1，可以分别控制特定亚组的 mRNAs 的翻译。

哺乳动物雷帕霉素靶分子（mammalian target of rapamycin，mTOR）又称 FRAP、RAFTl 或 RAPTI，是一个相对分子质量为 289kDa 的丝氨酸/苏氨酸蛋白激酶，属于 PIKKs（磷酸肌醇激酶 3 相关激酶）。mTOR 的基本结构为催化结构域 CD（catalytic domain）；一个 FRB（FKBP–12–rapamycin binding）结构域；N 端有 20 个串联重复的 HEAT 模体；靠近 C 端有一个自抑制结构域 RD（repressor domain）和 FATC（FATCterminal）结构域参与催化活性的调节，最后还有 FAT（FRAPATM–TRRAP）结构域 TOR 基因序列从酵母到哺乳动物都十分保守，具有 95% 的同源性。mTOR 在真核细胞中最基本的功能是耦联增生刺激，促进与细胞周期进展有关的 mRNA 翻译，后者的蛋白产物，如 cyclinD₁、c–myc 等，是细胞周期跨越 G₁ 期所必需。mTOR 在肿瘤组织中的表达和活性显著高于癌旁组织和正常组织，mTOR 的抑制剂 sirolimus（Rapamycin）或衍生物 temsirolimus（CCI–779）、everolimus（RADOOI）可显著抑制肿瘤的生长，并增加对化疗自物的敏感性，诱导凋亡。mTOR 过度活化还可刺激 VEGFR 和 MMPI（matrix metalloproteinases 1，基质金属蛋白酶 1）的表达，诱导血管生成促进肿瘤的侵袭和转移。

（三）信号传导与肿瘤发生

在研究肿瘤发生分子机制的初期阶段，人们发现了很多与肿瘤发生相关的癌基因与抑癌基因，通过对癌基因产物 - 癌蛋白（Oncoprotein）的功能分析，发现许多癌蛋白位于细胞信号传导通路的不同部位，如生长因子、生长因子受体、细胞内激酶、核内转录因子等，对促进细胞分裂增殖起重要作用；抑癌基因蛋白则主要是抑制细胞增殖、在细胞周期中发挥负性调节作用。一般而言，在肿瘤发生中，正常的基因调控紊乱，细胞信号传导网络异常，一些通路处于异常活跃状态，而有些通路却传递受阻。常见的异常有：

1. 增殖失控与细胞生长、分裂和增殖有关的信号传导通路

多处于异常活化状态，包括生长因子、生长因子受体、蛋白激酶、G 蛋白、细胞周期调控因子等。

2. 凋亡受阻

肿瘤细胞常有多种凋亡途径受阻，或拮抗正常的诱导凋亡，主要有 TNF、Fas、Bcl-2、IAP、p^{53} 等。

3. 侵袭与转移

肿瘤细胞的侵袭、转移和细胞新附，与细胞之间、细胞与基质之间的信号传导通路异常有关，包括 Integrin、E-Cadherin. MMP、nm23、VEGF 等。

近年来，针对肿瘤信号传导异常活跃通路中的某些关键分子设计新型分子靶向药物，特异性地抑制肿瘤细胞生长，正在成为肿瘤治疗领域的一种新的策略。针对表皮细胞生长因子受体和血管内皮细胞生长因子的治疗，已经获准常规在临床应用，肿瘤治疗效果获得显著提高。

第三节 肿瘤细胞的生长动力

一、肿瘤的生长曲线

肿瘤细胞增殖是肿瘤生长的基础。由于肿瘤细胞数量不断增加，肿块增大，出现相应临床症状。当肿瘤在体内时，并不是所有肿瘤细胞都在增殖。在肿瘤生长早期，绝大多数细胞处于增殖状态，肿瘤呈指数增长。达到一定体积后，很多细胞进入非培植状态（G_0 期），生长趋缓。一个肿瘤临床可被检出时，约有 1.0 g 或 10^9 个细胞，这时肿瘤已经倍增 30 次左右，不再呈指数生长。当肿瘤细胞数量达到接近引起死亡的 10^{12} 个时，还需要 10 次倍增，但是后 10 次倍增比前 30 次要慢得多，肿瘤在体内的生长可用 Gompertzian 曲线表示。从单个肿瘤细胞增殖至患者死亡是肿瘤的自然病程，临床观察到的肿瘤生长期通常仅为自然病程的后 1/4 部分。

二、肿瘤细胞动力学

肿瘤的生长是细胞增殖和细胞损失的失衡，细胞增加超过细胞损失。肿瘤的生长可用以下肿瘤细胞动力学参数表示：肿瘤细胞倍增时间；肿瘤增殖比率；细胞群体中细胞损失的速度。

（一）肿瘤细胞倍增时间

肿瘤生长速率可用瘤体的倍增时间（doubling time，DT）反映。如果用 D0 表示初次测得的肿瘤直径（cm）。经过若干天（t）后测得的肿瘤直径为 Dt（cm），倍增时间可以按照 Gerstenberg 公式计算：

$$倍增时间（天数）= \frac{0.1 \times t}{\log Dt - \log D0}$$

假设某一部位肿瘤直径 90 天内由 2 cm 增至 4 cm，根据以上计算公式就可算得倍增时间为 30 天。临床通常讲的肿瘤倍增时间就是指肿瘤体积增加 1 倍所需的时间。人体常见肿瘤倍增时间参见（表 2-3）。在肿瘤早期，倍增时间短，生长快，随着肿瘤体积的增大，倍增时间逐渐延长，肿瘤生长趋缓。

表2-3　人体常见肿瘤倍增时间

肿瘤类型	倍增时间/天
肺腺癌	147
肺鳞癌	84
肺间变性癌	77
乳腺癌原发灶	98
乳腺癌肺转移	77
乳腺癌软组织转移	21
大肠癌原发灶	630
大肠癌肺转移	98
淋巴瘤	28
睾丸癌肺转移灶	28
成人肉瘤肺转移灶	49

（二）肿瘤增殖比率

在一个肿瘤组织中，并非所有肿瘤细胞处于增殖周期之中。事实上仅有少部分肿瘤细胞处于增殖状态。增殖比率（growth fraction，GF）是指肿瘤中分裂增殖的细胞占肿瘤细胞总数的比例。如以 P 代表增殖细胞群，Q 代表非增殖细胞群，则 GF=P/（P+Q）。在肿瘤生长的早期阶段，几乎所有细胞处于增殖周期中，GF 高。随着肿瘤的生长，细胞丢失增加或离开增殖周期进入 G_0 期，GF 可比肿瘤初期小，但仍高于正常细胞。GF 是反映肿瘤生长速度的常用指标。临床上生长迅速的肿瘤 GF 一般为 20 左右。

（三）细胞丢失速度

肿瘤生长到达一定体积后，细胞由于坏死、凋亡所致增加，生长趋于缓慢。肿瘤细胞丢失的原因有：①肿瘤生长超过血供导致细胞缺氧；②营养与生长激素缺乏；③毒性代谢产物的蓄积；④细胞通讯抑制。

熟悉肿瘤生长曲线和肿瘤细胞动力学特点对临床肿瘤的治疗有重要指导意义。目前临床使用的化疗药物主要针对细胞增殖周期的 DNA 合成、细胞分裂等环节发挥抑制作用，对具有高 GF 的肿瘤效果较好。临床检出的肿瘤已处于 Gomperzian 曲线上段，G_0 期较低。如果通过手术等局部治疗使瘤体缩小，理论上肿瘤可以回到 Gomperzian 曲线低段，使处于 G_0 期的细胞重新进入细胞增殖周期，肿瘤的 GF 升高，生长速度加快，因而对化疗变得敏感。以上观点已经成为肿瘤辅助化疗的理论基础。

三、细胞周期与肿瘤

（一）概念与分期

细胞周期（cell cycle）指细胞增殖过程中一次有丝分裂结束到下一次有丝分裂结束的过程。大多数人类正常细胞的细胞周期时间为 1 ~ 2 天，绝大多数恶性肿瘤细胞的细胞周期为 2 ~ 3 天。

为了方便描述，根据细胞增殖不同阶段的功能特点，将细胞周期分为 5 个时段：G_0 期：细胞处于静止状态，对启动 DNA 合成的信号无反应，仅有 RNA 和蛋白质合成活动。G_0 期细胞在适当刺激下可进入细胞周期循环。G_1 期：为 DNA 合成前期。此期长短差距很大，可以从数小时至数年不等。S 期：为圆 DNA 合成期。持续时间 8 ~ 30 小时，个别为 60 小时。G_2 期：有丝分裂前期。此期染色体加倍，为分裂准备，时间持续 1 ~ 1.5 小时。M 期：有丝分裂期。先由核开始分裂，继而细胞质，最终分裂成 2 个子细胞，约需要1小时。

（二）细胞周期的调控

细胞周期的调控机制十分复杂，目前认为主要是通过细胞周期素（Cyclins）、细胞周期依赖性蛋白激酶（cyclin dependent kinase，CDKs）和细胞周期依赖性蛋白激酶抑制因子（cyclin dependent kinase inhtbitors，CDKIs），通过对有丝分裂促进或抑制通路的调节来完成。调节作用主要发生在 G_1 期和 G_2 期。CDKs 是相对分子质量仅有 32 ~ 40 kDa 的丝氨酸 / 苏氨酸激酶，是调控细胞周期的核心。细胞周期素是

CDKs 的正性调节因子，细胞周期素与 CDKs 结合才使得 CDKs 发挥作用。细胞周期素在细胞周期中的表达水平波动较大，水平最高时，CDKs 的活性也达到最大。

在细胞由 G_1 期进入 S 期过程中，CDKs 的活性受到细胞周期家 D、E、A 的精细调节。细胞周期家 D 通过与 CDK-2、4、5、6 结合，引起 pRB 蛋白磷酸化，pRB 蛋白与转录因子 E2F 解离，使得进入 S 期所必需的蛋白质的转录过程得以顺利进行。在细胞由 G_0 期进入细胞周期过程中，细胞周期家 D/CDKs 复合物也发挥重要作用。细胞周期家 B/CDK-1 结合可促进细胞由 G_1 期进入 M 期，而细胞周期素 B 的快速降解可以促使细胞终止有丝分裂。

CDKIs 是 CDKs 的负性调节因子。CDKIs 可分为两大类：KIP(kinase inhibitory protein)和 INK4(inhibitor of CDK4)家族。KIP 家族包括 CIP/WAF1、p21、SDI1、KIPI 和 KIP2，这些蛋白通过与 cylcin-CDKs 复合物结合，抑制其活性。KIP1 水平升高可使细胞停滞于 G_1 期。转化生长因子(transforming growth factor beta)可通过上调 KIP1 表达抑制细胞生长。INK4 家族包括 $p15^{INK4b}$、$P16^{INK4a}$、$P18^{INK4c}$ 和 $P19^{INK4d}$，通过干扰 cyclinD-CDK4 或 cyclinD-CDK6 复合物的结合，阻止细胞离开 G_1 期。

在肿瘤发生中，调节细胞周期的基因发生异常。cyclinD 表达可出现于 45% 的乳腺癌细胞中；INK4a 基因突变或缺失也较常见。调节 pRB 通路异常也在肿瘤发生中发挥一定作用。

四、细胞凋亡与肿瘤

（一）凋亡的概念与特点

细胞死亡通过两种途径完成：一种是坏死(Necross)，是对损伤的被动反应，表现为细胞肿胀、裂解、释放内容物到间质，通常诱发局部炎性反应。另一种是凋亡(Apoptosis)，即程序化细胞死亡，是机体清除细胞的主动性过程。凋亡细胞有以下形态学特点：染色体固缩、细胞核碎裂、细胞皱缩、与周围细胞脱离连接，接着出现细胞膜发泡(Blebbing)形成凋亡小体(apoptosis bodies)，凋亡小体由部分碎裂的染色质覆以细胞膜组成，小体被周围的吞噬细胞摄取、清除，整个过程几乎不诱发局部炎性反应。

（二）凋亡的发生机制

细胞凋亡的发生可以由外源性和内源性因素引起的损伤、细胞膜损伤、生长因子信号传导途径异常等因素引起，通过凋亡相关信号传导途径完成细胞凋亡的过程。迄今，人们对凋亡相关信号传导过程的认识还很初步，这里仅简要叙述一下目前研究较多的几个方面：

1. caspases 家族

细胞凋亡主要包括 2 个途径：外源通路死亡受体途径和内源通路线粒体途径。死亡受体(Death receptor)是一大类传递细胞凋亡信号的膜蛋白，属于肿瘤坏死因子受体(TNFR)超家族。死亡受体的一个特点是其脑质区包含了由 60 ~ 80 个氨基酸组成的结构域，称为死亡结构域(Death domain)。在死亡受体中，研究最多的是 Fas 和 TNFR。Fas 及其配体途径在免疫系统的发育和功能调节方面发挥重要作用。TNF 通过与 TNFR 结合发挥促凋亡作用。无论是死亡受体途径还是线粒体途径，都导致 caspases 的活化。caspases 是天冬氨酸特异性半胱氨酸蛋白酶(Cysteinyl aspartate-specific proteinases)的统称，是细胞凋亡的核心成分，活化的 caspases 在细胞凋亡的过程中发挥核心作用。

2. Bcl-2 蛋白

Bcl-2 是一种细胞内膜蛋白，主要定位于线粒体、内质网和核膜。Bcl-2 是内源性凋亡途径的主要负性调节因子。哺乳动物细胞的 Bcl-2 同源蛋白至少有 20 个，其中 Bcl-2、Mcl-2、Bcl-XL 抑制凋亡，另外一些如 Bax、Bcl-Xs 则有促进凋亡作用。这些蛋白相互作用形成同二聚体(homodimer)或异二聚体(heterodimer)，抑制性因素和促进性因素的比例决定了细胞凋亡是否发生。Bax/Bax 二聚体可以诱导凋亡，Bcl-2/Bax 二聚体无诱导凋亡作用，单纯 Bcl-2 表达增高不足以抑制细胞凋亡。有研究表明，Bcl-2 在很多肿瘤细胞中高表达，并能增加肿瘤细胞对化疗药物如环磷酰胺、喜树碱、足叶乙贰、卡铂、甲氨蝶呤和阿霉素的耐药性。

3. p^{53} 蛋白

p^{53} 是凋亡活化基因。化疗药物或放射线引起 DNA 损伤可诱导 p^{53} 表达增多，使细胞停滞于 G_1 期，以便提供足够的时间对损伤的 DNA 进行修复，在细胞损伤严重无法修复的情况下，p⁵³ 则通过抑制 Bcl-2、促进 Bax 等多种作用引发细胞凋亡。在肿瘤细胞中，p⁵³ 基因经常发生突变或缺失，导致 p⁵³ 阻遏细胞生长、诱导细胞凋亡的正常功能丧失。

4. DcR3 受体

诱导受体 3（decoy receptor 3，DcR3）是 1998 年确定的新的抗凋亡分子，成熟 DcR3 是一种由 271 个氨基酸组成的分泌蛋白。DcR3 基因在正常组织中不表达或呈低表达，在消化、呼吸及其他系统的肿瘤细胞中表达显著增高。DcR3 受体能够与 Fas L 结合，竞争性地阻断 Fas L 通过 Fas 诱导的细胞凋亡；与 LIGHT 结合阻断细胞凋亡；与 TLIA 结合，竞争性地阻断死亡受体 3 通过 TLIA 诱导的细胞凋亡。

通过研究细胞凋亡的机制，对揭示肿瘤的恶性生物学本质、阐明抗肿瘤药物诱发细胞凋亡的作用环节、寻找新型抗肿瘤药物均有裨益。

第四节　肿瘤的侵袭和转移

肿瘤侵袭是指恶性肿瘤细胞脱离原发肿瘤，侵犯和破坏周围正常组织进入血循环的过程。肿瘤转移是指侵袭过程中的癌细胞通过各种方式迁移到继发组织或器官得以继续增殖生长形成与原发肿瘤相同性质的继发肿瘤的过程。侵袭和转移是一个过程的两个阶段，侵袭是转移的前奏；转移是侵袭的结果。肿瘤侵袭和转移的结果是使侵犯和转移的器官组织破坏，功能逐渐丧失，直至全身衰竭死亡。研究肿瘤的侵袭和转移对预防、诊断、治疗恶性肿瘤，提高患者生活质量，延长生存期有着十分重要的意义。

一、肿瘤转移的基本过程

肿瘤转移包括多个步骤，被形象地称为多阶梯瀑布过程。每个步骤都具有频率限制特性，只要某一步骤未独立完成，肿瘤转移就不能实现。

（一）细胞变异和培植

细胞基因变异促进肿瘤发生的同时，也使肿瘤细胞获得了转移潜能。细胞增殖是肿瘤侵袭和转移的前提。在原发肿瘤的早期，直径 2 mm 的肿瘤靠周围组织器官微环境弥散的养料维持生长，此期恶性肿瘤称为原位癌。

（二）肿瘤细胞的分离脱落并侵入基质

肿瘤细胞通过分泌一些物质，使细胞运动能力增强，从肿瘤母体中脱离成为游离肿瘤细胞，完成侵袭第一步。游离的肿瘤细胞分泌各种蛋白溶解酶，破坏细胞外基质导致肿瘤细胞突破结缔组织构成的屏障。

（三）肿瘤血管形成

当肿瘤直径 ≥ 2 mm 时，原弥散提供养分的方式已不能满足肿瘤生长的需要，肿瘤周围原有的血管在肿瘤细胞、血管内皮细胞和周围基质释放多种生物分子的调节下，以芽生的方式长入肿瘤形成毛细血管网肿瘤毛细血管网的形成不仅提供肿瘤增殖所需要的养分，还为肿瘤细胞在向周围组织侵袭进程中进入毛细血管，从而为进入循环系统完成转移提供了条件。

肿瘤毛细血管芽生形成方式包括以下步骤：①血管内皮基膜溶解；②内皮细胞向肿瘤组织迁移；③内皮细胞在迁移前沿增殖；④内皮细胞管道化；⑤分支形成血管环；⑥形成新的基底膜。新形成的肿瘤毛细血管有明显的缺陷，其基底膜的不完整性使肿瘤细胞易于进入血循环而产生转移。

（四）肿瘤细胞进入脉管系统

肿瘤组织进入的脉管系统主要是肿瘤内新生的毛细血管（基底膜缺陷）、与肿瘤周围薄弱的小静脉（有裂隙）和微小的淋巴管（缺少完整的基底膜和铰链复合物）。肿瘤细胞在溶解酶破坏脉管基底膜以后进入脉管。

（五）癌栓形成

进入循环系统的癌细胞绝大多数被杀死，只有极少数转移潜能极高的肿瘤细胞相互聚集形成微小癌栓在循环系统中存活下来。导致癌细胞绝大多数被杀死的原因有：肿瘤细胞本身缺乏变形和形成癌栓的能力或肿瘤细胞表面缺乏黏附因子；宿主的免疫系统在清除肿瘤细胞的过程中扮演了重要角色；血液湍流加速了肿瘤细胞的破损；由内皮细胞产生的 NO 非特异杀伤作用等。

（六）癌栓在继发组织器官脉管锚定

当癌栓经循环系统到达特定的组织和器官时，由于毛细血管内皮周期性频繁脱落更新或因磨损撕裂的内皮形成暂时裂隙，使基底膜暴露，癌栓与血小板相互作用并交结成簇，在损伤内皮表面黏附锚定；高转移潜能的肿瘤细胞还可以形成同类较大癌栓被微小脉管截获通过楔入附着于管壁上。

肿瘤转移有明显的器官选择性，不能单纯通过解剖学或血液流体学来解释。肿瘤细胞表型差异对器官的选择性起重要作用。同一种肿瘤中包含不同脏器转移的选择性亚系，如同为 B_{16} 黑色素瘤细胞有肺转移亚系和脑转移亚系。表型差异性表现在细胞表面糖蛋白复合物、细胞表面抗原表达、细胞膜神经节苷脂含量、细胞表面酶活性和细胞转运能力等方面。组织器官微环境的差异对器官选择也起重要作用，表现在继发肿瘤器官微环境对转移肿瘤组织具有特殊亲和力，继发器官组织结构和功能、局部间质作用、局部免疫特性共同形成是否适应肿瘤继发生长的微循环，结缔组织、骨、肝、肺、脑较易形成转移灶，而软骨、心、肌肉组织、脾和甲状腺相对不易形成转移灶。

（七）肿瘤细胞逸出循环系统

当肿瘤细胞与脉管内皮熟附锚定后，可进一步导致内皮细胞回缩，暴露细胞外基质，肿瘤细胞分泌和释放多种蛋白溶解酶（与肿瘤细胞侵入脉管时分泌释放的溶解酶相类似）分解脉管基底膜和脏器细胞外基质，逸出脉管，并与细胞外基质，如纤维结合素、层黏素和血小板反应素结合，定位转移在已选择的特定脏器组织中。

（八）肿瘤细胞定位增殖完成转移

肿瘤细胞进入继发脏器基质后并不意味着转移成功。肿瘤细胞与继发脏器细胞接触时，可反应性通过自分泌、旁分泌或内分泌方式产生多种信号因子。这些因子包括正调节信号（促进肿瘤生长）和负调节信号（抑制肿瘤生长因子）并处于一种动态平衡状态，如结果使肿瘤细胞增殖形成转移灶则完成了转移。宿主自分泌和旁分泌基质产生的生长因子在促进正常组织修复和更新同时，也刺激肿瘤灶细胞生长。

肿瘤细胞转移完成后，转移肿瘤可重复以上步骤产生二级转移癌灶。肿瘤细胞还可以长期处于休眠状态，不形成转移，其机制目前尚不明了，可能因素为：①肿瘤细胞停留在 G_0 期；②肿瘤细胞分裂和死亡处于动态平衡；③毛细血管床始终未能长入肿瘤为其提供养分，使微小肿瘤灶一段时间内不能迅速生长；④机体的免疫功能状态抑制了肿瘤生长。目前认为，肿瘤毛细血管形成缺如和正常的机体免疫功能状态是促使肿瘤休眠的重要因素。

二、肿瘤转移的分子基础

肿瘤转移过程的不同阶段，均有很多基因参与，目前研究发现参与肿瘤转移的基因主要有以下类型。

（一）癌基因

诱发和促进癌转移的基因有 ras、Bcl-2、CD44V、突变型 p^{53}、nm-23 基因等。ras 基因包括：K-ras、N-ras、H-ras3 类；ras 基因 12、13、61 位点的基因突变后，可表达异常的 ras 蛋白，其中最重要的是膜转运蛋白（与 G 蛋白类似），参与腺苷酸环化酶的激活。由于突变型 ras 引起的信号传导通路异常，产生与迁移有关的效应蛋白和细胞因子，肿瘤发生转移。K-ras 基因过度表达常显示肿瘤晚期或有淋巴结转移，可作为判断卵巢癌、胰腺癌、结肠癌预后的指标。nm-23 基因表达产物是膜蛋白核苷酸二磷酸激酶（NDPK），ND-PK 通过信号传导影响肿瘤细胞微管的组合和细胞骨架蛋白的活动，抑制细胞活动能力，抑制转移。NDPK 还参与 G 蛋白的信号传递，最终抑制细胞增殖和蛋白结合 GDP 的磷酸化过程。nm-23 基因表达水平在不同转移能力的肿瘤细胞中差异很大，多达 10 倍，与肿瘤转移呈负相关。

（二）黏附分子

肿瘤转移过程中，酞附着的肿瘤细胞从原发肿瘤脱落（解聚）变为游离的肿瘤细胞，完成肿瘤侵袭第一步；进入循环系统的癌栓，肿瘤细胞穿出脉管后定位增殖（黏附），完成肿瘤转移的最后一步。这些肿瘤转移过程中的关键步骤都与黏附因子有关。

1. 钙连接素

跨膜糖蛋白家族成员，有 E、P 和 N3 种。E-钙连接素分布在各种上皮组织，是影响肿瘤侵袭转移较重要的一种，基因位点在 16q22 ~ q23.1。钙连接素是同源肿瘤细胞间的黏附因子，维持着肿瘤细胞的连接，使肿瘤细胞不容易从母体脱落。钙连接素基因丢失与肿瘤的分化程度和侵袭能力相关，低分化肝细胞癌 88%E-钙连接素丢失；高分化仅有 18% E-钙连接素丢失。

2. 整合素

一种膜镶嵌蛋白。有 18α 和 8β2 个亚单位共价形成异二聚合体复合物，亚单位的变异使整合素形成庞大家族。它们调节细胞内信号通道，控制细胞骨架变形和能量代谢；诱导活化蛋白溶解酶促进细胞外基质和基底膜溶解；启动某些细胞逃逸机制抑制细胞的凋亡，促进肿瘤转移。各种肿瘤细胞表面整合素不同表达水平也不一样，这种差异决定肿瘤细胞有不同的转移潜能。

3. 免疫球蛋白类黏附因子

这类黏附因子结构上同源，除主要参与细胞之间连接，还有其他影响肿瘤转移的作用。①免疫细胞黏附因子-1（ICAM-l）从肿瘤细胞表面脱落进入循环系统形成可溶性分子，帮助肿瘤细胞逃逸 Tc 和 NK 细胞免疫杀伤效应；②血管内皮细胞黏附因子-1（VCAM-1）可能协助肿瘤细胞逸出脉管，进入继发器官，增加肿瘤转移概率；③神经细胞黏附因子（NCAM）可能起信号传导调控细胞生长的作用；④其他，包括 CEA、MVC-18 和 DCC 这 3 种免疫球蛋白黏附因子参与黑色素和肠道肿瘤的侵袭和转移过程。

4. 选择素

由植物凝集素样末端和表皮生长因子（EGF）样结构共同组成。由于附属调节蛋白不同，选择素可分为 L、E 和 P3 种。L 选择素参与白细胞和有寡糖分子的其他细胞结合；E 选择素参与内皮细胞与肿瘤细胞和白细胞结合；P 选择素参与肿瘤细胞与血小板结合。选择素主要在血管内癌栓形成，以及肿瘤细胞选择性脏器脉管内皮的锚定过程中发挥作用。所以，选择素与肿瘤器官选择性有关。

（三）血管生成相关分子

肿瘤内血管生成不仅是肿瘤生长、营养供给的需要，更是肿瘤细胞进入循环系统完成远处转移的门槛，是当今研究肿瘤转移和治疗的热点。

（四）纤维蛋白溶解酶

纤维蛋白溶解酶原是纤维蛋白溶解酶的前体，分布广泛，并与细胞外基质有形成分，例如层黏素、胶原蛋白Ⅳ和纤维结合素紧密相连。在其激活因子 PA 作用下形成纤维蛋白溶解酶，可稀释和消化大多数基质物质，并促进胶原酶原变为活性的胶原酶共同参与消溶作用，对肿瘤侵袭和转移起正调节作用，其抑制因子 PAI 则起负调节作用。PA 系统有组织型（t-PA）和尿激酶类（u-PA），两者结构类似，区别在于 t-PA 有 2 条激酶胶原分子，而 u-PA 仅 1 条。t-PA 和 u-PA 都可促使肿瘤细胞外基质降解，u-PA 还可参与细胞分化、血管形成、细胞迁移和组织重建。t-PA 和 u-PA 过度表达，可作为判断肿瘤恶性度的重要指标。PAI 包括 PAI-1、PAI-2 和 PAI-3，前两者属于蛇毒类，可抑制 PA 的活性，PAI-1 高表达在大多数肿瘤提示预后良好，PAI-2 高表达在乳腺、胃、胰、卵巢、皮肤癌患者提示预后良好，而在结肠和皮肤黑色素瘤则相反。而 PAI-3 属于蛋白酶连接素，功能尚不清楚。

（五）基质金属蛋白酶

基质金属蛋白酶（MMPs）是一个庞大的蛋白溶解两家族。按结构和基质特性不同可分为胶原酶（MMP-1，-8，-13，-18）、明胶酶（MMP-2，9）、基质降解素（MMP-3，-7，-10，-11）和膜型 MMP（MT-MMP）4 类。关键酶是 MT-MMP 和 MMP2。MMPs 功能主要为降解基质膜和细胞外基质，还可促进肿瘤血管生成，调节原发和继发肿瘤的生长。基质金属蛋白酶组织抑制剂 TIMPs 有 TIMP-1（抑制活化的胶原酶）和 TIMP-2（抑制 MMP-2 活性），关键酶是 TIMP-2。

（六）机体免疫状态

进入循环的肿瘤细胞需逃逸机体细胞和体液免疫抗肿瘤作用，才能在继发器官定位生长。只有极少的肿瘤细胞能获得这种能力最终形成转移瘤处。在特定的局部组织，肿瘤细胞逃逸免疫系统的排斥作用，往往通过调控一些特殊生长因子的产生以及这些因子参与下的信号传递,在肿瘤周边形成一种免疫特定环境。

基因突变、血管生成、细胞熟连是肿瘤转移的 3 个关键环节,针对这些环节发挥作用的生物分子进行深入研究,在进一步揭示肿瘤转移规律的基础上,有利于发现发挥侵袭与转移核心作用的靶点,特异性地抑制肿瘤的生长和转移。

第五节　肿瘤与宿主

一、肿瘤对机体的影响

恶性肿瘤在自身生长的同时对机体会产生严重影响,主要表现为肿瘤直接局部压迫与刺激引起的异常改变;肿瘤通过分泌某些物质扰乱机体内环境产生的相应症状。肿瘤对患者心理方面的影响也会左右患者的生活质量。

(一)局部压迫

肿瘤对病灶所在局部器官的影响由病灶大小、部位和局部血供特点等因素决定。主要归纳为:①占位效应:如颅内肿瘤引起颅压增高、肝肿瘤引起肝功能减退或衰竭;②阻塞效应:空腔器官肿瘤可以引起管腔阻塞,出现相应症状;③癌性疼痛心肿瘤侵犯或压迫局部神经引起,为晚期肿瘤最严重的影响生活质量的原因之一;④出血感染:常因肿瘤生长快、血供不足引起器官表面的肿瘤坏死、糜烂所致。

(二)癌性发热

肿瘤通过外源或内源性发热机制引起机体发热,称为癌性发热。癌性发热通常为低—中度热,快速生长的肿瘤也可出现高热。

(三)食欲不振与恶病质

恶病质(Cachexia)是指患者由于纳差、乏力、贫血等原因引起极度消瘦和全身衰竭的状态。肿瘤患者在就诊时 25% ~ 40% 有食欲不振,晚期患者占 80% 以上。食欲不振与恶病质常伴随出现,是肿瘤患者最常见的晚期病症和直接死因之一。

(四)激素效应

少数内分泌肿瘤可分泌大量激素而引起内分泌功能失调,出现相应症状。如胰岛细胞瘤可分泌大量胰岛素引起低血糖休克;胃泌素瘤可分泌大量胃泌素引起顽固性消化性溃疡(Zollinger-Ellison 综合征);嗜铬细胞瘤分泌大量儿茶酚胺引起阵发性高血压等。

(五)肿瘤伴随综合征

肿瘤伴随综合征(paraneoplastic syndrome)是指肿瘤通过分泌异位激素或其他活性产物引起的内分泌异常,出现的肿瘤伴随性病变。大约有 15% 的肿瘤患者到了晚期可出现肿瘤伴随综合征,常见肿瘤有肺癌、肝癌、肾癌、乳腺癌等。临床上可出现肾上腺皮质功能亢进、高钙血症、低钾血症、低钠血症、高血糖、肌无力、皮肌炎等。有时肿瘤伴随综合征可以成为患者的首发症状。

二、机体对肿瘤的反应

机体对肿瘤在体内发生、增殖和转移过程的影响,主要表现为针对肿瘤的免疫应答。对某些激素敏感性肿瘤,体内的激素分泌状况影响肿瘤的生长。

(一)肿瘤免疫

肿瘤可以诱发机体的免疫应答(immune response)。免疫应答包括非特异性免疫应答和特异性免疫应答两大类。非特异性免疫应答是机体在进化过程逐渐建立起来的一系列天然防御功能,对抗原无特异性。特异性免疫应答是指免疫活性细胞对抗原分子的识别、自身活化、增殖、分化及产生效应的全过程,抗原是启发特异性免疫应答的始动因素。特异性免疫应答又可分为由 B 细胞介导的体液免疫和 T 细胞介导的细胞免疫两部分,对肿瘤免疫应答而言,非特异性免疫应答和体液免疫应答发挥的效应较弱,细胞免疫应答在肿瘤免疫应答中发挥着主要作用。

1. 肿瘤抗原

肿瘤抗原是指细胞癌变过程中出现的新抗原物质的总称。肿瘤抗原可分为肿瘤特异性抗原（tumor-specific antigen，TSA）和肿瘤相关抗原（tumor-associated anti-gen，TAA）两大类。TSA 只存在于癌变细胞表面，在正常细胞中不表达。TAA 不是肿瘤细胞所特有，正常细胞也存在，只是在细胞癌变时其含量明显增加。在肿瘤免疫治疗领域，通常不强调某一种肿瘤抗原是 TSA 还是 TAA，只要具有激活机体的细胞免疫功能，诱发排斥肿瘤细胞的免疫应答，就有实际应用的潜能。这一类抗原被称为肿瘤排斥抗原（tumor rejection antigen，TRS）。

2. 肿瘤抗原的递呈过程

在以往较长时间里，人们对肿瘤抗原递呈过程的认识不够深入，认为肿瘤在 MHC-1 分子协同下可直接与 CD8$^+$T 细胞表面的 TCR 受体结合进而引起 CD8$^+$T 细胞的活化，发挥细胞毒作用。这一过程也被称为肿瘤抗原的直接递呈过程。经过近 10 年的研究，已经明确，在自然状态下，肿瘤细胞不具备将肿瘤排斥抗原直接递呈给 T 细胞的能力。肿瘤抗原需经过抗原递呈细胞（antigen presenting cell）的摄取、加工，才能够完成抗原向 T 淋巴细胞的有效递呈。APC 细胞在肿瘤抗原的递呈中发挥了关键作用。

具有抗原递呈作用的细胞主要有树突细胞、B 细胞和单核巨噬细胞 3 类，它们最主要的特征是能够加工处理摄入的抗原和表达 MHC- Ⅰ、Ⅱ类分子，还表达共刺激分（Costimulator）如 B$_7$ 分子等，使 T 细胞充分活化。

树突细胞（dendritic cell，DC）是迄今为止发现抗原递呈作用最强的细胞，可通过胞饮或利用其树突捕捉和滞留抗原异物，其表面有丰富的 MHC- Ⅰ、Ⅱ类分子，能有效地把抗原决定簇以多肽 -MHC- Ⅰ或Ⅱ类分子复合体的形式递呈给 CD8$^+$T 细胞或 CD4$^+$T 细胞。该细胞也表达 B$_7$（CD80）分子，作为第二信号，使 T 细胞充分活化。单核吞噬细胞和 B 细胞也具有较强的抗原递呈功能。

T 细胞识别的是经过 APC 处理并与 MHC 分子结合的抗原肽，抗原被摄入 APC 细胞内，经蛋白水解酶降解成多肽片段（8 ~ 12 个氨基酸），在粗面内质网与新合成的 MHC-Ⅰ类分子形成多肽 - Ⅰ类分子复合体，或者与 MHC- Ⅱ类分子形成多肽 - Ⅱ类分子复合体，并从粗面内质网移入高尔基体，最后移到细胞表面，将多肽 - Ⅰ类分子复合体递呈给 CD8$^+$T 细胞，将多肽 - Ⅱ类分子复合体递呈给 CD4$^+$T 细胞。

3. T 细胞活化与增殖

肿瘤抗原经过 APC 细胞的加工，以多肽 -MHC 类分子复合体的形式递呈给 T 细胞，与细胞表面的 T 细胞受体（T cell receptor，TCR）结合，构成向 T 细胞信息传递的第一信号。这是 T 细胞活化的基础，TCR 接受刺激后，苏氨酸激酶首先被活化，使苏氨酸磷酸化，进而激活磷酸脂酶，将磷酰肌醇二磷酸盐转变为三磷酸肌醇和乙酰甘油。前者可显著增加细胞内钙含量，后者能够激活蛋白酶 C。在两者协同作用下最终激活白细胞介素 -2（interleuken-2，IL-2）基因转录因子，使 T 细胞产生 IL-2。但是仅凭此途径尚不足以引起 T 细胞活化。相反，容易引起免疫耐受。T 细胞至少需要来自 B 细胞的 B$_7$ 分子与 T 细胞表面的 CD28 结合，形成第二信号后，才能够充分活化。

B$_7$ 分子是最先证实可以引起 T 细胞活化的第二信号分子。虽然现已明确除了 B$_7$ 分子以外尚有不少分子可以起到第二信号分子的作用，但是 B$_7$ 分子与 CD28 之间形成的第二信号传递途径发挥着主要作用。CD28 与 B$_7$ 分子的结合，可以使 T 细胞表达 IL-2 量至少增加 30 倍。IL-2 等细胞因子含量的增多可以进一步促进 T 细胞的分裂及活化，成为具有杀伤靶细胞功能的细胞毒 T 淋巴细胞（CTL），使细胞免疫效应得以充分发挥。

B$_7$ 分子表达于树突细胞、单核吞噬细胞和活化的 B 细胞，肿瘤细胞由于不表达 B$_7$ 分子，不具备抗原递呈的能力。

4. 活化的 T 细胞对肿瘤细胞的杀伤作用

CD4$^+$T 细胞活化后，产生一系列淋巴因子，激活其他效应细胞如 CD8$^+$T 细胞、巨噬细胞、自然杀伤细胞及 B 细胞等，共同发挥抗肿瘤效应，如 IL-2 能诱导细胞毒 T 细胞分泌 IFN-Y 等淋巴因子，增强巨噬细胞和自然杀伤细胞的抗肿瘤作用；淋巴毒家能特异地抑制瘤细胞的代谢与分裂；炎症因子使肿瘤局部血管通透性增加，有利于免疫活性细胞进入肿瘤组织；移动抑制因子使巨噬细胞停留于病灶局部发挥作用；巨噬细胞活化因子、特异性巨噬细胞武装因子使巨噬细胞特异性地发挥细胞毒活性等。

CD8$^+$T 细胞活化后，成为具有较强杀伤靶细胞活性的细胞毒 T 淋巴细胞（CTL），这种杀伤有 MHC 限制性和抗原特异性。CTL 可通过以下两种机制发挥细胞毒作用：一种是 CTL 细胞可直接与靶细胞通过抗原受体和抗原紧密结合在一起，在 Ca^{2+} 的参与下，CTL 细胞释放穿孔素介质进入细胞间隙并迅速嵌入靶细胞膜，在 Ca^{2+} 和 ATP 依赖下，多个穿孔素单体聚合成跨膜孔道，引起靶细胞膜的不可逆损伤，大量 Ca^{2+}、Na$^+$ 及水分进入靶细胞内，靶细胞内部的电解质及大分子代谢产物不断流失，导致细胞死亡，裂解成碎片，此过程一般需要 1 小时或稍长一点时间。CTL 细胞自身具有保护性蛋白，能防止穿孔素等物质对自身的裂解，与行将裂解的靶细胞分离后，又可攻击其他靶细胞。1 个 CTL 在数小时内可以杀伤数十个靶细胞。另一种途径是通过 CTL 的 Fas 配体激发 Fas$^+$ 肿瘤细胞死亡信号系统，引起细胞凋亡。

5. 肿瘤免疫逃逸

虽然有免疫系统的存在，但是事实上肿瘤患者仍然发生了细胞癌变、肿瘤生长甚至转移。肿瘤细胞能够成功逃避机体免疫监视系统抑制作用的现象称为免疫逃逸。免疫逃逸的发生与以下因素有关：①肿瘤抗原无法被免疫系统识别：肿瘤抗原性弱、MHC-Ⅰ类分子表达缺陷、缺乏第二信号等，使肿瘤细胞不被免疫系统认识；②肿瘤细胞干扰机体免疫反应：肿瘤细胞能够分泌抑制免疫反应的分子如前列腺素 E2、白细胞介素 -10、转化生长因子等抑制抗肿瘤免疫应答；③肿瘤细胞通过表达 Fas 配体与肿瘤浸润 CTL 细胞的 Fas 结合引起 CTL 细胞凋亡；④机体免疫功能低下。

（二）激素

一些肿瘤如乳腺癌、子宫内膜癌、卵巢癌、睾丸肿瘤、前列腺癌和甲状腺癌，肿瘤细胞的生长与激素水平关系密切，称为激素依赖性肿瘤。一般而言，激素可以通过以下机制促进肿瘤细胞增殖：①促进癌基因表达；②促进表皮生长因子（ECF）和胰岛素样生长因子（IGF-Ⅱ）的表达而促进细胞增殖。不同的激素作用的靶器官有所差异，雌激素分泌过多可促使子宫内膜癌和乳腺癌的发生和发展，雄激素分泌过多与前列腺癌有一定关系。临床上可根据肿瘤细胞激素受体表达情况选择激素受体拮抗剂进行抗肿瘤内分泌治疗。

第六节 肿瘤诊断的基本原则

肿瘤的诊断一般遵循以下基本原则：①重视肿瘤筛查：通过健康查体和对高危人群的筛查可以发现无症状的亚临床肿瘤病灶；②重视肿瘤的早期信号：对患者表现出来的症状要提高警惕，首先宜排除肿瘤再考虑良性疾病，减少对肿瘤的漏诊；③全面准确把握病情：对肿瘤的临床诊断要求定性、定位和定量。

一、肿瘤的筛查

无症状人群肿瘤的筛查包括健康查体和高危人群筛查 2 方面内容。随着我国经济的发展和人口老龄化，健康查体日益受到重视，在部分地区已经成为定期进行的常规工作。健康查体能对多器官、脏器进行检查，较为全面。由于肿瘤是威胁人类生命的主要疾病，肿瘤相关的检查已经成为健康体检的主要内容之一，对提高肿瘤检出率十分有益。

高危人群的筛查是针对特定的、肿瘤发生率较高人群进行的定期筛查，这种方式的筛查肿瘤检出率较高。首先需要根据流行病学资料确定肿瘤的高危人群。在美国和欧洲国家，乳腺癌、大肠癌、前列腺癌等肿瘤的高危因素及筛查流程已经写进肿瘤临床指南之中。我国医务人员针对我国常见肿瘤的高危因素也开展了长期保人的研究，确定了肝癌、胃癌、食管癌和肺癌等肿瘤发生的高危因素。

（一）乳腺癌高危因素

女性 35 岁以上，月经初潮 < 12 岁或绝经 > 55 岁，或月经不规则者；没有生育或 > 30 岁生育者；乳腺良性增生性病变者如乳腺导管内乳头状瘤；接受过放疗者；有乳腺癌家族史者；有 BRCAI、BRCA2、

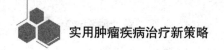

p53 或 PTEN 基因突变者；接受雌激素或孕激素替代治疗者。

（二）大肠癌高危因素

大肠腺瘤患者；家族性腺瘤样息肉病（FAP）家族成员；遗传性非腺瘤病性结直肠癌（HNPCC）家族成员；有慢性炎症性肠病史和相应肠道症状；有 APC、hMSH2 或 mLH1 基因变异者。

（三）肝癌高危因素

肝炎病毒携带者；有肝炎肿硬化病史；肝癌高发地区的人群；有长期酗酒史。

（四）肺癌高危因素

有长期吸烟史者；有长期吸入有害物质经历；肺部良性疾病反复发作。

（五）其他肿瘤高危因素

男性> 50 岁，血清 PSA 升高，宜警惕前列腺癌的发生；长期饮用污染的水、食用熏烤食物者警惕食管癌和胃癌发生；慢性溃疡者警惕皮肤恶性肿瘤的发生等。

二、肿瘤的早期发现

肿瘤生长到一定程度就会引起人体不适，出现相应的症状。虽然患者表现出来的症状常不具有肿瘤特异性，但应引起接诊医师的高度重视，以期尽早发现肿瘤。经过临床长期观察，以下表现可以被视为常见肿瘤的早期信号，需要引起高度警惕，做进一步检查，小心甄别。

贫血、发热、淋巴结肿大：警惕消化系统肿瘤、淋巴瘤、恶性血液病。

吞咽不畅、上腹饱胀：警惕食管癌、胃癌。

肝区疼痛、消化不良：警惕肝胆系统肿瘤。

咳嗽血痰、胸闷胸痛：警惕肺癌。

鼻涕带血、鼻塞耳鸣：警惕鼻咽癌。

乳房肿块、乳头溢液：警惕乳腺癌。

无病血尿、间歇出现：警惕泌尿系统肿瘤。

白带增多、阴道流血：警惕宫颈癌。

大便变形、尿液带血：警惕大肠癌。

慢性溃疡、久治不愈：警惕恶变。

三、肿瘤的临床诊断

肿瘤的诊断要以临床表现和体格检查为线索，结合实验室、影像学和病理学检查，做到定性诊断：明确肿瘤的良恶性、组织学分类、分化程度及肿瘤细胞其他生物学行为特点；定位诊断：明确肿瘤的原发部位；定量诊断：明确肿瘤的侵犯和转移程度。

（一）临床表现

肿瘤引起的症状可以分类为：①肿瘤引起的局部症状。根据肿瘤发生的部位不同，表现为消化道狭窄引起进食或排便不畅、呼吸道狭窄引起肺不张或继发感染症状、肿瘤压迫周围血管引起静脉怒张及局部肿胀、压迫神经引起疼痛、肿瘤局部糜烂引起溃疡及病理性分泌物、破坏靶器官引起器官功能障碍等。浅表肿瘤可以以肿块为主诉；②全身症状。贫血、乏力、消瘦、发热、多发性疼痛是恶性肿瘤常见的全身症状；③肿瘤伴随综合征。表现较为复杂，可以为皮肤色素沉着、红斑、关节疾病、肌炎、神经炎、静脉炎以及高血糖症、血清离子异常等内分泌与代谢紊乱。当患者出现上述症状时宜进行必要检查排除恶性肿瘤的可能，免致漏诊。

（二）体格检查

体格检查的重点在于发现浅表或深处肿块。如果发现肿块则需要描述：部位、大小、形状、质地、边界、活动度，以及是否伴随红、肿、热、痛等症状。

（三）实验室检查

实验室检查包括：①肿瘤相关血清标志物的检查，不仅有益于肿瘤的诊断，在肿瘤治疗效果评价、预测肿瘤复发等方面也有意义；②患者排泄物检查，如痰液和尿液查肿瘤细胞、类隐血检查对肿瘤的诊断有重要价值；③器官功能测定，对肿瘤治疗模式的选择有帮助。

（四）影像学检查

影像学检查是判断肿瘤原发部位和转移范围的主要手段。根据患者的临床表现和体格检查结果，可以选择适宜的影像学检查方法。包括：①内窥镜影像，如胃镜、肠镜、支气管镜、膀胱镜等。内镜检查不仅能够发现病灶，还可以钳取可疑组织送病理检查；②常规影像检查，如X摄片、计算机X线断层扫描（CT）影像、磁共振（MRI）影像、超声影像等；③功能影像检查，如核医学的ECT、PET-CT扫描等。

（五）病理学检查

病理学检查是肿瘤获得明确诊断的最终依据。主要检查方法有：①脱落细胞学检查对于肺癌、宫颈癌、膀胱癌、恶性浆膜腔积液的诊断有决定意义；②活检诊断：对于影像学发现的病灶，通过活检获得组织，明确肿瘤的性质。如果是恶性肿瘤，需进一步明确其组织来源、分化程度。现代医学追求在肿瘤治疗决策之前获得肿瘤的病理学诊断，以期尽可能减少因诊断的失误导致治疗上的错误，增加患者痛苦；③术中快速冷冻病理学检查：内脏肿瘤术前难于获得病理诊断者，在手术时需进行术中快速冷冻病理学检查，确定肿瘤性质，指导手术方式的选择。

四、肿瘤病情评估

恶性肿瘤诊断成立之后，必须经过全面地检查的评估，根据国际抗癌联盟（UICC）的标准进行临床分期，才能够科学地、个体化地指导治疗。国际统一的临床分期为TNM分期（表2-4）。

表2-4　TNM与分期的对应关系表

	T_0	T_1	T_2	T_3	T_4	M_1
N_0	0	I	ⅡA	ⅢA	ⅢB	Ⅳ
N_1	ⅡA	ⅡA	ⅡB	ⅢA	ⅢB	Ⅳ
N_2	ⅢA	ⅢA	ⅢA	ⅢA	ⅢB	Ⅳ
N_3	ⅢB	ⅢB	ⅢB	ⅢB	ⅢB	Ⅳ
M_1	Ⅳ	Ⅳ	Ⅳ	Ⅳ	Ⅳ	

T表示原发肿瘤的范围，用$T_1 \sim T_4$表示浸润范围的递增，T_0表示未发现原发灶，Tis表示原发癌，T_X为原发病灶无法评估。

N表示区域淋巴结情况，用$N_1 \sim N_3$表示转移程度的递增，N_0表示无区域淋巴结转移，N_X为区域淋巴结转移情况无法评估。

M表示远位转移情况，M_0表示无远位转移，M_1表示有远位转移，M_X为无法评估远处转移的情况。

如分期需要参考组织学分级时，用G表示。G_1为高分化，G_2为中分化，G_3为低分化，C_4为未分化。

临床TNM分期需要通过体格检查和影像学检查才能完成。随着影像学技术的进步，尤其是PET-CT的日益广泛应用，TNM分期的精确性明显提高，对肿瘤治疗决策的指导作用越来越大。需要指出的是，不同的肿瘤由于生物学行为有各自特点，检查方法也有所不同。

第三章　肿瘤病理学

第一节　口腔、口咽部常见肿瘤及相关病变

一、口腔瘤样病变

口腔黏膜白斑（leukoplakia）口腔黏膜白斑是指口腔黏膜表面的白色的斑块，不能被擦掉，也不能诊断为其他任何疾病者。白斑的病因与局部刺激有关，吸烟是白斑最常见的原因。

（一）临床特点

口腔黏膜白斑是黏膜过度角化所致，可发生在口腔的任何部位，以颊、舌黏膜最为常见。白斑属于癌前病变，癌变率为3%～5%，发生在口底的癌变率高。男性发病多于女性，约为13.5：1。

（二）病理变化

肉眼：白斑为乳白色或灰白色斑块，边界清楚，与黏膜平齐或略为高起，表面粗糙。临床上分为均质型和非均质型，均质型白色，平坦，起皱、细纹或浮石状。非均质型白色病损中夹杂疣状、结节、溃疡或红斑样成分，所以又分为疣状型、颗粒型（结节状）、溃疡型。非均质型癌变率高，尤其是发生在口底、舌腹及舌侧缘者。

镜下：有单纯性白斑、疣状白斑和白斑伴上皮异常增生三种。

1. 单纯性白斑

（1）上皮增生，表层呈过度正（不全）角化；

（2）上皮粒层明显和棘层增生，上皮钉突可伸长变粗。但上皮内无非典型性细胞；

（3）基膜清晰，固有层和黏膜下层有淋巴细胞和浆细胞浸润（图3-1）。

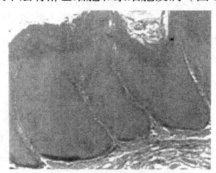

图3-1　单纯性白斑

上皮全层增厚，主要为棘细胞层增生，表层呈过度不全角化，钉突整齐增粗，基膜清晰，固有层少量炎症细胞

2. 疣状白斑

上皮表面高低不平，呈刺状或乳头状，表层过度角化，粒层明显，棘层增生，上皮下结缔组织可有慢性炎细胞浸润。

3. 白斑伴上皮异常增生

增生的细胞出现不典型性，但基膜完整，其恶变潜能随上皮异常增生程度的增加而增大。

（三）分子遗传学特点

目前为止，尚未能发现独立的预测恶性变的指标。基因组状态（DNA 倍体）研究显示伴异常增生的白斑中大多数呈多倍体（四倍体中的 60%，二倍体中的 3%）者恶变成了鳞状细胞癌。

二、口腔、口咽部常见肿瘤

（一）牙龈瘤（epulis）

牙龈瘤为牙龈局限性慢性炎性增生（新生儿龈瘤除外）。创伤和慢性刺激，特别是龈下菌斑和结石是其主要原因。

1. 临床特点

女性多见；80% 位于前牙牙间区，其中尖牙区占 50% 上、下颌无明显差异。

2. 组织学特征

（1）血管性龈瘤（vascular epulis）：包括肉芽肿性龈瘤和血管性龈瘤，临床也称化脓性肉芽肿（pyogenic granuloma）。大体上呈质软、紫红色包块，常伴溃疡和出血（自发或轻创后）。发生于妊娠妇女时（前3月多见）则称妊娠性龈瘤（pregnancy epulis），分娩后自行消退。镜下为炎性肉芽组织（图 3-2），血管内皮细胞增生成片或索，或大的薄壁血管（或小血管）增多；纤维间质常水肿、黏液样变化；伴不同程度的炎症细胞浸润，溃疡下区明显。表面覆盖上皮萎缩、增生，或伴溃疡形成。

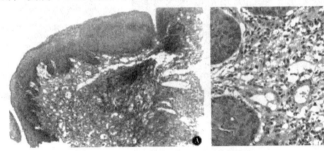

图 3-2 血管性龈瘤

牙龈黏膜下方见炎性肉芽组织，由大量的薄壁血管和纤维组织构成，伴不同程度的炎症细胞浸润

A. 低倍视野；B. 高倍视野

（2）纤维性龈瘤（fibrous epulis）：大体上有蒂或无蒂包块，淡红色与附近牙龈相同，质地坚实，不易出血。各年龄组中，10 ~ 40 岁多见。镜下瘤组织由富于细胞的肉芽组织和成熟的胶原纤维束组成（毛细血管、成纤维细胞减少）；含多少不等的炎症细胞（主要 PC）；约 1/3 病例可见钙化、化生性骨小梁。

（3）巨细胞性龈瘤（giant cell epulis）：也称外周性巨细胞肉芽肿。该型临床较少见，多见于 30 ~ 40 岁，女性多于男性，位于牙龈或牙槽黏膜；包块暗红色，有蒂或无蒂，可伴溃疡。若发生在牙间区者，颊和舌侧肿物与牙间狭窄带相连呈时漏状。牙龈瘤术后有复发倾向，复发倾向与组织学特点无明显相关性。镜下主要为富于血管和细胞的纤维结缔组织间质内含多核破骨细胞样细胞（多核巨细胞），灶性聚集。巨细胞灶间、病变区与鳞状上皮间有纤维间隔。多核巨细胞大小、形态不一，可与周围单核间质细胞混合不分，见出血灶、含铁血黄素沉着。因骨表面缺损，且可发生于无牙的颌骨区，故推测来自骨膜而不是牙龈组织发生。

（二）先天性颗粒细胞龈瘤（congenital granular cell epulis，CGCE）

又名新生儿先天性龈瘤（congenital epulis of the newborn），是见于新生儿牙龈的一种良性肿瘤。发生率极低，且切除后不复发。女性多见（女：男 =10：1），好发于上、下颌的牙龈部，但以上颌切牙区多见。大体上肿块大小不一，直径由数毫米至数厘米，表面被覆鳞状上皮，不出现假上皮瘤样增生。

镜下特征有：①瘤细胞大，胞质丰富，富有嗜酸性颗粒，核小而偏位，圆或卵圆形，大小一致，不见核分裂。②瘤细胞紧密排列成片，间质少，富含毛细血管。③有时可见牙板上皮剩余。免疫组织化学特征：该瘤波形蛋白、神经元特异性烯醇酶（+），CK、CEA、结蛋白、激素受体、S-100蛋白均（阴性）。鉴别诊断：其组织结构与舌肌母细胞瘤极相似，但没有菱形小体。

（三）颗粒细胞瘤（granular cell tumour，ICD-O编码：9580/0）

颗粒细胞瘤是软组织少见的良性肿瘤，常见于舌部。肿瘤由边界不清含颗粒的丰满细胞构成，通常与骨骼肌细胞密切相关，故又名颗粒细胞肌母细胞瘤（granular cell myoblastoma）。保守切除后都很少复发。当肿瘤表现为侵袭性时被描述为恶性颗粒细胞瘤。病因不清。有人认为肿瘤起源于Schwann细胞。肿瘤细胞中的颗粒可能与溶酶体聚集相关的衰老改变有关。

1. 临床特点

颗粒细胞瘤为无痛性肿块，可见于任何年龄，高峰年龄在40～60岁。大约有10%～20%的病例呈多发性。女性常见，男女比例为1：2。

2. 病理变化

肉眼：肿瘤直径1～2 cm，表面光滑、无蒂，无或有假包膜但界限清楚。切面呈灰黄或奶酪状，质硬。

镜下：瘤细胞较大，圆形或多边形，界限不清，合胞体样（图3-3A）；细胞质丰富，内含有大量均匀分布的嗜酸性颗粒，核小而圆，深染，均匀一致，多位于中央，无间变；间质稀少，血管少。肿瘤常延伸到邻近组织形成肿瘤小岛（图3-3B），PAS染色阳性（图3-3C）。

免疫组织化学：S-100蛋白强阳性（图3-3C），神经元特异性烯醇酶、calretinin，inhibin-alpha和PGP9.5阳性，溶酶体相关抗原CD68胞质内小颗粒阳性。

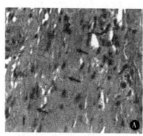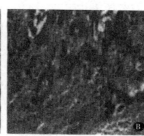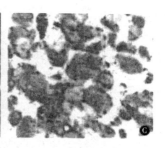

图3-3　颗粒细胞瘤

A. 瘤细胞较大，网形或多边形，界限不清，合胞体样，胞质内含有大量均匀分布的嗜酸性颗粒（↑）

B. 肿瘤细胞内颗粒呈PAS阳性　C. 颗粒细胞S-100蛋白弥漫性强阳性

（四）成釉细胞瘤（ameloblastoma，ICD-O编码：9310/0）

成釉细胞瘤是第二位常见的牙源性肿瘤，约占牙源性肿瘤的60%，组织发生可来自牙源性囊肿的内衬上皮、牙板、成釉器、Serres上皮剩余、缩余釉上皮、Malassez上皮剩余、口腔黏膜的基底细胞层。肿瘤主要含成釉器样结构，但无釉质和其他牙体硬组织。虽属良性肿瘤，但也可局部浸润性生长，或恶变成癌。

成釉细胞瘤包含多种组织学类型和变异型，这些类型的临床表现间并无明确的相关性。因此，WHO新分类包括四种临床病理行为不同的变异型，即实性或多囊型、骨外或外周型、促结缔组织增生型和单囊型。

1. 实性或多囊型成釉细胞瘤（solid/multicystic ameloblastoma，A-S/M）

是经典的骨内型成釉细胞瘤（classic intraosseous ameloblastoma），可能与牙发育过程中的基因异常有关。本病常见于30～60岁患者，平均年龄40岁，20岁以下很少发生，无性别差异。

（1）临床特点：约80%以上发生于下颌骨，其中70%发生于磨牙区及下颌骨升支，其次在上颌骨后部，极少数发生于鼻腔和上颌窦。肿瘤生长缓慢，颌骨膨大多向唇颊侧发展，面颌变形，骨质变薄，压之有破裂声（乒乓球样感）。肿瘤可向表面溃破形成瘘管，有时可发生病理性骨折。X线可呈单房或多房性透射影，边界清楚，可见硬化带。因其 X 线与角化囊性瘤和黏液瘤相似，因此建议进一步 CT 或 MRI 确诊。肿瘤虽属良性，但有局部侵袭性，可沿骨松质的骨小梁向周围浸润，并可侵犯骨皮质，甚至邻近软组织。发生于上颌骨者可能破坏上颌窦侵入颅内。肿瘤波及范围常超出 X 线显示，手术不彻底易复发，但无转移倾向。

（2）组织学特征：典型成釉细胞瘤的典型特点为由两种肿瘤上皮细胞构成成釉器样结构，分别为：①栅栏状排列的立方或柱状细胞（位于巢周，核染深远离基膜），类似于成釉细胞或前成釉细胞；②排列松散的多角形或星形细胞（位于巢中央），类似于星网状层细胞。根据其瘤细胞排列特点和细胞形态进一步又被分成 6 种亚型，即滤泡型、丛状型及其 4 种变异型，并常见多种结构混合存在（图 3-4）。

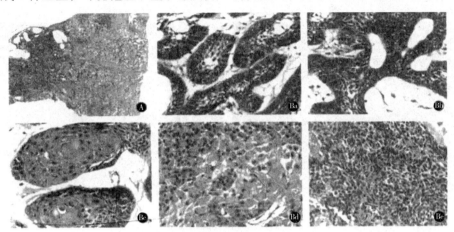

图 3-4　实性或多囊型成釉细胞瘤丛状为主型伴多种结构

A. 为低倍视野（×40），示肿瘤细胞巢的多种排列方式混合存在；Ba ~ Be. 为 A 图各局部的高倍视野，分别为滤泡状结构区、丛状区、棘皮瘤区、颗粒细胞样结构区及基底细胞样结构区

免疫组织化学：细胞角蛋白（keratin）与波形蛋白（vimentin）的联合表达，提示成釉细胞瘤起源于牙源性上皮，而不是直接起源于口腔黏膜上皮。

（3）分子遗传学特点：原癌基因 Fos、肿瘤坏死因子受体 TNFRSF-1A 呈现过表达，SHH、CDH12、CDH13、GF-β_1 等低表达。

2. 骨外或外周型成釉细胞瘤（extraosseous or peripheral ametoblastormt）

是发生于牙槽骨表面牙龈软组织、颊黏膜或口底部等处者未侵犯颌骨的成釉细胞瘤类型。临床患病年龄男女均显著高于骨内型。组织学结构与经典的骨内成釉细胞瘤一致。该型生长局限，易于发现和手术切除，因此，术后无复发。

3. 促结缔组织增生型成釉细胞瘤（desmoplastic ameloblastoma）

常见于颌骨前部，仅 6% 发生于下颌磨牙区。X 线常见肿瘤边界不清，约 50% 表现为投射阻射混合影，类似于骨纤维病损。肉眼：肿瘤实性质韧，有砂砾感。镜下：肿瘤以间质为主，结缔组织增生显著，胶原丰富，呈扭曲的束状，可见玻璃样变。

4. 单囊型成釉细胞瘤（unicystic ameloblastoma）

指临床和 X 线表现单囊性颌骨改变，类似于颌骨囊肿，但组织学见其囊腔的衬里上皮可表现成釉细胞瘤样改变，增生的肿瘤结节可突入囊腔内和（或）浸润纤维结缔组织囊壁。青年人多见（10 ~ 29 岁），平均 25 岁，下颌磨牙区多见，似含牙囊肿，摘除后复发率低（约 10%）。

（五）成釉细胞癌（*ameloblastic carcinomas*）

这是一组由成釉细胞起源的牙源性上皮性恶性肿瘤，属于牙源性癌（odontogenic carci-nomas），可见于颌骨和牙龈。

1. 转移性成釉细胞瘤（metastasizing ameloblastoma，ICD-O 编码：9310/3）

转移性成釉细胞瘤是具有良性的组织学表现，但发生了转移，故又称为恶性成釉细胞瘤（malignantam-eloblastoma），其临床表现与良性成釉细胞瘤相同。转移时瘤细胞具有非典型性。转移灶主要见于肺，其他部位也有报道。

2. 成釉细胞癌 – 原发型（ameloblastic carcinoma–primary type，ICD–O 编码：9270/3）

成釉细胞癌 – 原发型是一种少见的原发性牙源性恶性肿瘤，在具有成釉细胞瘤的组织学特点的同时，即使没有发生转移也表现出细胞的异型性。

（1）临床特点：临床上近 2/3 的成釉细胞癌发生于下颌骨，最常见于颌骨前部。X 线显示为界限不清或边缘不整齐的透射影，可侵犯骨皮质造成穿孔，并浸润至邻近组织。

（2）组织学特征：该肿瘤除了具有成釉细胞瘤的组织学特点外，恶性特征包括癌细胞多形性、核深染、核分裂象、局部小灶性坏死或中央粉刺样坏死、神经周浸润（图 3–5）。

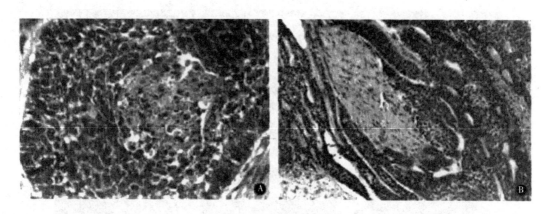

图 3–5 成釉细胞癌

A. 肿瘤实质排列似成釉细胞瘤结构，但见癌细胞多形、核深染及核分裂，癌巢中央见粉刺样坏死灶

B. 癌细胞包绕并浸润一中等大小的外周神经束

免疫组织化学显示：增殖细胞核抗原指数及染色体的非整倍性增加，表明其具有较高的增殖活性。出现透明细胞（或梭形细胞）时依据成釉细胞的特征可与牙源性透明细胞癌（或原发性骨内鳞状细胞癌）相鉴别，有时易与成釉细胞瘤（偶见核分裂象）相混淆。

体细胞遗传学显示：染色体的非整倍性的发生率较高。比较性基因组杂交（comparative genomic hybridization，CGH）显示有 5q13 的扩增。超过 1/3 病例发生与肿瘤相关的死亡或肺转移，且常在转移前出现局部复发。

3. 成釉细胞癌 – 继发型（去分化）［ameloblastic carcinoma–secondary type（dedifferenti–ated），ICD–O 编码：9270/3］由前期已存在的良性的成釉细胞瘤发展而来的成釉细胞癌。"去分化"易与转移性成釉细胞瘤相区分，因为后者不具有细胞的非典型性。该型肿瘤非常少见。通常伴有临床上已证实的长期存在的成釉细胞瘤。大多数病例发生于 60 ~ 69 岁老年人，未见明显性别差异。分骨内性（intraosseous）和外周性（peripheral）两类。骨内性通常是在多次的颌骨局部复发及放射治疗后发生。X 线显示原有肿瘤缓慢生长，现呈现快速的骨破坏，并穿透颊、舌侧骨皮质并侵犯邻近的软组织。外周性伴有不同的表面形态改变，如不规则、凹陷、无蒂或有蒂，以及牙槽骨的吸收。一般无触痛。肿瘤细胞不典型性（多形性、核分裂象多见、细胞膜明显），并见沿神经束浸润。外周性瘤细胞还可侵犯牙槽骨。预后取决于与肿瘤的邻近结构及是否彻底清除。外周性需局部大范围切除加受累颌骨区段截骨。

第二节　唾液腺常见肿瘤

一、多形性腺瘤（pleomorphic adenoma，ICD–O 编码：8940/0）

唾液腺多形性腺瘤又称唾液腺"混合瘤"（"mixed tumor" of salivary gland），是最常见的唾液腺肿瘤，占唾液腺全部肿瘤的 60%、大唾液腺肿瘤的 80% ~ 90%。可发生于任何年龄，以 31 ~ 60 岁多见，平均年龄是 33.6 岁，偶见于儿童和新生儿，女性略多于男性。

（一）临床特点

多见于大唾液腺，其中约80%位于腮腺（右侧多见），其次是颌下腺（10%），舌下腺较少；小唾液腺约为10%，其中以腭腺为主，其次为唇、颊、舌等部位。肿瘤多缓慢增长，或无痛长期静止。若肿瘤于数周、数月内迅速增大，预示恶变可能，而当肿瘤发生浸润破坏性生长或转移时应诊断为恶性。

（二）病理变化

1. 肉眼

肿瘤光滑、实性，圆或不规则形，可活动（小原发瘤）或固定（多次复发瘤）。囊性变时可呈波动感。腭部肿瘤可能压迫骨骼，但无骨侵蚀。包膜较完整，厚薄不一，可有不完整包膜或无包膜。切面结节或分叶状，彼此分隔不全。质软硬不等，多呈灰白色，黏液样区呈半透明胶冻状。软骨样区坚实，淡蓝色。角化区带黄色。可伴出血坏死和囊腔形成。

2. 镜下

（1）肿瘤来源于唾液腺闰管或闰管储备细胞。肿瘤成分复杂，组织结构多形，有腺上皮细胞和变异肌上皮细胞成分、黏液、黏液样组织、黏液软骨样组织等（图3-6）。①肿瘤上皮主要由小立方形、卵圆形或多角形细胞密集排列成实体团或索，常彼此镶嵌和散布于黏液样基质内。②有时瘤细胞排成腺管状，多由两层细胞构成，内为立方形或低柱状细胞，外为胞质清亮而核深染的肌上皮细胞。少数小管仅由单层细胞或复层、假复层细胞构成。而呈明显囊状扩张的腺管，只被覆单层扁平细胞。③有时上皮团周边细胞呈单层柱状排列，而中央区的星状细胞则排列疏松，甚或有囊腔形成，状似成釉细胞瘤。④鳞状细胞团见于腺样区或实体区，有时伴有角化和角化珠形成。⑤上皮团、索之间为纤维组织、黏液样组织、黏液向软骨样过渡组织或软骨样组织，其量多寡不一。黏液样组织，呈小或大片状分布，"黏液池"状，内有星形或梭形细胞，或其胞质突起连接成网状。在黏液浓缩情况下，某些区内的细胞从其网状结构上脱下、集成小团，隔以黏液软骨样基质而彼此分散，酷似透明软骨。黏液软骨样组织和上皮成分之间，显示明显的过渡关系，并常见包膜浸润。

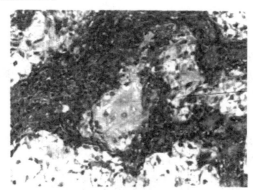

图 3-6　唾液腺多形性腺瘤

肿瘤结构多形，见腺上皮、变异肌上L皮构成的腺管样结构和实性上皮团，以及黏液软骨样基质

（2）间质内纤维组织较少，有时可见玻璃样变性、钙化和骨化。

免疫组织化学：管-腺样结构上皮细胞CK3、6、10、11、13和16（+）。肿瘤性肌上皮CK13、16和14不规则（+），同时肌上皮标记波形蛋白、全角蛋白（+），S-100、α-肌动蛋白、GFAP、凋宁蛋白、CD10、肌特异性肌动蛋白（HHF-35）不同程度（+）、p63部分（+）。软骨样基质中非陷窝细胞波形蛋白、全角蛋白（+）；陷窝细胞波形蛋白（+）。

（三）分子遗传学特点

1. 细胞遗传学

显示70%的肿瘤有核型异常，目前证明有四种遗传学亚型，即伴8q12重排型、伴12q13-15重排型、不累及8q12和12q13-15的散发克隆性变化型、核型正常型。

2. 分子遗传学

目前已鉴定出5个含PLCA1和HMGA2融合的基因，都是肿瘤特异性的，因此作为多形性腺瘤的诊断标志。

（四）预后

唾液腺"混合"瘤在手术切除后可局部复发或多次复发，复发率可达50%。此时复发瘤常为多灶性或多结节状，难于清除。鉴于其易复发倾向和恶变的危险，建议初次手术至少应将其所在的腺叶全部切除。

二、Warthin 瘤（Warthin tumour，ICD-O 编码：8561/0）

Warthin瘤是一种常呈囊性的腺样结构的良性肿瘤，有时呈乳头状腺样结构。其镜下由内层的柱状嗜酸粒细胞或大嗜酸粒细胞和外层的小基底细胞，排列成特征性双层上皮结构，间质含数量不等的含生发中心的淋巴样组织，又称为腺淋巴瘤（adenolymphoma）、淋巴囊腺瘤（cymadenolymphnma）、淋巴乳头状囊腺瘤（papillary cystadenoma lymphomatosum）。

Warthin瘤是唾液腺第二位的肿瘤（占4%～15%），几乎都发生于腮腺和腮腺淋巴结，占其良性肿瘤的10%和所有腮腺肿瘤的2%～6%，10%发生在深叶。单侧多见，5%～14%为双侧，也见于颈部锁骨上淋巴结、下咽、假声带、胸锁乳突肌前缘及颊部等处。本病可见于任何年龄，以中、老年人较多见，男性多见，男女比1.5∶1～8∶1。Warthin瘤的发生与吸烟关系密切，吸烟者是非吸烟者的8倍。此外，可能与辐射或自身免疫有关。创伤可引起化生亚型。

（一）临床特点

肿瘤生长缓慢，无痛，有消长史，多位于腮腺包膜下，质较软或有波动感，可活动。继发炎症时偶有疼痛，罕见因炎症纤维化出现面瘫。若位于腮腺下极，且位置表浅者，常误诊为鳃裂囊肿、慢性淋巴结炎、淋巴肉瘤和淋巴结核。在诊断中需与乳头状囊腺瘤（淋巴样组织少）、淋巴上皮性囊性病变、淋巴上皮性涎腺炎伴囊性导管扩张、囊性转移癌等鉴别。包膜完好的肿块，完整切除后预后好，而多灶性肿瘤切除后可复发，复发率可达2.2%。文献上尚有恶性型的病例报道，多为上皮性成分恶变为鳞状细胞癌或黏液表皮样癌。

（二）病理变化

1. 肉眼

肿瘤呈圆或卵圆形，直径多在1～6 cm，平均2～4 cm。包膜完整，质较软。切面外翻，常有溢液；可见多数不规则小囊腔，直径为0.1～1 cm，内含浆液或黏液样物质。尚见或多或少的细乳头。实体区灰红带黄或褐色，水洗后为灰白色。淋巴组织丰富的可呈白色小结。

2. 镜下

肿瘤来源于唾液腺导管上皮或腮腺周围淋巴结内的异位腺体。由上皮性成分和淋巴样间质组成，上皮性成分形成大致成两层的腺管或囊腔（图3-7）。

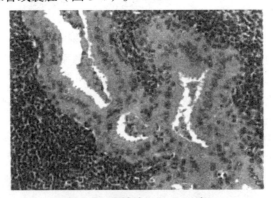

图 3-7　唾液腺 Warthin 瘤

肿瘤由上皮性成分和淋巴样间质组成，上皮性成分形成大致成两层的腺管或囊腔

（1）由大致呈两层的上皮性成分形成大小和形态不一的腺管或囊腔，囊内有乳头突入。近腔面侧为高柱状细胞，大，胞质嗜酸性细颗粒状（电镜证实为肿大的线粒体），核卵圆形、小、固缩深染，腔面常有不规则的凹陷（顶浆分泌）；近基底侧细胞，较小，呈扁平或立方状、多角或圆形细胞，浆少，核

呈空泡状、淡染，可见 1 ~ 2 个核仁，核膜清晰。

（2）有时层次多时中间多为柱状细胞，少见有散在的黏液细胞、杯状细胞和鳞状化生灶。管、囊内分泌物多为粉红色细颗粒状，或均匀胶质样，有时杂以组织碎屑和中性粒细胞等。

（3）肿瘤间质为不同程度的反应性淋巴样组织，可散有多数淋巴滤泡生发中心。

（4）在淋巴细胞中主要为 B 细胞，但也有 T 淋巴细胞，肥大细胞和 S-100 蛋白阳性的树突细胞。

免疫组织化学：腔面柱状细胞 CEA（强＋），乳铁蛋白 LF（＋或弱＋）。近基底立方细胞 CEA、LF（＋或弱＋），CK（中＋），S-100 蛋白、GFAP（－）。淋巴样标志显示含 B 细胞（CD20）、NK 细胞（CD56）、T 细胞（CD3）［包括 CD4+ 和 CD8+ 细胞］。

（三）分子遗传学特点

三种核型（正常型、仅染色体数量改变型、含 1 ~ 2 个易位结构变化型）。X 染色体连锁分析雄性激素受体基因显示：Warthin 瘤属非克隆性增生，因此可能是非肿瘤性的。

三、黏液表皮样癌（mucoepidermoicl carcinoma，MEC，ICD-O 编码：8430/3）

黏液表皮样癌是一类由黏液细胞（mucous cell）、表皮样细胞（epidermoid cell）、中间细胞（intermediatecell）按不同比例构成的程度不等的恶性肿瘤，又称为混合性表皮样和黏液分泌癌（mixed epidermoid and mucus secreting carcinoma）。占所有唾液腺肿瘤的 3.4% ~ 6% 和所有小唾液腺肿瘤的 9.5% ~ 23% 及唾液腺恶性肿瘤的 26% ~ 30%；可见于任何年龄（5 ~ 81 岁），以 30 ~ 50 岁多见，平均 45 岁，也是儿童中较常见的唾液腺的原发性恶性肿瘤。女性多见，约占病例的 2/3，其在舌和磨牙后区的发生比率更高；而发生于舌的肿瘤更常见于年长者。约一半（53%）发生在大涎腺，其中腮腺 45%（约为大唾液腺的 90%）；另近半数发生于小涎腺，以腭腺多见，其他小唾液腺有颊黏膜、唇、口底和磨牙后区，下唇比上唇好发。

（一）临床特点

多数显示为实性，固定，无痛的包块，常在牙科检查时发现。高分化者似多形性腺瘤，病史较长，无痛，可有波动感，若发生于小唾液腺，症状似黏液囊肿。低分化者，生长快，常伴疼痛、溃疡、感觉异常或麻木、吞咽困难、出血等。发生在舌下腺者即使体积很小也可以有明显的疼痛。

（二）病理变化

1. 肉眼

高分化肿瘤［低度恶性肿瘤 <（2 ~ 3 cm）］多有包膜，但不完整，切面白色或浅粉红色，有散在小囊，囊内有黏液；低分化肿瘤［（高度恶性肿瘤 >2 ~ 3 cm）］无包膜，浸润性生长，切面灰白、实性、质地均匀。

2. 镜下

黏液表皮样癌主要由黏液细胞、中间细胞和表皮样细胞组成大小不等的小管、腺样或囊腺样结构。

（1）黏液细胞较大，柱状或杯状，黏液少则呈立方、柱状，胞质内网状空泡，核圆中位，黏液多则细胞呈杯状，胞质透明，核小而深染位于基底部。

（2）表皮样细胞大小形状较一致，多边形，核居中，似鳞状上皮细胞，可见细胞间桥，罕见角化和小而不明显的角化珠。

（3）中间细胞比表皮样细胞和黏液细胞小，立方状，胞质少，核圆形深染，大小一致，似基底细胞。

3. 分级黏液表皮样癌有多种分级方法，常根据不同细胞所占比例和异型性进行分级，分成三个级别：

（1）低级别（low-grade）（图 3-8A）。高分化肿瘤，黏液细胞和表皮样细胞为主，占 50% 以上，中间细胞少。肿瘤细胞无明显异型性，巢或片状排列，常形成大小不等的囊腔和腺腔，囊内常有黏液细胞构成的乳头和粉染的黏液。若黏液外溢可在周围组织内形成黏液肉芽肿和程度不等的炎性细胞反应，包括淋巴细胞、中性白细胞和异物巨细胞等。黏液细胞 PAS、黏液卡红染色呈强阳性。

（2）高级别（high-grade）（图 3-8C）。低分化肿瘤，主要由中间型（基底细胞样）细胞，或较未成熟的表皮样细胞组成实体细胞索或团，黏液细胞不足 10%。肿瘤细胞明显异型，大小形状不一，排列紊乱，分裂象易见。有时可见团片状的透明细胞，核居中，黏液染色阴性，为寓含糖原的表皮样细胞。

（3）中级别（intermediate-grade）（图3-8B）。中分化肿瘤，特征介于上述之间，黏液细胞多于10%，中间细胞和表皮样细胞较多，轻度或中度异型，偶见核分裂象。

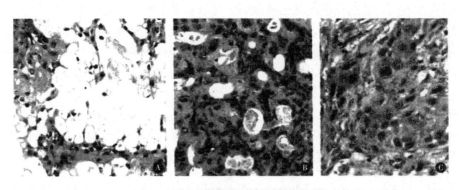

图3-8 唾液腺黏液表皮样癌

A. 低级别；B. 中级别；C. 高级别

免疫组织化学：表皮样细胞高分子量角蛋白（+）。

（三）分子遗传学特点

多数有 t（11；19）（q21；p13）易位，使位于19p13上的MECTI（mucoepi-dermoid carcinoma translocated I）的外显子1和位于11q21上的MA mL2（mastermind-like 2）的外显子2～5融合产生融合转录产物 MECT1-MA mL2。少数有9p21，8q，5p，16q和12p缺失。突变主要发生在高级别肿瘤中。

（四）肿瘤扩散与预后

腮腺肿瘤扩散至邻近的耳前淋巴结，然后颌下。颌下腺肿瘤扩散至颌下及颈上淋巴链。腭部可能扩散至上呼吸道和颅底。唇侵犯颌下淋巴结。口内肿瘤转移到颌下、耳后和颈Ⅱ区。远处转移可广泛扩散至肺、肝、骨和脑。

多数预后好，大约8%的患者死亡，死亡病例与高级别相关，见于小唾液腺和腮腺，未见于颌下腺。死因为切除不全、远处转移或辅助治疗并发症。

四、腺样囊性癌（adenoid cystic carcinoma，AdCC，ICD-O 编码：8200/3）

腺样囊性癌是由相对一致的基底样细胞构成的一种上皮性恶性肿瘤，由上皮细胞和变异的肌上皮细胞排列成小管型、筛状型和实体型。由于腺样囊性癌主要为筛状型，在其假囊腔内肌上皮细胞分泌的胶原纤维玻璃样变，可占据整个囊性腔隙，形成透明蛋白圆柱体，故又名圆柱瘤（cylindroma）、圆柱瘤型腺癌（cylindromatous adenocarinoma）。

腺样囊性癌约占唾液腺肿瘤总数的3.82%，所有上皮性唾液腺肿瘤的10%，唾液腺恶性肿瘤的28%，小唾液腺恶性肿瘤的30%。可见于任何年龄，以中老年（40～60岁）多见，没有显著的性别差异，但在颌下腺者以女性略多。最常见于腮腺和硬腭，颌下腺、舌、颊黏膜、唇和口底亦可发生。发生于舌下腺的肿瘤应首先考虑腺样囊性癌。

（一）临床特点

缓慢生长，症状似多形性腺瘤。肿块界限不清、固定，易早期侵犯神经引起感觉异常，麻木和疼痛，发生于腮腺者可引起面瘫。肿块无完整包膜，故切除后局部复发率高（13%～75%）。

（二）病理变化

1. 肉眼

肿瘤圆形或结节状，平均直径3 cm（2～4 cm），质稍硬。切面实性无包膜，均质状，灰白或浅褐色。可见出血区和小囊腔。常见程度不等的玻璃样变小梁。

2. 镜下

目前认为瘤细胞来源于闰管细胞，后者能向腺上皮或肌上皮分化。

（1）瘤细胞大小一致，圆形，核深染，似基底细胞，主要包含导管内衬上皮细胞和变异肌上皮细胞。①导管内衬上皮细胞呈立方或柱状，胞质少，嗜酸性，核大、淡染、圆形或卵圆形，核仁常较明显。②变异肌上皮细胞为扁梭形或不规则形，核深染有角。

（2）按瘤细胞排列不同分为腺样（筛状）型、小管型、实性型。常见两种以上排列，但以一种为主。

（3）间质多少不一，常有丰富的透明样物质，或为黏液样物质，也可为含量不等的疏松或致密的结缔组织。

（4）具有显著的浸润性，表现为：①神经周和较少的神经内浸润。肿瘤早期易浸润神经是其重要的浸润方式，可见于各种类型。②倾向于沿血管、胶原生长。特别是晚期，多沿血液转移到骨、肺和肝等处，甚至术后 15 ~ 22 年发生骨、肺等转移。③淋巴结内转移较少见（20% ~ 30%）。

免疫组织化学：有报道 DNA 含量、C-Kit、E-钙黏蛋白与该肿瘤生物学行为有关，但尚未得到确定。另一方面，Ki67、TP53 与预后的研究未见相关性。

（三）鉴别诊断

主要包括多形性腺瘤、多形性低度恶性腺癌、基底细胞腺瘤或基底细胞腺癌、基底样鳞状细胞癌（表3-1）。

表 3-1　腺样囊性癌的鉴别诊断

肿瘤类型	结构	细胞特点	周围神经浸润
基底细胞腺瘤	合胞体样 / 非浸润	一致，基底样	无
上皮肌上皮癌	管状，双向分化	一致，外层细胞透明	罕见
基底样鳞癌	合胞体样	明显的多形性，局部角化	罕见
基底细胞腺癌	合胞体 / 侵袭性	轻度多形性，浸润性	有
腺样囊性癌实性型	合胞体样	轻度多形性	有
腺样囊性癌管状 / 筛状	管状 / 圆柱瘤样	一致双向	有
多形性低度恶性腺癌	管状乳头样不一	轻度多形性	有
富于细胞的多形性腺瘤	合胞体样	一致	无

（四）分子遗传学特点

1. 细胞遗传学

最常报道的改变在染色体 6q、9p 和 17p12-13 区。T（6；9）（q21-24；p13-23）也有报道，被认为至少在部分肿瘤中是主要的变化。

2. 分子遗传学

常见有 12q（33%），6q23-qler，13q21-22 和 19q 区（40%）缺失。也见有高频 6q23-25 区 LOH、p16 甲基化、TP53 和 Rb 的改变。

（五）预后

预后影响因素包括组织学类型、肿瘤部位、临床分期、骨侵犯和切缘情况。此瘤的放疗和化疗效果均不佳。

五、基底细胞腺瘤和基底细胞腺癌

（一）基底细胞腺瘤（basal cell adenoma，BCA，ICD-O 编码：8147/0）

是一种罕见的由单一的圆形基底样细胞构成的良性肿瘤，缺乏多形性腺瘤中的黏液软骨样成分。

1. 临床特点

基底细胞腺瘤好发于 60 岁以上老年人，女性稍多，占唾液腺肿瘤的 1% ~ 3%。70% ~ 75% 发生于腮腺，其次为颌下腺，小唾液腺罕见；其中上唇最常见，其次为颊黏膜。肿瘤生长缓慢，无痛，实性，界清，活动，较硬。小唾液腺肿瘤多表现为坚实的黏膜下结节。肿瘤局部完整切除疗效好。膜性型复发率 25%。有恶变报道。

2. 病理变化

肉眼：肿瘤表面光滑，直径 2 ~ 3 cm。发生于大唾液腺者多有完整胞膜，小唾液腺，特别是腭腺者常无包膜。可囊性变。

镜下：肿瘤由形态一致的立方或柱状基底样细胞构成，胞质少，核圆形或卵圆形深染，可见核仁（图3-9）。

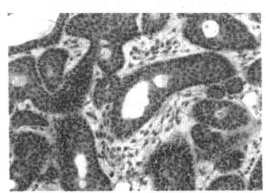

图 3-9 基底细胞腺瘤

基底样瘤细胞形态较一致，浆少，核圆形或卵圆形深染

根据瘤细胞的排列不同，基底细胞腺瘤可分为下列四种类型。

（1）实性型：瘤细胞排列成大小和形状不一的片状或岛状结构，由致密的收原纤维分隔。外围细胞立方或柱状，栅栏状排列；中间细胞较大，多边形，排列疏松；可见不规则的囊腔样腔隙。

（2）小梁型：肿瘤成实性的小梁或条索状结构，粗细不等，可连接成网状或假性腺腔。可含小管状结构，腔内含嗜酸性均质物，PAS（+）。

（3）管状型：由 2 ~ 3 层柱状或立方细胞排成管状结构，腔内含嗜酸性物质，PAS（+）、Alcian blue（+）。

（4）膜性型：少见型，遗传相关（常染色体显性遗传性疾病）。特征为细胞团周围、细胞间或间质中毛细血管周围有 PAS 阳性的基膜样物质包绕，呈玻璃样均质带。

免疫组织化学染色：导管内衬上皮 EMA 和 CK 阳性，部分细胞淀粉酶和乳铁蛋白阳性。

（二）基底细胞腺癌（basal cell adenocarclnoma，ICD-O 编码：8147/3）

由基底样细胞构成的恶性肿瘤，在细胞学和组织形态学上与基底细胞腺瘤相似，但具有转移潜能和浸润性生长。可原发或由基底细胞腺瘤恶变而来，又可称为恶性基底细胞腺瘤（malignant basal cell adenoma）、恶性基底细胞瘤（malignant basal cell tumour）、基底细胞癌（basal cell carcinoma）。婴儿基底细胞腺瘤 / 癌或杂交瘤的病例最好归类于成唾液细胞瘤中。

1. 临床特点

肿瘤 90% 以上发生在腮腺，口腔内小唾液腺罕见。平均年龄 60 岁，无性别差别，未见于儿童。多数无症状，仅肿胀，偶有疼痛。部分伴多发性皮肤附属器肿瘤。基底细胞腺癌虽然有局部破坏性并且常复发，但很少转移，致死少见。

2. 组织学特征

在细胞学和组织形态学上与基底细胞腺瘤相似，同样可分成实性型、膜性型、梁状型和管状型。肿瘤细胞可浸润腮腺实质、表皮、骨骼肌或腺周脂肪。约 1/4 的病例可见血管和周围神经的侵犯。免疫组织化学：CK（+），S-100 蛋白、上皮膜抗原、癌胚抗原灶性（+），伴肌上皮分化时肌动蛋白、波形蛋白（+）。Ki-67 和 PCNA 指数低。

3. 分子遗传学特点

（1）细胞遗传学：已发现有染色体 9p21.1-pter、18q21.1-q22.3、22q11.23-q13.31 扩增和 2q24.2、4q25-q27 缺失。

（2）分子遗传学：发现有 16q12-13 高频 LOH（80%）。小缺失区含 CYLD 基因。

六、上皮肌上皮癌（epithelial-myoepithelial carcinoma，EMC，ICD-O 编码：8562/3）

上皮-肌上皮癌是由两种细胞按不同比例构成的一种低度恶性肿瘤，典型时形成双层导管样结构，其内层为导管上皮细胞，外层为透明的肌上皮细胞。

同义词有腺肌上皮瘤（adenomyoepithelioma）、透明细胞腺瘤（clear cell adenoma）、透明细胞癌（clear cell carcinomzi）、富于糖原的腺瘤（glycogen-rich adenoma）、富于糖原的腺癌（glycogen-rich adenocarcinoma）等。

（一）临床特点

约占唾液腺肿瘤的 1%，发病年龄 13～89 岁，多为 50～70 岁。老年女性多见，男：女 =1：2。最多见于大唾液腺，60% 发生在腮腺。颌下腺、小唾液腺、上下呼吸道也可发生。肿瘤缓慢生长，无痛，质中等。有时生长较快，伴疼痛、轻度面瘫等症状。

（二）病理变化

肉眼：肿块圆形，多结节性或分叶状，被膜不完整或无包膜，与周围组织粘连，切面质实，灰白色，可见坏死与囊性变。

镜下：肿瘤可能起源于闰管或闰管储备细胞。特征是两种细胞常围成管样结构，内层为单层立方或矮柱状，胞质微嗜酸性或呈双相性，含致密的细颗粒（PAS 阳性），胞核位于中心或近基底部，圆或卵圆形，单个核仁；外层为单层或多层多角形细胞，细胞大，胞质透明状，可含微嗜酸性细颗粒（PAS 和胭脂红染色证实为糖原颗粒，甲基绿派若宁染色证实含 RNA 性蛋白体，后者使胞质透明）。多角形细胞胞核偏位、深染、圆形、卵圆形或梭形（图 3-10）。典型时形成双层套管，采用双标双染法用抗角蛋白抗体标记导管上皮、抗 S-100 蛋白抗体标记肌上皮细胞，则此双层结构更趋明显。瘤周围以较厚的纤维结缔组织。常见神经周和血管侵犯，可能有骨侵犯。

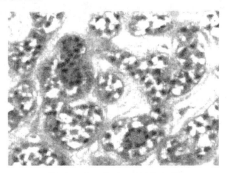

图 3-10 上皮－肌上皮癌

肿瘤细胞排成管样结构,内层细胞立方或矮柱状;外层细胞一层或多层,呈多角形,体积大,胞质透明,核偏位

免疫组织化学：透明细胞呈肌上皮细胞标记阳性（平滑肌肌动蛋白、HHF35、P63 和（或）调宁蛋白），腔面细胞呈细胞角蛋白阳性。

（三）肿瘤扩散与预后

该肿瘤浸润生长，复发转移率分别为 40% 和 14%，最常见的转移部位是颈淋巴结、肺、肝和肾。年和 10 年总生存率分别为 80% 和 72%。

七、腺泡细胞癌（acinic cellcarcinoma or acinic celladenocarcinoma，ICD-O 编码：8550/3）

腺泡细胞癌是一种较少见的唾液腺上皮性恶性肿瘤，至少有一些细胞呈浆液性腺泡细胞分化，特征是胞质内含酶原分泌颗粒。

（一）临床特点

腺泡细胞癌生长慢，可复发和转移，是一种少见的低度恶性肿瘤，可见于任何年龄，中年以上女性多见，女：男 =（2～3）：1。肿瘤约占唾液腺上皮性肿瘤的 2%、唾液腺恶性上皮性肿瘤的 5%。肿瘤中超过 80% 发生在腮腺，占其恶性肿瘤总数的 16.8% ~ 23%，偶为两侧性；其次为颌下腺，占其所有恶性肿瘤的 11%；小唾液腺多见于唇、颊部。肿块缓慢增大，质突较软，活动，病程长；少数生长出来者可与皮肤、肌肉粘连，可有疼痛和面瘫。因是低度恶性肿瘤，发生于腮腺者可保留面神经。

（二）病理变化

1. 肉眼

肿瘤圆或卵圆形，直径为 1 ~ 3 cm。可见薄层包膜，但多不完整。切面多为实性、分叶状、质较软、黄白或棕色。可有出血、坏死和囊性变，囊内含浆液，有时为棕色液体。

2. 镜下 肿瘤细胞起源于闰管或闰管储备细胞。

（1）肿瘤细胞中至少部分为腺泡样细胞，该细胞圆形或多角形，胞体较大，与正常浆液性腺泡细胞相似，以富有嗜碱性细颗粒状胞质（酶原颗粒）为其特征，PAS 呈强阳性。瘤细胞边界清楚。核小，固缩状，深染，圆形，居中或偏位，核仁不突出，核分裂象罕见（图 3-11）。

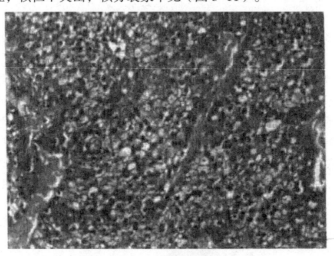

图 3-11 腺泡细胞癌

肿瘤实质中部分为腺泡样细胞，胞质中富有嗜碱性细颗粒状物（酶原颗粒），与浆液腺泡细胞相似。瘤细胞核小，固缩状，深染，圆形，居中或偏位，核仁不突出，核分裂象罕见

（2）肿瘤中还可能含有闰管样细胞、空泡样细胞、透明细胞和非特异性腺样细胞。①闰管样细胞立方或矮柱状，微嗜酸或双嗜性，均质，胞核居中。②空泡，胞或卵圆形，大小不一，内含数量不等的空泡，胞核固缩挤向一边，PAS 染色阴性。③透明细胞圆形，界清，核居中，小而深染，胞质透明。④非成特异性腺样细胞圆或多边形，核圆，胞质界限不清，合体样。

根据肿瘤细胞类型和排列方式不同，组织学上被分为实体型、微囊型、滤泡型、乳头囊状型。①实体型最多见，以腺泡样细胞为主；②微囊型其次，由腺泡样细胞和较多的闰管样细胞、空泡样细胞构成、微囊是由细胞破裂、液体潴留形成；③含甲状腺滤泡样结构的为滤泡型，滤泡间见腺泡样细胞、空泡样细胞和非特异性腺样细胞；④乳头囊状型最少见，以闰管样细胞为主，增生的上皮形成乳头突入囊腔。

免疫组织化学：细胞角蛋白（ytokeratin，CK）、转铁蛋白（transferrin）、乳铁蛋白、α_1- 抗胰蛋白酶（alpha 1-antitrypsin），α_1- 抗胰靡蛋白酶（alpha 1-antichymotrypsin）、IgA、癌胚抗原（carcinoembryonic antigen，CEA）、Leu M1 抗原（Leu M1 antigen）、环氧合酶 2（cyclooxy-genase-2，Cox-L）、血管活性肠肽（vasoactive intestinal polypeptide）、淀粉酶（amylase）均（+）。需要注意的是淀粉酶免疫染色中瘤细胞酶原颗粒（-），正常细胞酶原颗粒（+）。一些肿瘤表达雌孕激素受体（PR）和前列腺特异抗原（PSA）。10% 的病例 S-100（+）。Ki-67 阳性细胞低于 5% 时，未见复发。

（三）分子遗传学特点

报道有染色体 6q 缺失、Y 染色体缺失和 21 三体等。发生 LOH 最常见的区域为染色体 4p，5p，6p 和 7p。染色体 4p15-16，6p25-qter 和 17p11 改变的概率最高。该肿瘤为多克隆起源。

（四）预后与预测因素

5 年治愈率超过 80%，20 年生存率达 56%。平均复发率约为 35%，甚至在术后 9 ~ 27 年仍可复发。肿瘤多转移至颈淋巴结，远处转移少见。转移和疾病相关的死亡率为 16%；多次复发和颈淋巴结转移提示预后差，远处转移者生存率极差。瘤体大小、累及腮腺深叶和切除不彻底者预后较差。此癌对放疗不敏感，因而初次手术拟以局部广泛切除为宜。

第三节　支气管和肺常见肿瘤及相关病变

一、支气管、肺常见良性肿瘤

（一）支气管乳头状瘤（*papilloma*）

1. 鳞状细胞乳头状瘤（squamous cell papilloma，ICD-O 编码：8052/0）

是一种由纤细的结缔组织轴心和表面被覆的鳞状上皮组成的乳头状肿瘤，可为单发或多发，多为外生性，较少为内翻性。孤立性鳞状细胞乳头状瘤主要见于男性，中位年龄 54 岁。人类乳头状瘤病毒（HPV）亚型 6 型或 11 型可能与其发病和演进有关，外生性肿瘤不常发生鳞状细胞癌。内翻性肿瘤虽为良性，但有复发和癌变报道，被认为是一种低度恶性潜能的肿瘤。

病理变化

（1）肉眼：表现为突入支气管内的菜花样、白褐色、软到中等硬度的赘生物，可引起远端气道的支气管扩张伴继发性肺不张和实变。

（2）镜下：外生性病变的特点是鳞状细胞的有序成熟，从基底层到表面扁平且经常有角化。20% 病例见于与 HPV 感染有关的挖空细胞（图 3-12）。内翻性病变的特点是鳞状上皮的外生性和不规则内陷。包绕内生性巢的基膜与表面上皮下的基膜相连续，中心细胞呈平行和漩涡状。

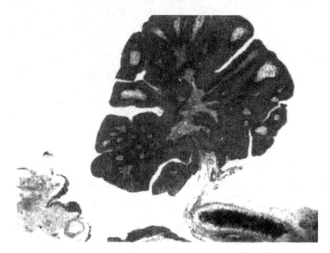

图 3-12　支气管乳头状瘤（外生性）

乳头状结构被覆鳞状上皮

2. 腺样乳头状瘤（glandular papilloma，ICD-O 编码：8260/0）

是一种被覆纤毛或无纤毛柱状细胞的乳头状瘤，伴有数量不等的立方状细胞和杯状细胞。该瘤极少见，男女发病率均等，中位年龄 68 岁。临床主要有阻塞性症状，包括喘鸣和咯血，少数无症状。

病理变化

（1）肉眼：为白色至棕色的支气管内息肉，0.7 ~ 1.5 cm 大小，乳头状可不明显。

（2）镜下：中央型病变被覆假复层或柱状上皮，缺乏微乳头状簇和细胞脱屑间质，其中有相对无炎症的、分支粗大，伴有明显的薄壁血管或透明变性，缺乏坏死。周围型病变附着于细支气管黏膜，并含有散在的纤毛细胞。病变为良性，切除不完全可复发，未见癌变。

3. 混合性鳞状细胞与腺性乳头状瘤（mixed squiamous cell and glandular papilloma, ICD-O 编码：8560/0）

是一种混合性鳞状细胞和腺上皮的支气管内乳头状瘤。腺上皮成分至少占 1/3。临床极少见，男女发病率均等，中位年龄 64 岁。吸烟是可能的发病因素。主要特点是被覆鳞状上皮和腺上皮，伴有散在的淋巴浆细胞浸润的纤维血管轴心。其中可见鳞状上皮从轻度到重度不典型增生。但未见病毒性细胞病理改变的报道和腺性异型性及坏死。

（二）错构瘤（harmatoma）

是由不同比例的间叶组织构成的良性肿瘤。较为常见，男性多见。临床常为无症状的、孤立的、界限清楚的结节，伴"爆米花样"钙化。多位于肺周边部，易被完整摘除。

病理变化

1. 肉眼

多呈球形，表面分叶状，质地坚硬。切面包膜完整，灰白透明状。

2. 镜下

瘤组织主要为软骨，伴有纤维和脂肪组织，因此又称为纤维软骨脂肪瘤（图 3-13）。具有高频率遗传学突变，以高移动组（high-mobility group, HMG）蛋白（一种非组蛋白家族的染色体相关蛋白）最明显，最常见 6p21、12q14-15 基因突变。

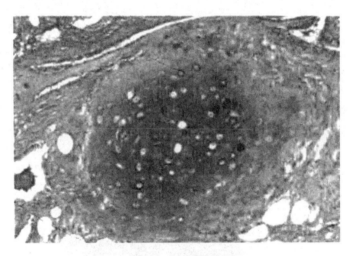

图 3-13　错构瘤

肿瘤被纤维组织分隔形成境界清楚的结节，其中有成熟的软骨岛和支气管上皮被覆的裂隙样结构

（三）硬化性血管瘤（Sclerosing haemangioma, ICD-O 编码：8832/0）

是一种具有一系列特征性组织学所见的肺肿瘤，多见于中年女性。临床多无症状，也可有咯血、咳嗽和胸痛，可播散至局部淋巴结。临床呈良性表现，即使有肺门淋巴结和纵隔淋巴结累及，预后仍较好。

病理变化

1. 肉眼

肿瘤多呈孤立、外周性。

2. 镜下

组织病理学含以下 3 种基本结构：

（1）海绵状血管瘤区，该区血管丰富似海绵状血管瘤样增生，腔内充满红细胞，血管间可见束状及弥漫成片分布的单核瘤细胞、出血灶、含铁血黄素、胆固醇结晶，其间可见多少不等的肥大细胞。

（2）立方状的肺泡，Ⅱ型细胞增生形成肺泡腔内实性细胞区或形成乳头状结构，有时似子宫内膜样。

（3）硬化区在出血区周边、乳头状蒂内或成片实性区，可见致密透明变性的胶原。此外，伴钙化时见砂砾体，还可见层状结构、坏死，罕见成熟的脂肪组织（图 3-14）。

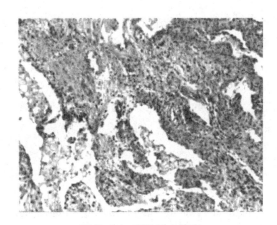

图 3-14　硬化性血管瘤

肿瘤呈乳头状，较粗的纤维核心，被覆单层立方上皮

免疫组化显示肿瘤细胞波形蛋白（vimentin，VIM）（+）、神经烯醇化酶（NSE）（++）、第八因子（F8）（-）、突触素（Syn）（+）、细胞角蛋白（CK）（-）。

（四）软骨瘤（chondroma，ICD-O 编码：9220/0）

是一种由透明软骨或黏液样透明软骨构成的良性肿瘤，又名骨软骨瘤。肿瘤通常见于 Carney 三联症（胃间质肉瘤、肺软骨瘤和副节瘤）的患者。常多发，女性多见。肿瘤有包膜，界限清楚，切面见白色有光泽的、不规则的小叶。需与肺错构瘤、转移性软骨肉瘤相鉴别。切除肿瘤可治愈。

（五）透明细胞肿瘤（clear cell tumour，ICD-O 编码：8005/0）

是一种可能起源于血管周上皮样细胞的良性肿瘤，由含有大量糖原和富含透明或嗜酸性胞质的肿瘤细胞构成。临床一般无症状。肿瘤约 2 cm 大小、孤立的、界限清楚的包块，切面呈红褐色。镜下瘤细胞圆形或卵圆形，胞质丰富、透明或嗜酸性，PAS 阳性；核大小轻度不等，核仁可能明显，但常无核分裂象。坏死极少见。血管呈薄壁窦样（图 3-15）。HMB45 染色（+）。依据肿瘤细胞无不典型性、薄壁血窦样血管，S-100 和 HMB4-5 染色阳性，CK 阴性，可与转移性肾细胞癌、颗粒细胞瘤、转移性黑色素瘤、透明细胞肉瘤相鉴别。肿瘤切除 100% 治愈。

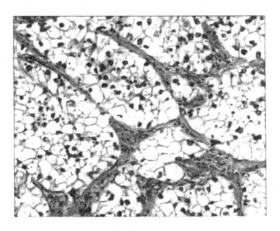

图 3-15　透明细胞肿瘤

瘤细胞胞质丰富透明或嗜酸性

（六）平滑肌瘤（leiomyoma）

1. 平滑肌瘤是一种由成熟平滑肌分化的良性间叶源性肿瘤肺平滑肌瘤是起源于肺支气管、血管、淋巴管或肺周围实质平滑肌的良性肿瘤，占肺良性肿瘤的 2%。多见于中年女性。根据其组织来源，分为支气管内型和肺内型，多为单发。

（1）临床特点：肺平滑肌瘤早期可无症状，后期瘤体可压迫阻塞支气管引起肺不张，肿瘤也可压迫周围小血管，导致肺微小血管阻塞后发生出血和含铁血黄素沉积，临床可有咯血。支气管平滑肌瘤源于支气管平滑肌，肿瘤主要向支气管内生长，引起管腔狭窄或阻塞。发生于肺实质的平滑肌瘤，肿块多呈圆形或类圆形，大多边缘较清晰光滑，若有继发感染或阻塞性肺炎时，影像学显示边缘不光滑、模糊或出现细长毛刺表现，肿块密度大多均匀一致。确定细胞类型时，支气管镜或穿刺活检具有重要价值。

（2）病理变化

肉眼：肺内可见孤立性结节，直径大约 1.5 cm，切面灰白色、无出血坏死，与周围组织界限清楚。

镜下：肿瘤组织由分化好的平滑肌细胞组成。细胞比正常者略大，位于主支气管者，多呈束状平行或编织状排列，表面被覆假复层纤毛柱状上皮。位于肺实质，瘤组织富含薄壁血管。

免疫组化染色显本肿瘤细胞 vim（+）、肌动蛋白（actin）（+）、结蛋白（desmin）（+）、平滑肌肌球蛋白（+）。

2. 肺良性转移性平滑肌瘤（pulmonary benign metastasizing leiomyomatosis）

肺良性转移性平滑肌瘤又称为平滑肌瘤病。多发生于育龄妇女，大部分患者有子宫平滑肌瘤病史。最常见的影像学表现是双肺内的多发性结节影，边缘光滑，可有分叶，也可出现空洞，无法与转移瘤鉴别。病变一般呈慢性方式生长，大部分患者无症状。目前认为，平滑肌瘤病患者平滑肌组织中的雌激素受体表达异常增高，用免疫组织化学法观察到患者雌激素受体染色阳性，且妊娠或口服避孕药均可使本病恶化，闭经期妇女发病与口服雌激素有关，因此推测发病可能与雌激素异常有关。

（1）病理变化

肉眼：大多数病例为双侧、多发、圆形、边界清楚。切面灰白色、质实、无出血、坏死。

镜下：瘤细胞呈梭形、束状、交织状或漩涡状排列，虽然无包膜，但与周围组织分界清楚，瘤细胞无周围浸润性生长倾向。瘤组织内可见上皮细胞衬里的裂隙和腺样结构，可见周围增生的肺泡上皮向瘤内延伸的现象及周围受挤压的肺泡结构；瘤细胞分化成熟，无明显异型性，未见核分裂象，与良性平滑肌瘤形态相似。电镜显示梭形瘤细胞的胞质内有肌丝和粗面内质网，肌丝间有密体，细胞膜下有密斑，有细胞连接，显示分化良好；细胞外有大量的胶原纤维；腺样结构内衬细胞器发达的腺上皮。

（2）鉴别诊断：本病需与平滑肌肉瘤、淋巴管肌瘤病、炎性假瘤和纤维平滑肌瘤性错构瘤鉴别。

①平滑肌肉瘤：有核分裂象、细胞不典型和恶性肿瘤的特征。

②淋巴管肌瘤病：肉眼观为严重的蜂窝状变化，切面显示纤维化与囊腔相间并存。镜下肺组织遍布增生的原始平滑肌细胞，形成小结节（图 3-16A）。其增生的平滑肌细胞孕激素受体呈强阳性表达，雌激素受体呈弱阳性表达，HMB45 阳性（图 3-16B）。

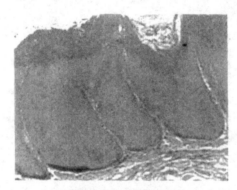

图 3-16 淋巴管肌瘤，免疫组织化学 HMB45 阳性

A. 肺组织中原始平滑肌细胞增生呈小结节；B. 免疫组织化学 HMPA5 阳性

③炎性假瘤：是由肺内多种细胞成分形成的炎性增生性肿块。镜下显示有大量的纤维细胞增生和炎细胞浸润，尤以淋巴细胞、浆细胞为显著，并可见浆细胞内 Russell 小体。

④纤维平滑肌瘤性错构瘤：在临床表现、胸片和病理表现上难以区分。

（七）畸胎瘤（teratoma）

肺畸胎瘤是指纵隔无畸胎瘤而原发于肺内者，是罕见的肺肿瘤。分为成熟型畸胎瘤（即良性畸胎瘤）和未成熟型畸胎瘤（即恶性畸胎瘤）。

1. 临床特点

患者年龄多在 30 岁以上，男、女例数相近。瘤体较大或合并感染后，可有咳嗽、咳痰、呼吸困难甚至咯血等症状，可反复发作，少数患者可以咳出特征性的豆腐渣样物和毛发。胸部 X 线可见圆形、椭圆形、大小不等实性或囊性阴影，囊内密度不均，常可发现牙齿或钙化影，胸部 CT 扫描可更清楚显示囊内结构有助确诊。必要时可行经胸壁肺活检或开胸探查确诊。

2. 病理变化

（1）肉眼：肿瘤大多位于肺上叶，左上叶多见，直径平均 6 cm，可以延伸至支气管，部分突入支气管腔。成熟型切面呈囊实性，囊内含有毛发、角质、脂肪及骨组织等。而未成熟型为实性。

（2）镜下：良性畸胎瘤由已分化成熟的组织构成，内含有来自三种胚层的组织，为成熟或未成熟的皮肤、牙齿、骨、软骨、神经、肌肉、脂肪、上皮等组织，少数亦可含有胃黏膜、胰、肝、肾、肺、甲状腺及胸腺等组织成分。恶性畸胎瘤常表现为未成熟的不易定型和分辨的组织，畸胎瘤的恶变多表现为神经组织或上皮组织的异常增殖。多为神经胶质或神经管样结构，常有未分化、有丝分裂增多的恶性病理表现。

（八）黏液瘤（*myxoma*）

黏液瘤起源于原始间充质细胞或成纤维细胞，发生于肺部少见。多见于皮下组织、腱膜组织、骨和肌肉等。肺黏液瘤一般位于肺实质内，有包膜，黏液感，好发于成年女性。

1. 临床特点

常无临床症状。偶在 X 线检查时表现为圆形、边缘整齐的分叶状阴影。

2. 病理变化

（1）肉眼：肿瘤光滑，呈轻度分叶状，表面有极薄的包膜。切面见棕黄色胶冻样物质。

（2）镜下：肿瘤由具有致密的胞质及有突起的星状细胞所构成。核呈卵圆形，有细小规则的染色质及核仁。在星状细胞间含多量黏性、细颗粒状的嗜碱性物质，极似黏蛋白，未见核分裂。肿瘤呈浸润式或膨胀式生长，但不转移。

（3）免疫组织化学：vimentin（+）。

3. 鉴别诊断

需要与有黏液瘤样变性特征的肿瘤相鉴别，如软骨肉瘤、脂肪肉瘤、胚胎性横纹肌肉瘤等。

二、瘤样病变

（一）肺炎性假瘤（*inflammatory pseudotumor*）

肺炎性假瘤是一种界限清楚的炎性增生性肺内肿块，由炎细胞（包括浆细胞、淋巴细胞、组织细胞、泡沫细胞、多核巨细胞、肥大细胞等）和梭形间叶细胞（包括肌成纤维细胞、成纤维细胞和胶原纤维）以不同比例混杂而形成。按其组织形态特征，被分为纤维组织细胞型和浆细胞肉芽肿型。目前更倾向命名为炎性肌成纤维细胞肿瘤。

炎性肌成纤维细胞肿瘤（inflammatory fibroblastoma，ICD-O 编码：8820/1）

是炎性假瘤中的一个亚群，由胶原、炎细胞和在细胞学上常显示肌成纤维细胞分化的、温和的梭形细胞不等量混合而成。

1. 临床特点

本病可发生于所有年龄，但多见小于 40 岁患者，特别是儿童最常见的支气管内间叶性病变，男女发病率相等。病因学上认为是反应性炎性病变，与先前的病毒感染如 FIHV8 有关，也有认为是一种低级别的间叶性肿瘤。80% 的病例为一边界规则的或带刺轮廓的孤立肿块。临床表现与受累部位有关。支气管内病变可能伴有阻塞后肺炎和肺不张，患者咳嗽、喘鸣、咯血和胸痛。外周型通常无症状，如局部侵袭到胸壁可能引起胸膜炎或胸壁痛。

2. 病理变化

（1）肉眼：典型病变呈孤立的圆形肿块无包膜，似橡胶，颜色从黄色到灰色不等（反映炎性浸润的组织与细胞成分）。肿瘤 1 ~ 36 cm，平均为 3.0 cm。5% ~ 10% 的病例累及肺门软组织和胸壁。偶见灶性骨化和砂砾样钙化，空洞罕见。

（2）镜下：混合性梭形细胞（成纤维细胞或肌成纤维细胞分化）排列成束或席纹状结构（图 1-17）。梭形细胞具有卵圆形核、细染色质、不明显的核仁和丰富的双折光嗜酸性胞质。核分裂象不常见。包括淋巴细胞、浆细胞和组织细胞［包括泡沫细胞（黄色瘤细胞）和 Touton 型巨细胞］在内的炎症细胞浸润与梭形细胞混合（图 3-18）。若组织细胞和梭形细胞为主则等同于纤维组织细胞型（fibrohistiocytic type）炎性假瘤，若组织细胞占优势而缺乏梭形细胞则被称为肺良性组织细胞瘤；若浆细胞占主要成分，沿着梭形细胞排列的方向成串或成簇分布，并常伴有淋巴滤泡，则为浆细胞肉芽肿型（plasma cell granuloma type）。罕见情况下，梭形细胞浸润血管或胸膜。

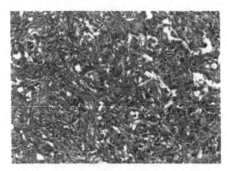

图 3-17　炎性肌成纤维细胞肿瘤

肌纤维细胞和成肌纤维细胞束状排列伴炎症细胞浸润

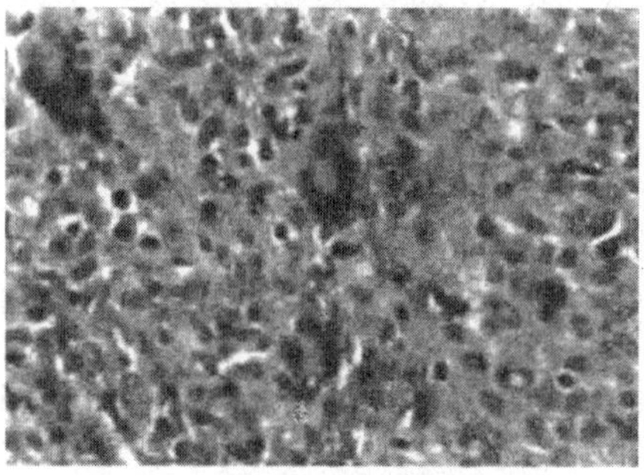

图 3-18　炎性肌成纤维细胞肿瘤

中央可见 Toutou 型巨细胞

免疫组织化学：肺和肺外炎性肌成纤维细胞肿瘤（IMT）显示同样的免疫表达谱。梭形细胞表达 vimentin 和平滑肌抗原（SMA），少数表达 desmin，不表达 myogenin、myoglobin、CDl17（cKit）和 S-100 蛋白。约 1/3 病例中可见有局灶性角蛋白反应，也许是由于肺泡陷入所致。大约 40% 的 IMT 病例可见 ALKI 和 p80 表达。p53 免疫反应罕见，但有与复发和恶性变有关的报道。

3. 分子遗传学特点

炎性肌成纤维细胞瘤偶尔呈现非整倍体。可有 TP53 突变。2/3 的 IMT 病例显示克隆性改变，有环状染色体和 1，2，4 和 5 号染色体的易位，如 ALK 基因 2p23 位点易位到 5 号染色体产生融合基因产物。

4. 预后

大多数病例完全切除后预后很好，少数（5%）可能有肺外侵袭、复发或转移，复发通常发生在不完全切除的病例。组织学特征，包括局部浸润、血管侵犯、细胞成分增加、有奇异巨细胞的核的多形性、高的核分裂率（>3/50HPF）和坏死等可能与预后差有关。

（二）机化性肺炎（*organized pneumonia*）

机化性肺炎继发于肺炎，由于肺泡内纤维蛋白没有完全吸收，大量纤维组织增生形成。患者一般有肺炎病史。年龄以 50 ~ 60 岁为多，男性为主。其胸部 X 线片表现为双侧弥漫性肺泡影，肺容积正常，复发性和游走性阴影常见。

病理变化：

1. 肉眼

病灶处边界清楚，灰白色，病变可扩展至肺膜。

2. 镜下

气道内出现成纤维细胞栓（fibroblastic plugs 或称 Masson 小体），肺泡腔内增生的成纤维细胞 / 肌成纤维细胞灶通过肺泡间孔从一个肺泡到邻近的肺泡形成蝴蝶样的结构（图 3-19）。病变于低倍镜下呈斑片状分布是其特点，这是与普通间质性肺炎的重要鉴别点。间质呈慢性炎，肺泡腔内上皮细胞增生。

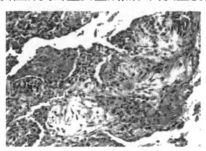

图 3-19　机化性肺炎

肺泡腔内增生的成纤维细胞和肌成纤维细胞通过肺泡间孔累及邻近肺泡

（三）嗜酸性肉芽肿（eosinophilic granuloma）

嗜酸性肉芽肿是一种孤立性的组织细胞的非肿瘤性质的异常分化，又称为肺朗格汉斯细胞组织细胞增生症（Pulmonary Langerhans cell histiocytosis，PLCH），以朗格汉斯细胞增生为特征表现。

1. 病理变化

病灶由朗格汉斯细胞、嗜酸粒细胞、淋巴细胞、浆细胞和少量中性粒细胞组成肉芽肿改变，肺间质呈结节性病变，分散在正常肺组织间，晚期病损内细胞数量减少，纤维组织增多。朗格汉斯细胞以丰富的、通常是空泡状、淡染的胞质，细胞界限不清，但核明显呈小泡状，核沟，核仁明显（咖啡豆状细胞），无吞噬（3-20A）。电镜可见嗜酸性肉芽肿内大量朗格汉斯细胞。这些细胞来源于单核细胞和髓腔内的树突状细胞。朗格汉斯细胞质内含有 Birbeck 颗粒（图 3-20B）。

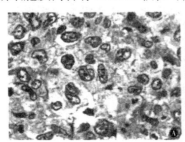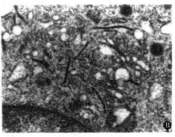

图 3-20　肺朗格汉斯细胞组织细胞增生症

A. 光镜下细胞明显核沟、核仁（咖啡豆样）；B. 电镜下显示朗格汉斯细胞中层状、棒管状结构特征的 Bir-bcck 颗粒，有时具有一个扩大的终末端（网球拍样外观）

免疫组织化学：S-100（+），CDla（+）。

2. 鉴别诊断

与慢性嗜酸性肺炎、特发性肺纤维化及局灶性结节性间质病变鉴别。

三、支气管上皮内瘤变和肺癌

（一）支气管鳞状上皮不典型增生和原位癌（Bronchial squamous cell dysplasia and carci-noma in situ）

支气管鳞状上皮不典型增生和原位癌 75% 为浅表或扁平病变，25% 为结节或息肉状病变，通常发生于段支气管分叉处附近，向近、远段蔓延。形态学上大致与宫颈上皮内瘤变相似（图 3-21，图 3-22），可以是鳞癌的癌旁改变。

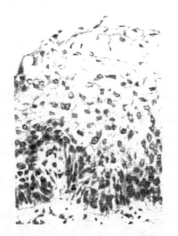

图3-21 支气管上皮不典型增生

纤毛型呼吸上皮发生鳞化，有核中度异型性和表层凹空细胞

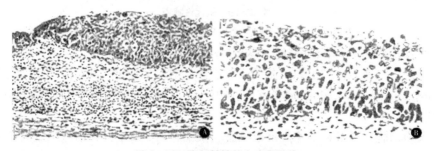

图3-22 支气管鳞状上皮原位癌

复层上皮厚度超过10层细胞，细胞异型性明显，但未突破基底膜。A. 低倍镜；B. 高倍镜

（二）支气管上皮不典型性腺瘤样增生（*Atypical adenomatous hyperplasia*）

该病变常伴随在支气管肺泡癌、乳头状腺癌的周围，与良性肿瘤或低级别的恶性肿瘤，特别是浸润前（原位癌）的非黏液性支气管肺泡癌十分相似，因此认为该病变属于交界性病变。目前对该病变无须特殊治疗，但必须密切随访。

病理变化：肺泡内衬细胞由具有均匀一致核和空胞质的柱状上皮取代，细胞密度不太高，细胞和胞核没有显著的不典型性（后者为癌），几乎没有病理性核分裂（图3-23），病灶常小于5 mm，几乎都是多灶性的。免疫组织化学显示病变组织对CEA反应阴性或弱阳性，检测PC-NA显示较低的增生活性。

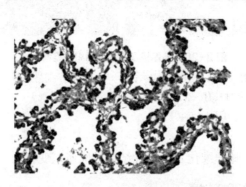

图3-23 支气管肺泡的不典型性腺瘤样增生

肺泡衬覆细胞体积增大，轻度异型性。肺泡膈增厚

（三）肺癌（*lung cancer*）

肺癌是起源肺支气管或肺泡上皮的恶性肿瘤，是当今世界最常见的恶性肿瘤，是世界范围内恶性肿瘤的第一位死因，而且绝大多数肺的恶性肿瘤为癌（其他组织类型少于1%）。男性是女性发病率的2.7倍。

世界范围内具有明显的地域分布形式，与既往吸烟有很大关系，如在男性，发病率和死亡率最高的地区是欧洲（特别是东欧）、北美、澳大利亚和新西兰。中国、日本和东南亚属于中高发病率地区，而南亚（印度和巴基斯坦）及非洲近撒哈拉沙漠地区的发病率最低。美国黑色人种、新西兰毛利人肺癌发病率最高。但在女性最高发病率在北美和欧洲的西北部（英国、冰岛、丹麦），中等发病率在澳大利亚、新西兰和中国。

在临床上，对肺癌的诊断、治疗及预后的判断是以准确的病理诊断为依据。而肺癌的病理诊断大部分以肺癌的组织学分类为基础。世界范围内，肺鳞状细胞癌以男性为主（占男性的44%），腺癌男女发病率相等，且在亚洲女性占明显优势（日本占72%，韩国占65%，新加坡华人占61%）。近年来腺癌发生率升高的原因可能是由于现有人群中既往吸烟者的比例升高，因吸烟停止对肺鳞状细胞癌危险性的下降速率比对小细胞癌和腺癌为快；也可能是由于烟草成分的变化（低焦油含量、低尼古丁、过滤嘴香烟）这些所谓"安全"因素，导致吸烟人数更多并吸入更深，使周围肺组织更多地接触这些致癌物，而周围肺组织是腺癌更常发生的部位。苏格兰的小细胞癌是最常见的亚型。随着近年来吸烟人群、吸烟方式、吸烟量、持续时间、烟型等改变，肺癌的组织学类型及男女发病率的差异也发生着改变。

1. 病因学

肺癌的发生与环境、职业、吸烟有关，与遗传易患性也有一定关系。

（1）吸烟：大量证据表明，吸烟是大多数人群肺癌发生的主要因素。相对危险率（RR）吸烟者：不吸烟者分别为男性8～15（倍），女性3～10（倍）。持续吸烟者RR值可至20～30。吸烟者吸入的烟雾和其他烟草产物含有4800种化学物质的混合体，包括超过60种已被国际癌症研究机构认定的致癌物。包括多环芳香族碳氢化合物（PAH）、乙酰芳烃、N-亚硝基胺、芳香族氨基酸、杂环芳香族氨基酸、偶氮类、挥发性碳氢化合物、硝基化合物、各种有机物、金属和其他无机化合物。

（2）大气污染：肺癌的发生与环境、空气污染相关是明确的。近10～20年来，肺癌类型的最大变化是腺癌正在逐渐替代鳞癌，成为发病最多的肺癌种类。鳞癌、小细胞癌的发生与吸烟的关系密切，鳞癌多发于男性，而腺癌多发于女性。20年前，鳞癌是发病最多的种类，而近10多年来，临床更多见腺癌，男性、女性的腺癌患病比例都在上升。研究表明，腺癌与吸烟的关系并不密切，腺癌发病率的升高可能与空气污染、室内装修污染、接触放射性物质和厨房油烟有关。

（3）职业性暴露：特殊职业暴露因素的重要作用早在20世纪50年代就已经开始报道。最重要的肺癌职业性致癌物包括石棉、晶状二氧化硅、氡、无机砷化合物、煤烟、焦油和石油中的多环芳香烃混合物和重金属。焊接和涂漆与肺癌危险性有恒定关系。已经显示大多数已知的职业致癌物与烟草烟雾具有某些协同作用。在含放射性物质如铀、镭等场所工作者，因受到电离辐射作用而有较高发病率。

（4）肺癌家族史：有肺癌家族史个体患肺癌的危险率大约是25倍。遗传学多态性作为可能的风险修饰物的研究已经集中到涉及一些体内代谢的酶类、DNA修复和对尼古丁成瘾的作用等。

2. 临床特点

肺癌早期症状不明显（尤其周围型），可出现血痰（这是鳞状细胞癌最常伴有的症状）、呼吸道反复感染和肺炎。少数症状轻微，腺癌常无症状。小细胞癌（SCLC）常表现出与远处转移有关的症状，如上腔静脉综合征（占10%），喘鸣和咯血少见。其他症状，如体重减轻、腹痛和骨痛、神经系统症状（5%～10%）、胸腔血性积液（累及胸膜者），以及其他副肿瘤综合征如Cushing综合征、异常ADH综合征、Schwarts-Bartter综合征、Lambert-Ea-ton肌无力综合征、高钙血症、肌肉病变、周围神经病变、黑棘皮病、增生性肺骨关节病（杵状指）等。

3. 病理变化

（1）肉眼：大体分型有以下三种。①中央型（central type）：肿瘤发生于主、叶、段支气管者，即段支气管以上的部分；②周围型（peripheral type）：肿瘤发生于小或细支气管者，即段支气管以下的部分；③弥漫型：肿瘤弥漫分布于肺内，多发生于细支气管和肺泡部分。

（2）镜下：将肺癌的组织学类型分为与组织发生有关、各具有不同分化表型的五大类，即①来自支气管表面上皮，具有腺、鳞分化特征的癌；②来自细支气管肺泡上皮，具有Clara细胞和Ⅱ型肺泡细胞分化特征的细支气管肺泡癌；③来自神经内分泌细胞，具有神经内分泌细胞分化特征的神经内分泌癌；

④来自支气管腺体具有唾液腺型癌分化特征的唾液腺型癌；⑤具有两种以上分化特征的癌瘤。该分类符合肺癌具有异质性特点的客观实际。在临床上还分为非小细胞肺癌（NSCLC）和小细胞肺癌（NSCLC）。

4. 主要组织学类型

（1）鳞状细胞癌（squamous cell carinoma，ICD-O 编码：8070/3）：肺鳞状细胞癌是一类起源于支气管上皮、显示角化和(或)细胞间桥的恶性上皮性肿瘤，即癌具有鳞状上皮分化特征。主要发生于段支气管，其次为叶支气管，因此多为中央型。

根据癌组织中是否见角化珠形成和（或）细胞间桥分为高分化、中分化、低分化。高分化即Ⅰ级，也称角化型，少见，癌巢规则，中央见癌珠或角化珠，可找到细胞间桥（图3-24）；中分化即Ⅱ级，也称非角化型，最多见，癌细胞大，呈多边形，细胞境界不清，癌巢结构紊乱，边缘可见栅栏状结构，细胞核有异形，核分裂象多；低分化即Ⅲ级，癌巢不明显，癌细胞体积小，或呈梭形，核异型性大，核分裂象更多。有时在同一癌中可显示不同分化程度。

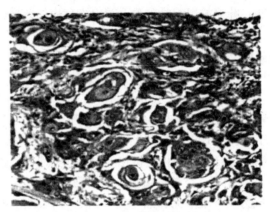

图 3-24　肺鳞状细胞

肿瘤中显示明显癌巢与角化珠

（2）腺癌（adenocacinoma，ICD-O 编码：8140/3）：肺腺癌是具有腺样分化或有黏液产生的肺癌。表现为腺泡样、乳头样、细支气管肺泡样，具有黏液形成的实性巢或以这些形式混合生长的恶性上皮性肿瘤。约占肺癌的20%。尽管多数病例见于吸烟者，但与其他组织类型肺癌相比，它更常见于不吸烟的个体，因此在女性较男性多见。

肺腺癌可单发或多发，大小不一，可小至1 cm，大至占据一整肺叶。腺癌周围型常位于胸膜下，为境界清楚的包块，中央常见灰白色"V"形纤维化区伴有胸膜皱褶。有时呈分叶状，中央常有瘢痕形成，并有炭末沉着，称之为"马乔林溃疡"，或界限不清伴有卫星结节。切面呈灰白色，可能伴坏死、出血。如癌组织有大量黏液分泌，则质软呈黏液样。如间质纤维组织增生明显则质较硬。肿瘤易沿胸膜侵犯和沿脏层胸膜广泛播散，导致胸膜模拟恶性间皮瘤的树皮样增厚（假间皮瘤样癌）。

腺癌细胞可呈单个，或排列成三维的桑葚样、腺泡样、假乳头样，或为伴有纤维血管轴心的真乳头和（或）细胞团片。大多数病例癌细胞分化好，胞质呈明显的均匀一致或颗粒状；部分分化差的癌细胞核中染色质粗而不规则分布或者深染，并见有从圆而平滑到不规则的单个大核仁。另一部分病例癌细胞胞质中含丰富的小泡而呈泡沫状，或核偏位呈印戒样。高分化者由大小不等的腺泡状或管状结构构成，其上皮细胞常为立方状或柱状细胞，胞质中等，浆内可见黏液，胞核圆形或卵圆形，大小较一致，可见小核仁及分裂象。腺管腔内可见蛋白性分泌物。腺管间纤维性间质多少不等，有少量淋巴细胞浸润。中分化者呈不规则腺管状，由单或多层立方状细胞构成，胞质呈嗜酸性，核呈中度异型性，排列不整齐，多有明显核仁。腔不太规则或仅见一个或多个小腔，间质纤细，富于血管（图3-25）。有时可见大量淋巴细胞和浆细胞浸润。分化差者主要由实性巢构成，其中可伴有含黏液的癌细胞，并可见少数或偶见腺泡状结构的癌组织。在纤维化病变（如普通间质性肺炎）中出现的显著的细支气管化生有可能与肺腺癌混淆。出现乳头或浸润性生长及丰富的细胞内黏液倾向于腺癌。

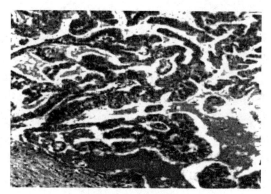

图 3-25　肺腺癌

肿瘤呈腺样结构

根据腺癌的细胞、组织结构特征，主要有以下单一亚型及混合型。

①肺腺泡性腺癌：癌组织呈腺泡状或管状（图 3-26）。

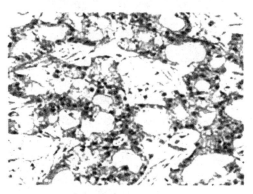

图 3-26　肺腺泡性腺癌

肿瘤性腺管由立方细胞构成，有丰富的黏液

②肺乳头状腺癌：特征为腺管内有大小不等的含纤维血管轴心的乳头形成（图 3-27），癌细胞内可有大小不等嗜酸性、均质、分泌性小球，此癌的纤维性间质一般较少，常有淋巴细胞浸润。

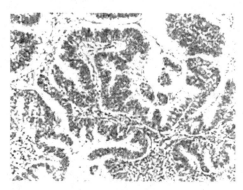

图 3-27　肺乳头状腺癌

乳头结构由高柱状上皮及纤维间质构成，上皮没有纤毛

③细支气管肺泡癌（bronchiolo alveolar carcinoma，BAC）：癌细胞沿着细支气管、肺泡管和肺泡壁及尚存的肺泡结构生长，但无间质、血管、胸膜侵袭的肺癌。根据是否含黏液分为黏液性和非黏液性。黏液性 BAC（含有 20% ~ 25%，化生的黏液细胞），属低级别肿瘤。由高柱状或柱状，或杯状细胞组成（图 3-28）。非黏液型Ⅱ型肺泡上皮或 Clara 细胞，含有 60% ~ 65% 大多数孤立性 BAC 为非黏液亚型。Clara 细胞（a-AT+），呈柱状，胞质嗜酸（肺泡形状，单层或多层，核内包含体），核可能位于细胞顶端（图 3-29A），电镜下 Clara 细胞具有胞质突起，含致密颗粒和微绒毛（图 3-29B）。Ⅱ型肺泡细胞［表面活性物质蛋白（SP-A，SP-B）阳性］，立方形或圆顶形，胞质细颗粒状或泡沫状。可见胞核内

有亮晕的嗜酸性包含体（图 3-30A）。电镜下细胞中含板层小体（图 3-30B）。非黏液性细支气管肺泡癌一般大于 5 mm，伴有明显的细胞分层（stratification）、细胞密度高及明显的核重叠、核染色质粗及出现核仁、细胞变成拥挤的柱状和微乳头簇。少数 BAC 由混合性黏液与非黏液细胞组成（12% ~ 14%）。在临床实际病例中 BAC 常与其他类型的腺癌成分混合存在。局限性切除的无胸膜、血管和间质浸润的 BAC 后 5 年生存率达 100%。无中央促结缔组织增生反应的小 BAC（直径小于 2 cm），其 10 年生存率为 100%。中心小瘢痕（直径小于 0.5 cm）的病例（即使出现局部间质侵袭），其预后也很好。肿瘤组织学表现为以 BAC 为主要类型的腺癌，其直径 ≤ 3 cm 或 p-T1（无论有无侵袭）而且中心瘢痕小于 0.5 cm 的肿瘤预后好。对小的（<2 cm，CT 表现良好，进行全部组织学切片的肿瘤）非侵袭性的周围型、缺乏活跃的中心纤维化的肿瘤进行局部切除（即楔形切除）可能是合理的治疗方法。

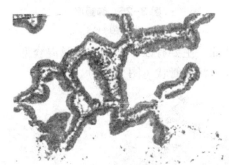

图 3-28 杯状细胞细型支气管肺泡癌

肺泡结构中内衬高柱状肿瘤细胞瘤细胞含有丰富的黏液，核位于基底

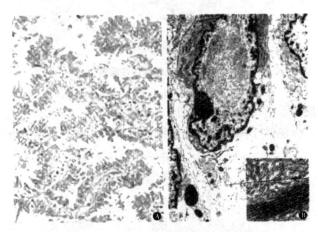

图 3-29 Clara 细胞型细支气管肺泡癌

A. 癌细胞呈鞋钉型、低柱状，排列呈乳头状结构 B. 电镜下癌细胞中具有胞质突起，含致密颗粒和微绒毛及板层小体

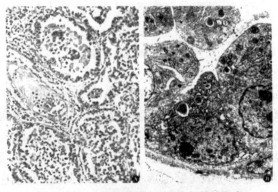

图 3-30 Ⅱ型肺泡细胞型细支气管肺泡癌

肺泡样结构内衬立方型癌细胞，肺泡腔内有较多脱落的癌细胞，间隔纤维增厚

④实性黏液细胞腺癌：由分化不等的黏液细胞构成，形成较大的实性团块或癌巢，很少或几乎不形成腺管。间质为中等量纤维组织。癌细胞分化好者呈印戒状，PAS 染色呈强阳性；分化较差者，细胞较小，核居中央，胞质内含有黏液不明显；分化中等者，细胞中等大小，核居中或稍偏位。不同分化的癌细胞互相过渡，无明显分界。核分裂象不多见。

⑤混合性腺癌：是最常见的亚型，占切除肺腺癌的 80%。常由上述各型腺癌中的任何两种或两种以上的成分构成。如腺癌以某一种组织结构为主，占其肿瘤组织成分的 70% ~ 80% 甚至以上时，则以占主要成分的癌组织来命名；如果几种结构的癌组织之间难以区分主次，即可诊断为混合性腺癌，并按所占比例依次注明包括的各种腺癌成分。混合性腺癌的组织亚型、分化程度、细胞不典型性在不同的区域和组织块之间均存在混合。

其他腺癌亚型还有胎儿型腺癌、黏液性（胶样）腺癌、黏液性囊腺癌、印戒细胞性腺癌、透明细胞性腺癌等。

（3）腺鳞癌（adenosquamous carcinoma，ICD-O 编码：8560/3）：腺鳞癌是一类在同一个肿瘤内有明确的腺癌和鳞癌两种成分并存，其中每种成分至少占全部肿瘤的 10%。故腺鳞癌的诊断应建立在对手术切除标本进行全面检查的基础上。

腺鳞癌的发病率占肺癌的 0.4% ~ 4%。腺鳞癌通常位于肺的周围，可能含有中央瘢痕，表现为早期转移和预后差。组织发生于多潜能储备细胞，中央型和周围分别起源，分别是伴有不同突变形式的支气管上皮细胞和 Clara 细胞。因为大多数腺癌是中央（腺泡样、实性）和周围（支气管肺泡样、乳头样）型腺癌的混合形式（图 3-31），又被认为是起源于共同的中间型支气管 Clara 细胞或 Ⅱ 型肺泡细胞。5 年生存率约为 21%，Ⅰ ~ Ⅱ 期鳞状细胞癌或腺癌预后相对较好。

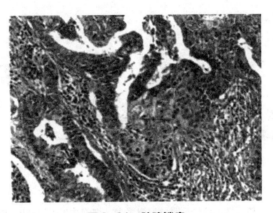

图 3-31 肺腺鳞癌

腺癌和鳞癌混合存在

（4）小细胞癌（small cell carcinomas，SCC，ICD-O 编码：8041/3）：是一种可能来源于多潜能的支气管前体细胞的高度恶性级别的肺上皮性肿瘤，包括肺小细胞癌（small cell lung carcinomas，SCLC）和复合性小细胞癌。

①临床特点：声音嘶哑和声带麻痹、副肿瘤综合征和后期脑转移较常见。影像学特征常为阴性。

②病理变化

肉眼：肿瘤主要位于肺中央，周围型的报道少见。实性肿块具有较好的境界，切面呈白褐色，质软鱼肉状或髓样，伴广泛坏死。早期累及纵隔淋巴结。肿瘤常沿支气管壁生长（图 3-32），可见支气管黏膜下或支气管周围、淋巴管、淋巴结播散，5% 表现为钱币样病变。

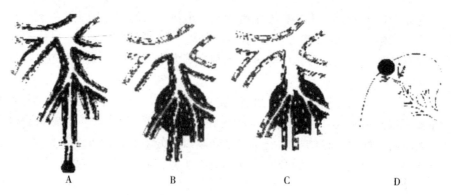

图 3-32　肺小细胞癌的生长模式

A. 小细胞癌沿支气管上皮下生长；B. 或同时形成结节；C. 少见在大气管形成结节；D. 少见在周围肺形成结节

组织学上肿瘤排列成巢、小梁、栅栏状、菊形团，或片状。瘤细胞体积常小于三个静止的淋巴细胞，胞质少，核呈圆形、卵圆形或梭形（燕麦细胞癌，oat-cellcarcinoma）。高核染色质呈细颗粒状，核仁缺乏或不明显，核膜薄，核分裂象和单个细胞坏死常见（图 3-33A）。细胞境界不清，间质纤细，血管丰富，很少淋巴细胞浸润。有时肿瘤中可出现较大的瘤细胞，或有散在的多形性或瘤巨细胞，后者表现为分散的核染色质、明显的核仁、广泛的凝固性坏死、活跃的凋亡活性、血管周围被覆的嗜碱性核 DNA 壳（Azzopardi 效应）等。电镜下至少 2/3 的病例显示有直径接近 100 nm 的神经内分泌颗粒（图 3-33B）。但有少于 10% 的 SCLC 病例神经内分泌标记阴性。

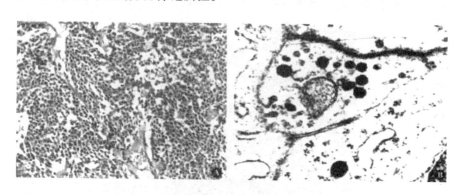

图 3-33　肺小细胞癌

A. 小肿瘤细胞弥漫生长。核深染，核仁不明显，胞浆少，细胞边界不清；B. 电镜下有神经内分泌颗粒

复合性小细胞癌是小细胞癌与任何其他非小细胞癌成分复合组成的癌，这种复合成分可以是腺癌、鳞状细胞癌（图 3-34）或大细胞癌，也可为少见的梭形细胞或巨细胞癌。在复合性小细胞癌和大细胞癌中，大细胞成分应至少大于 10%。

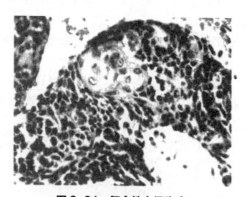

图 3-34　复合性小细胞癌

复合成分为鳞状细胞癌

③免疫组织化学：显示大多数病例 CD56、嗜铬颗粒蛋白 A（CgA）、突触素（Syn）阳性。少数神经内分泌标记阴性。约 90% 甲状腺转录因子 –1（TTF–1）阳性。

（5）大细胞癌（large cell carcinoma，ICD–0 编码：8012/3）：大细胞癌是一种未分化非小细胞癌，起源于具有多向分化潜能的多能干细胞，缺乏小细胞癌、腺癌或鳞癌细胞分化的细胞和结构特点。典型的大细胞癌细胞核大，核仁明显，胞质量中等。大细胞癌属于分化差的肿瘤个在除了出现鳞状细胞癌、腺癌或小细胞癌成分之后的排除性诊断。

研究显示大细胞癌占所有肺癌的 9%，其亚型有大细胞神经内分泌癌（LCNEC）占肺癌 3%，产生异位激素不常见。诊断的平均年龄大约为 60 岁，而且多数为男性。淋巴上皮瘤样癌（LELC）是非常少见的肿瘤，在中国占肺肿瘤的 1%，多数为女性患者（平均年龄 57 岁），只有 40% 是吸烟者。

多数大细胞癌为周围型，也可累及亚段或大支气管，通常侵犯脏层胸膜、胸壁或邻近结构。切面显示软的、粉褐色肿瘤，通常伴有坏死，偶尔伴有出血，少数伴有空洞。

组织学上 LCNEC 显示神经内分泌特征（核栅栏状和核型一致），与 SCLC 的区分是出现明显的核仁和细胞核大于静止小淋巴细胞直径的 3 倍。细胞聚集，少数呈分散性。细胞界限不明显，偶尔形成合体细胞。细胞核形态变化各异，从圆形到极不规则形。染色质分布不规则。胞质少、嗜碱性，核浆比高（图 3–35）。超微结构上常见少量腺样或鳞状的分化。

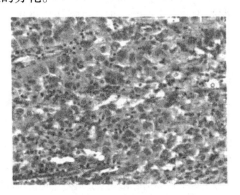

图 3–35　肺大细胞癌

多角形癌细胞胞质丰富，核仁明显

（6）肉瘤样癌（sarcomatoid carcinoma）：这是一组分化差的、含有肉瘤或肉瘤样［梭形和（或）巨细胞］分化的非小细胞癌（图 3–36）。临床少见，吸烟是其最主要因素，石棉接触也有一定相关性。可为中央型，但更多的是侵犯胸壁的周围型，所以患者临床表现有疼痛。肿瘤直径常大于 5 cm，界限清楚，灰黄或褐色奶油状，可呈砂砾样、黏液样、出血及坏死。预后较传统的非小细胞癌差。

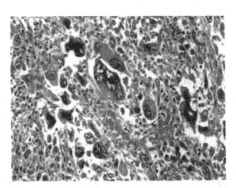

图 3–36　肺肉瘤样癌

肿瘤细胞弥漫性生长，细胞多形性，见有较多瘤巨细胞和梭形细胞

①肿瘤扩散、分级与分期

a. 肿瘤扩散

早期侵袭性肺癌可横向沿支气管黏膜生长取代表面上皮，伴有黏膜下微侵袭和腺导管累及（爬行

式）；另一种为息肉状黏膜病变向下浸润（穿透式）。晚期直接蔓延至肺组织、肺门、纵隔淋巴结，或经肺内支气管扩散形成肺内结节，或经心包、喉返神经、食管间隙，并可能通过胸膜直接累及胸壁或横膈。

淋巴管播散至肺门、纵隔、隆突下淋巴结，胸膜淋巴渗透。

血液转移发生较晚，转移至脑、肾上腺、骨、肝、对侧肺。

b. 肿瘤分级：根据癌细胞分化程度和异型性大小进行分级。

肺鳞癌和腺癌最常按分化程度划分为Ⅰ~Ⅲ级，分别为高分化、中分化和（或）低分化（分化差）。肺的小细胞癌、大细胞癌，均为分化差的癌，故不再分级。神经内分泌癌中，类癌为分化好的，不典型类癌为中分化的，小细胞癌、大细胞神经内分泌癌为分化差的。肺的其他恶性肿瘤在诊断时一般不予分级。

②肿瘤分期：与分期相关的组织学评估包括胸膜侵犯、切缘的评估、淋巴结评估、寻找肺内转移等。

a. NSCLC的分期（TNM分级）。

隐匿癌 $T_XN_0M_0$（Tx代表不能评估原发肿瘤，通过痰或支气管灌洗液中发现恶性肿瘤细胞来证实肿瘤，而影像学或支气管镜未显示肿瘤）。

0期　$T_{is}N_0M_0$：原位癌。

ⅠA期　$T_1N_0M_0$（T_1癌 ≤ 3 cm，不在主支气管内）。

ⅠB期　$T_2N_0M_0$（T_2癌 >3 cm，或累及主支气管，或侵及脏胸膜，但未累及全肺）。

ⅡA期　$T_1N_1M_0$（N_1转移到同侧支气管旁和（或）同侧肺门淋巴结或肺内结节）。

ⅡB期　$T_2N_1M_0/T_3N_0M_0$（T_3：任何大小肿瘤侵犯到胸壁、横膈、纵隔胸膜、心包壁，或肿瘤位于主支气管内导致全肺不张或阻塞性肺气肿）。

ⅢA期　T_1、$T_1N_2M_0$（N_2转移到同侧纵隔或隆突下淋巴结）。

ⅢB期　任何TN_3M_0（N_3转移到对侧纵隔、对侧肺门，同侧或对侧斜角肌或锁骨上淋巴结）。

Ⅳ期　任何T任何NM_1（M_1远处转移，包括在同侧或对侧不同肺叶内存在其他不相连的肿瘤结节。

b. SCLC的分期。TNM分期的分类一般不适用SCLC，因为它不能很好地预示SCLC的预后。SCLC通常被按局限性或广泛性疾病进行分期。局限性疾病相当于TNM系统的Ⅰ~Ⅲ期，即肿瘤限于一侧胸腔伴有淋巴结转移者，包括同侧和对侧肺门、同侧和对侧纵隔、同侧和对侧上腔静脉、同侧胸膜渗液（不依赖于细胞学）。广泛性疾病指局限疾病定义以外所有的SCLC患者，与TNM系统中Ⅳ期相同。

③分子遗传学特点

三个频发的异常［TP53突变、调控RB1通路的失活和染色体3p的杂合性丢失（LOH）］是所有组织类型肺癌的共同变化。

a. TP53突变 TP53基因（一种肿瘤抑制基因，编码P53蛋白）。TP53突变失活可见于50%的NSCLC和大于70% SCLC（多数是错义突变）。在SCC和ADC的进展早期阶段和从原发、原位病变阶段到进展、转移性癌阶段都有TP53突变增加的证据。

b. 调控RB1通路的失活 RB1（视网膜母细胞瘤基因13q11）是编码RB蛋白的抑制基因，后者在细胞周期从G1到S期的转换过程中起"看门人"的作用。RBI通路中最常见的失活机制是RB1表达丧失、通过LOH（9p21）和启动子超甲基化使INK4（也称为CDKN2a，编码P16蛋白）沉默和CCND1（编码cyclinDI）过表达，有时伴有相邻基因的扩增（11q13）。这三个基因在通过磷酸化而控制Rb失活的信号级联反应过程中以顺序的方式起作用。在Rb蛋白丢失、p16失活和cyclinDI过表达之间存在一个恒定的负相关性，与这些事件的功能结局基本相同，导致细胞失控性增殖。

c. 染色体3p的LOH 见于80%以上的NSCLC和SCLC中。这个区域含FHIT（脆性组氨酸三联体，3p）、RASSFI和SEMA3B三个潜在的肿瘤抑制基因。FHIT编码具有ADP氢化酶活性的蛋白，它具有各种细胞内包括DNA复制的调节和信号应激反应等功能。RASSFl编码的蛋白涉及控制癌基因RAS家族成员的活动。SEMA3B编码信号素3B，一个编码具有在神经元和上皮组织发育过程中起重要作用的分泌蛋白基因家族成员。这些基因在肺癌发展过程的作用尚未明确。

④肺癌的分子和病理学多样性：肺癌的发生与遗传学改变多步骤累积有关。这些改变包括等位基因缺失（LOH）、染色体不稳定和失衡、癌基因和肿瘤抑制基因突变、通过启动子超甲基化所致的表现遗

传性基因沉默和控制细胞增殖基因的异常表达。许多遗传学改变的发生与组织类型有关，在 SCLC（发生于伴有神经内分泌特征上皮）和 NSCLC（起源于支气管或肺泡上皮）中表现遗传学改变发生频率和时期有所不同。起源于支气鳞状上皮化生、不典型增生过程的鳞状细胞癌（SCC）与起源于肺泡或支气管上皮细胞的腺癌（ADC）之间的一些遗传学和表现遗传学改变也不同。

a. 细胞遗传学的改变。荧光原位杂交（FISH）检测 7 号染色体数的改变常见，可能预示癌症发展的危险性。比较基因组杂交发现 3 号染色体数量的变化常见，表现为脆性组氨酸三联体基因（3p）在许多肺癌中都缺失。鳞癌可以是近二倍体，或伴有平均染色体数量在三倍体范围内的多倍体肿瘤—非整倍体肿瘤。非整倍体肿瘤预后差。鳞癌表型最显著的比较基因组杂交（GCH）变化是 3q 区扩增，多数出现 3q24-qter 获得或 3p（短臂）缺失。其他包括 4q、5q、8p、9p、10q、11p、13q、17p、18q、21q 缺失和 5p、8q、11q13、12p 过表达。3p12 ~ p14、4p15 ~ p16、8p22 ~ p23、10q、21q 缺失和 1q21 ~ q25、8q11 ~ q25 过表达与转移表型相关。腺癌可能为单一染色体数量改变的近二倍体，特别是 Y 染色体和 1 号、7 号染色体的获得称为超染色体，也可能是亚二倍体。最常见的染色体失衡是 1q 的过度表达可能是腺癌比鳞癌更易血道播散的原因是因为着丝粒的 1q 区与转移有关。其他染色体改变包括 3p、4q、5q、6q、8p、9q、13q 缺失和 5p、8q、20q 获得。SCLC 显示为近二倍体。特征性为染色体不平衡，包括染色体 3p、4q、5q、10q、13q 和 17p 的缺失和 3q、5p、6p、5q、17q、19q、20q 的 DNA 获得。3p 缺失几近 100%，并常伴有一个 3q 等臂染色体的形成。肺腺癌合并多发性肺腺瘤病变中经常有 9q 上的 TSC1 和 16q 内的 TS C2 的 LOH，提示它们是周围型肺腺癌肿瘤抑制基因候选位点。染色体 17q24 ~ q25 的 DNA 获得是预测脑转移形成的可能标志物。染色体 5q 的 LOH 常见于 SCLC 的早期阶段而在 NSCLC 中不常见。多数肺大细胞癌是在所有肺癌类型中平均染色体数目和 DNA 含量最多的非整倍体（近 3 倍体或以上）肿瘤，因此核型复杂和高度染色体不稳定性。肿瘤可出现 1q21 ~ q22 和 8q 的扩增，3p12 ~ p14，4p，8p22 ~ 23 和 21q 的缺失。大细胞神经内分泌癌的染色体失衡可能与小细胞肺癌相似。侵袭性肺癌显示多种遗传学改变，包括不同位点的改变，如 3p14 ~ p23、8q21 ~ q23、9p21、13q、17q、18q、22p 的 LOH。

b. 分子遗传学的改变。多数鳞癌（84%）表达 EGFR。与腺癌相比，鳞癌 HER2/neu 相对少见。鳞癌 IV 期普遍有 RB 通路异常，如 p16lnk4 失活是通过纯合性缺失、突变、甲基化引起，另有 cyclinDI、cyclinE 过表达。30% ~ 40% 腺癌中显性癌基因 KRAS12 编码区的突变，其他类型的 NSCLC 和 SCLC 中极少见，提示腺癌的侵袭前病变。而且腺癌中 LKBI/STKII 常失活。其他还有 HER2/Neu 和 COX-2 过表达 DSCLC 具有 NE 细胞的所有特征。具有较高的 TP53 突变率、Rb 基因失活和 E2F1 的表达，有特征性的 MYC 扩增和 caspase-8（重要的抗凋亡基因）的甲基化。SCLC 显示更高频率的 14-3-3d 和 p14arf（两个重要细胞周期 G2 检查点基因）失活，而 NSCLC 中很少见。大多数 SCLC 和鳞癌显示大段的 3p 同源缺失，而大多数腺癌和肿瘤前 / 侵袭前病变则显示小范围的染色体 3p 缺失。大细胞癌与 NSCLC 具有共同的分子和遗传学改变。大细胞神经内分泌癌除了失活通路与 SCLC 相同外，还有高频率的 TP53 突变和 bc12 过表达、缺乏 bax 表达、高端粒酶活性，但 Rb/P14ARF 蛋白丢失和 E2F1 过表达频率比 SCLC 低。大细胞癌显示 p16 丢失、cyclinDI 和 cyclinE 过表达频率低，并缺乏 MENI 突变和等位基因缺失。Fas 下调，但其配体 FasL 却明显上调。多形性癌的上皮和肉瘤样成分具有同样的分子谱系，包括相同形式的获得性的等位基因缺失、TP53 突变谱系和 X 染色体失活。多形性癌有变异的 CYPIA12。肺母细胞瘤有 β 连环蛋白突变。吸烟者的所有组织学类型都有过量的 G 到 T 转换，这意味着烟草致癌物与癌的普遍因果关系。女性非吸烟者 G 到 T 转换发生的频率低，其腺癌的发生与 TP53 突变相关。吸烟者与非吸烟者相比 KRAS 的突变、和 WZ/r 基因的超甲基化也更多见。

c. 基因表达谱。有角蛋白 5、6、13、14、16、17 和 19 基因，其他还有胶原 IV α_1、半乳凝素 7、运动失调性毛细血管扩张症小组 D 相关蛋白、S100 钙结合蛋白 A12 和大疱性大疱疮抗原 1。5% 的 SCC 和 SCLC 中有 APC 基因突变（另一个 Wnt 通路成员）。MYC（8q21-23）扩增见于 SCLC 的侵袭前阶段（30%），而在晚期 NSCLC 中少于 5%。在神经内分泌肿瘤谱系中分子异常递增支持典型类癌是低级别、不典型类癌是中等级别、大细胞神经内分泌癌和小细胞癌是高级别肿瘤的概念。MENI 基因突变和 MENI

基因位点 11q13 的 LOH 见于 65% 的散发性不典型类癌（高级别神经内分泌肿瘤中未发现）。SCLC、类癌、鳞癌和腺癌具有独特的甲基化基因异常谱系。特别是在腺癌中的 APC、CDH13 和 RARB 甲基化率明显较鳞癌高。TP63 基因编码的位于 3p 染色体上的一个 TP53 基因家族成员 P63 蛋白，在鳞癌中高度表达（有时扩增），可能是鳞癌发展所必需的。

　　d. 对肺癌预后的预测。检测三个分子标记 K-ras，p53，c-erbB2 有预后意义。研究显示点突变导致 K-ras 癌基因激活则预后差，而 p53 改变与腺癌预后负相关。P185neu（c-erbB2 癌基因编码的蛋白）过度表达也提示预后差。此外，p21 W PFI 与预后好相关，cyclinD 和 bcl-2 表达、Rb 和 p16 基因失活与预后差有关。已经有几项研究开始应用鉴定基因表达谱来估计腺癌亚型的预后。

　　晚期 NSCLC 的染色体 2q，9p，18q，22q 杂合性缺失对其预测进展和预后差方面也有重要意义。9p，22q 等位基因不平衡伴 p53 改变与生存期短有关。

　　⑤清除 DNA 络合物的作用：在靶细胞中大多数致癌物被细胞色素 P_{450} 酶催化加氧使其水溶性增强，提供有效的解毒机制。然而在该过程中，形成亲电子（缺电子）的中间产物，与 DNA 有高度反应性，导致 DNA 络合物的形成。细胞有精密的系统可以从基因组中清除 DNA 络合物，包括核苷剪切修复通路（nucleotide excision repair pathway，HER），擅长清除以共价键与 DNA 结合的所谓的庞大的 DNA 络合物；碱基切除修复系统（base excision repairsvstems，BER），清除由小的化合物附着或由离子辐射或氧化的碎片 DNA 碱基；以及特化的直接修复系统［通过 O6-甲基鸟嘌呤 DNA 甲基转化酶（O6 MGMT）发挥作用来修复错编甲基化的碱基 O6-甲基鸟嘌呤］。由于不同的个体的代谢活动、解毒和修复之间的平衡存有差异，从而可能影响癌症的危险性。目前国内外多使用根据 WHO 颁布的肺肿瘤组织学分类（表 3-2）。

表 3-2　根据 WHO 肺肿瘤组织学分类（2004）

1.恶性上皮性肿瘤	②梭形细胞癌	a.外生性
（1）鳞状细胞癌	③巨细胞癌	b.内翻性
①乳头状鳞癌	④癌肉瘤	②腺性乳头状瘤
②透明细胞鳞癌	⑤肺母细胞瘤	③混合性鳞状细胞及腺性乳头状瘤
③小细胞鳞癌	（8）类癌	（2）腺瘤
（2）基底样癌	①典型类癌	①肺泡性腺瘤
（3）小细胞癌	②不典型类癌	②乳头状腺瘤
复合性小细胞癌	（9）唾液腺肿瘤	③唾液腺型腺瘤
（4）腺癌	①黏液表皮样癌	a.黏液腺腺瘤
①腺癌，混合亚型	②腺样囊性癌	b.多形性腺瘤
②腺泡性腺癌	③上皮-肌上皮癌	C.其他
③乳头状腺癌	（10）侵袭前病变	④黏液性囊腺瘤
④细支气管肺泡癌	①原位鳞癌	4.淋巴增生性肿瘤
a.非黏液性	②不典型腺瘤样增生	（1）黏膜相关淋巴组织型边缘带 B 细胞淋巴瘤
b.黏液性	③弥漫性特发性肺神经内分泌增生	（2）弥漫性大细胞淋巴瘤
c.混合性黏液性及非黏液性或未定性	2.间叶性肿瘤	（3）淋巴瘤样肉芽肿病
⑤实性腺癌伴黏液分泌	（1）上皮样血管内皮细胞瘤	（4）朗格汉斯细胞组织细胞增生症
⑥胎儿型腺癌	（2）血管肉瘤	5.杂类肿瘤
⑦黏液性（胶样）腺癌	（3）胸膜肺母细胞瘤	（1）错构瘤
⑧黏液性囊腺瘤	（4）软骨瘤	（2）硬化性血管瘤
⑨印戒细胞腺癌	（5）先天性支气管周肌成纤维细胞瘤	（3）透明细胞瘤
⑩透明细胞腺癌	（6）弥漫性肺淋巴管瘤	（4）生殖细胞肿瘤
（5）大细胞癌	（7）炎性肌成纤维细胞肿瘤	①畸胎瘤，成熟型
①大细胞神经内分泌癌	（8）淋巴管平滑肌瘤病	②不成熟型
复合性大细胞神经内分泌癌	（9）滑膜肉瘤	③其他生殖细胞肿瘤

续表

②基底样癌	①单相性	（5）肺内胸腺瘤
③淋巴上皮瘤样癌	②双相性	（6）黑色素瘤
④透明细胞癌	（10）肺动脉肉瘤	6.转移性肿瘤
⑤大细胞癌伴横纹肌样表型	（11）肺静脉肉瘤	
（6）腺鳞癌	3.良性上皮性肿瘤	
（7）肉瘤样癌	（1）乳头状瘤	
①多形性癌	①鳞状上皮乳头状瘤	

四、肺肿瘤的病理诊断方法

目前，对肺肿瘤特别是肺癌组织学类型及分化表型的诊断有不同的方法可选择。临床影像学检查是肺部病变最常见的方法；中央部位，易于通过支气管镜活检和（或）刷片和（或）痰细胞学而获得诊断。荧光支气管镜检查可能对估计上皮内肿瘤的范围有帮助。周围型病变一般首选经胸 CT 引导的细针穿刺活检。痰液检查可找到癌细胞，即使阴性也不能完全排除癌；一般以肿瘤生长于较大支气管者痰检查阳性率高。不推荐把血清肿瘤标志物作为常规检查。

1. 痰细胞学检查

这是肺癌各项诊断手段中最简便易行的一种方法。患者无痛苦，易接受，且可反复进行。阳性诊断率可随痰检次数的增加而提高。一次痰检的阳性率为 40% ~ 60%，五次可提高到 80%。痰细胞学检查可早期发现肺癌，特别是对中央型早期鳞癌的阳性率较高。鳞状细胞癌的细胞学表现常在坏死和细胞碎屑的背景上显示大的肿瘤细胞，细胞核中心有不规则的深染色质，一个或多个小核仁，胞质丰富。常见奇异形（梭形或蝌蚪形），或伴长形、梭形核（图 3-37）。在脱落细胞标本中表现为单个散在的细胞伴有明显的胞质角化和深染同缩的核。相比之下，取自支气管刷片的深层标本，细胞大部分都聚集成片。腺癌（侵袭性腺癌）细胞相对小、圆或卵圆。BAC 细胞在支气管肺泡灌洗液中倾向于均匀一致的圆形、平滑、淡染的核和不明显的核仁。单个 BAC 细胞偶尔与散在于涂片中的肺泡巨噬细胞相似，但由于核比巨噬细胞更圆并经常有少量的黏合细胞簇而能被鉴别。小细胞呈现疏松、不规则或合体细胞簇，单个肿瘤细胞通常呈线性排列。核呈卵圆形到不规则形，核染色质呈细颗粒状，分布均匀，"椒盐"状，或因碎裂呈条纹状（后者在细针活检和刷片更明显），可见深蓝染的无结构物，核仁不明显。LCNEC 涂片中基底细胞样癌由单个肿瘤细胞和黏合聚集的细胞组成。淋巴上皮样癌显示为黏合的扁平合体细胞样。梭形肿瘤细胞具有实性大的核及巨大核仁，混合一定数量的小淋巴细胞。

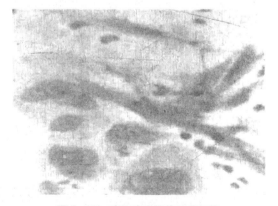

图 3-37　痰细胞学检查肺癌细胞

2. 经皮肺穿细胞学检查及活检

细针吸取细胞学（fine needle aspiration cytology，FNAC）检查及活检。适用于术前胸部 X 线或 CT 不能排除恶性病变，而常规痰细胞学，纤维支气管镜检查又未能确诊病灶性质者。特别是肺外周部病灶较小，或患者年龄大，身体一般状况差，无法耐受纤维支气管镜检查者更为适用。可用穿刺细针经皮肤穿过胸壁、胸腔至肺。细针穿刺至肺实质的肿块内，吸取小块瘤组织做细胞学检查或常规切片观察，能确定肺癌的组织学类型。在肺癌特别是外周型肺癌的诊断上，较痰细胞学检查更为有用。针吸标本的组织框架可能显示肿瘤细胞沿完整的肺泡间隔表面生长的组织学特征，但不能排除未送检标本中有侵犯的可能。FNAC不仅方法较简便、易行，而且细针吸取的瘤细胞，结构清楚，易于辨认。其安全性高，副作用少，且定位明确，诊断率高。这种方法唯一的不足之处是需要有相应的设备条件才可进行。

3. 纤维支气管镜活检

这是一种可靠的诊断肺癌的重要手段，适用于发生在气管和支气管及次段支气管以上的中央型肺癌的诊断，确定肿瘤的性质及肺癌的类型，并准确定位。白光反射支气管镜能检测大约40%的原位癌病例，5 mm以下病变通常不易发现。所检出的大约75%原位癌病变表现为浅表或扁平病变；其余25%呈结节状或息肉样。自动荧光支气管镜用紫色或蓝色光照明替代白光，并将特殊的成像传感器连接到纤维支气管镜来检测异常的自发荧光，能看到微细或白光支气管镜下未见到的病变。不典型增生和恶性组织的绿色自发荧光的强度与红色自发荧光比较则明显减低，因此可通过其棕色或棕红色自发荧光来识别小于0.5 mm病变。

4. 开胸探查进行快速诊断

适用于外周型肺癌，往往是在影像学上考虑为肺癌，但术前未能获得肯定的病理诊断者。开胸探查时切除完整肿块及部分周围正常组织，送病理科作冷冻切片快速诊断。一旦确诊为癌，可进一步扩大切除肺段或肺叶。

5. 胸腔积液细胞学检查

对一些胸腔积液患者，而原发癌部位在影像学上又难以定位时，可抽吸胸腔积液做细胞学检查，这也有助于肺癌的诊断与鉴别诊断。

6. 免疫组织化学染色检测

可用于那些分化较差的肺癌，在常规染色切片普通光镜下难以准确分类的肺癌患者，尤其是用于小细胞肺癌的分化表型及神经内分泌癌的诊断和鉴别诊断。

常用标记抗体可分为4类：①鳞癌标记抗体：有高分子量角蛋白CK20、CK17（需强阳性）、包壳素；②腺癌标记抗体：有低分子量角蛋白CK18（有一定特异性）、CK7阳性、（CK20阴性）、CD15（对肺腺癌有较高敏感性）、分泌成分（SC）、EMA及CEA，TTF-1在75%以上的肺腺癌中表达，而转移性腺癌（不包括甲状腺来源的癌）TTF-1表达阴性；③神经内分泌细胞标记抗体有神经元特异性烯醇化酶（NSE）、CgA、Syn、铃蟾肽、leu-7、蛋白基因产物9.5（PGP9.5）等，上皮性标记EMA亦可阳性；④细支气管肺泡癌标记抗体：有表达（SP-A，pro-SP-B，pro-SP-C）、Kp16D蛋白等。黏液性BAC通常是CK20阳性而TTF-1阴性，在区分黏液性BAC与结肠转移性腺癌（后者也是典型的CK20阳性）时CDX2同源框基因染色阳性是有帮助的。对小细胞癌，包括淋巴细胞浸润、其他神经内分泌肿瘤、其他"小圆蓝细胞肿瘤"（SRBCT）和原发或转移性的非小细胞癌鉴别中，用CK、LCA、神经内分泌标记和TTF-1免疫组织化学染色有助于鉴别诊断。前列腺特异性抗原、前列腺酸性磷酸酶和大囊泡疾病液体蛋白15可以分别用于鉴别转移性前列腺和乳腺癌。

7. 电子显微镜检查

该法以癌细胞的超微结构特征为依据能对肺癌做出准确的分类。与常规病理检查不同的是活检或手术切除的标本需及时取材，用3%戊二醛固定，制作超薄切片。在电镜下，各种类型的肺癌均具有某些特征性的超微结构（表3-3）。

表3-3 各型肺癌的超微结构特征

肺癌主要类型	超微结构
鳞癌	①细胞间桥粒连接 ②胞质内见张力微丝束
腺癌	①癌细胞形成细胞间微腔，有时见细胞内微腔。微腔表面有微绒毛 ②细胞间有连接复合体 ③细胞内可见黏液颗粒或分泌颗粒

续表

肺癌主要类型	超微结构
神经内分泌癌	①癌细胞胞质内可见多少不等的神经内分泌颗粒 ②胞质内可见神经微丝及微管 ③有的细胞有微绒毛，或胞质富于突起 ④细胞间紧密连接、指突连接、桥粒
细支气管肺泡癌	①发生自细支气管 Clara 细胞者，在细胞顶端的胞质内可见致密颗粒，表面有微绒毛 ②发生自 II 型肺泡细胞者，胞质内可见发育不同阶段的板层小体 ③黏液细胞型的瘤细胞胞质内含有大量黏液颗粒

8. 影像学

（1）胸部 X 线片：肺癌在胸部 X 线片显示肺内块状阴影，常呈分叶状，边缘不整齐，呈毛刺状或较模糊；有时无肿块阴影而仅表现为肺炎或肺不张。在中央型 SCC 中，可出现纵隔同侧移位，肺门、肺门周围或纵隔肿块，伴或不伴有肺萎陷或伴有中心透亮区的厚壁、不规则空洞。腺癌是最常见的周围型组织学类型，围型肿瘤呈孤立性结节（一般直径 <4 cm），很少有空洞。肺门不透明、肺不张或周围肿块可能和胸膜侵袭、纵隔扩大或半侧横膈升高有关。可见胸膜或胸壁累及（约占 15%）。

（2）CT 和螺旋 CT：CT 扫描能够最好地显示原发肿瘤的大致范围。特别是显示小的周围型肺癌（其中腺癌占大部分）。腺癌通常呈实性结节（实性密度），毛玻璃不透光（非实性含气）和混合实性 / 毛玻璃不透光（部分实性，半实性）。CT 扫描毛玻璃样成分提示与支气管肺泡癌的组织学类型相关。具有一个大的毛玻璃样成分的肿瘤比实性成分者预后好，长期生存率达 100%。腺癌中实性组成部分比毛玻璃成分越多，侵袭性生长的可能性就越大，预后也越差。螺旋 CT 可以更好地估计病变在胸部的范围、在胸部 X 线片上看不到的小的原发灶或继发结节，并且能显示淋巴结播散。

（3）正电子发射断层扫描术（positrone mission tomography，PET）：是目前鉴定肿瘤转移可选的方法（除脑转移需要 MRI 外）。骨转移时出现典型的溶骨现象。

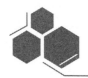

第四章 肿瘤的生物治疗

人们对肿瘤的认识已经历了一个多世纪，对肿瘤治疗的探索也从未中断过。直到近些年来，在现代细胞生物学、分子生物学、肿瘤免疫学、生物医学工程学等理论研究的深入和生物工程技术飞速发展的推动下，才对肿瘤的本质有了较深入的了解，从而极大地推动了肿瘤临床治疗学的进展。目前以免疫治疗为基础发展而来的生物治疗日益受到重视，显示出了良好的应用前景，已成为继手术、放疗和化疗之后肿瘤治疗的第四模式。肿瘤的生物治疗即是指应用现代生物技术及其生物产品（核酸、蛋白质、多肽、多糖、小分子化合物、细胞、组织等），通过免疫、神经内分泌、基因表达、血管生成等环节调节机体自身的生物学反应，从而直接或间接抑制肿瘤或治疗相关不良反应。生物治疗的概念是在免疫治疗的基础上延伸出来的，最初这两个概念几乎是等同的，因为免疫治疗本身是生物治疗的一部分。随着治疗手段、方法、治疗制剂的不断扩展，免疫治疗已不能涵盖全部生物治疗的内容，因而人们开始更普遍地接受生物治疗的概念。1983 年，美国国家癌症研究所（National CancerInstitute，NCI）规范了生物反应调节剂（biological response modifiers，BRM）的概念，意指所有能够改变机体的生物反应，从而达到抑制或治疗肿瘤效应的制剂。尽管此概念仍在使用，但生物治疗和免疫治疗的概念受到了更普遍的认同。目前肿瘤生物治疗的范畴主要包括以下几个方面：细胞因子、过继性细胞免疫治疗、单克隆抗体、肿瘤疫苗、基因治疗、抗肿瘤血管生成、内分泌治疗、细胞凋亡与诱导分化、组织与干细胞移植等。本章主要讨论细胞因子、过继性细胞免疫治疗、单克隆抗体、肿瘤疫苗、基因治疗及抗肿瘤血管生成治疗等方面。

第一节 肿瘤生物治疗的发展历史

肿瘤生物治疗的历史可追溯到 19 世纪末。当时欧洲和美国的某些医生发现在感染发热的患者中，常可见到肿瘤的缩小或消退。1892 年，美国 William Coley 医生发现，一例晚期肿瘤患者在感染丹毒后肿瘤出现自发性消退，推测某种细菌毒素对于肿瘤可能具有治疗作用。进一步研究发现，链球菌裂解产物（又称 Coley 毒素，Coley toxin）具有广谱抗肿瘤作用，将之应用于临床，并取得了一定的疗效。Coley毒素被美国医学协会批准应用于临床达几十年之久，直到化疗药物出现之前，Coley 毒素一直都是肿瘤治疗的主要手段。Coley 毒素的应用标志着肿瘤生物治疗的开始。20 世纪 50 年代，发现近交系小鼠能够对化学试剂诱发的肿瘤产生特异性排异反应。提示肿瘤具有免疫原性，机体在某些情况下能够监视、抑制或发动对肿瘤的攻击。在此基础上，20 世纪 60 年代，Burnet 提出"肿瘤免疫监视学说"。该学说认为肿瘤中存在着肿瘤相关抗原，能够被淋巴细胞识别和消除。此后，该学说被众多实验所证实，从而成为现代免疫治疗的理论基础。1984 年，Oldham 提出了生物反应调节剂的概念，标志着生物治疗地位的确立。基于此，在非特异性免疫刺激的基础上，细胞因子的使用和过继性细胞免疫治疗成为新的研究热点。以荷瘤动物血清或细胞成分的分离、回输到目前仍在临床应用的淋巴因子活化的杀伤细胞（lymphokine activated killer cells，LAK）、肿瘤浸润淋巴细胞（tumor infiltrating lymphocytes，TIL）和细胞因子诱导的杀伤细胞（cytokine induced killer cells，CIK）等细胞疗法都收到了较好的效果，无论在疗效上还是在副作用的程度上较早期的免疫刺激剂都有明显的改进，过继性免疫治疗已步入模糊的肿瘤特异治疗阶段。

20 世纪 80 年代以来，对机体免疫系统和肿瘤细胞生物学与分子生物学的研究日渐深入，同时 DNA 重组技术、杂交瘤技术、体外大容量细胞培养技术及计算机控制的生产工艺和纯化等技术得到了迅猛的发展。人们对肿瘤发生过程中的系列性基因突变、肿瘤抗原的产生与递呈过程，免疫活性细胞的激活机制，肿瘤抗原的调变及免疫抑制等有了更加深刻的理解。从这个阶段开始，生物治疗有了更明确的目的性、靶向性和有效性，包括直接针对肿瘤基因的治疗方法，直接针对肿瘤抗原的肿瘤疫苗和抗肿瘤抗原特异性抗体介导的靶向治疗及放射免疫靶向治疗等。

第二节　肿瘤的免疫治疗

一、肿瘤免疫治疗基础

机体对肿瘤组织产生免疫应答是肿瘤免疫治疗的基础，肿瘤组织存在可被免疫系统识别的抗原是产生抗肿瘤免疫应答的前提条件。

（一）肿瘤抗原

肿瘤抗原（tumor antigen）泛指在肿瘤发生、发展过程中新出现或过度表达的抗原物质。机体产生肿瘤抗原的可能机制为：①基因突变；②细胞癌变过程中使原本不表达的基因被激活；③抗原合成过程中的某些环节发生异常（如糖基化异常导致蛋白质特殊降解产物的产生）；④胚胎时期抗原或分化抗原的异常、异位表达；⑤某些基因产物，尤其是信号转导分子的过度表达；⑥外源性基因（如病毒基因）的表达。

肿瘤抗原有多种分类方法，其中被普遍接受的有 2 种分类方法：

1. 根据肿瘤抗原特异性的分类法

（1）肿瘤特异性抗原（tumor specific antigen，TSA）：是肿瘤细胞特有的或只存在于某种肿瘤细胞而不存在于正常细胞的新抗原。此类抗原是通过肿瘤在同种系动物间的移植而被证实的，故也称为肿瘤特异性移植抗原（tumor specific transplantation antigen，TSTA）或肿瘤排斥抗原（tumor rejection antigen，TRA）。化学或物理因素诱生的肿瘤抗原、自发肿瘤抗原和病毒诱导的肿瘤抗原等多属此类。

（2）肿瘤相关抗原（tumor-associated antigen，TAA）：是指非肿瘤细胞所特有的、正常细胞和其他组织上也存在的抗原，只是其含量在细胞癌变时明显增高。此类抗原只表现出量的变化，而无严格肿瘤特异性。如胚胎性抗原是其中的典型代表。

既往认为 TAA 抗原性较弱，难以诱发机体产生特异性的免疫应答。但近年来发现，这类肿瘤抗原虽来自机体，但是其大部分抗原尚未被有效递呈，故机体并无免疫耐受产生，因此可以采用组织特异性免疫反应来治疗肿瘤。

2. 根据肿瘤诱发和发生情况的分类法

（1）化学或物理因素诱发的肿瘤抗原：化学致癌剂（如甲基胆蒽、氨基偶氮苯染料等）或物理辐射（如紫外线、X 线等）可使某些基因发生突变或使潜伏的致癌基因被激活，由此诱发肿瘤并表达新抗原。诱发的肿瘤抗原其抗原性较弱，但具有高度特异性，在不同种系，或同一种系的不同个体，甚至是同一个体的不同部位，其免疫原性各异。突变的肿瘤抗原间很少有交叉成分，故应用免疫学技术诊断和治疗此类肿瘤有一定的困难。

（2）病毒诱发的肿瘤抗原：多种肿瘤的发生与病毒感染有密切关系。如乙型肝炎病毒（HBV）和丙型肝炎病毒（HCV）与原发性肝癌有关。能够诱发肿瘤的病毒主要包括某些 DNA 病毒和 RNA 病毒，尤其是反转录病毒。此类肿瘤抗原与理化因素诱发的肿瘤抗原不同，其无种系、个体和器官特异性，但具有病毒特异性。由同一病毒诱发的肿瘤均表达相同的肿瘤抗原，且具有较强的免疫原性；由不同 DNA

病毒或 RNA 病毒诱导的肿瘤抗原，其分子结构和生物学特性各异。此类抗原是由病毒基因编码，又不同于病毒本身的抗原，因此称为病毒肿瘤相关抗原，如 EB 病毒 EBNA-1 基因产物、SV40T 抗原、人乳头瘤病毒 E6 和 E7 基因产物等。

（3）自发性肿瘤的抗原：自发性肿瘤是指一类无明确诱发因素的肿瘤，人类的大部分肿瘤属于此类。自发性肿瘤表达的抗原大部分可能为突变基因的产物，包括癌基因（如 Ras 等）、抑癌基因（如 p53 等）的突变产物及融合蛋白（如 bcl-abl 等）。某些自发性肿瘤抗原是由所谓的"沉默基因（silent gene）"在细胞恶变时表达，如黑色素瘤抗原（melanoma antigen，MAGE）等。某些类似于化学诱发，具有各自独特的抗原性；另一些则类似于病毒诱发，具有共同的抗原性。

（4）胚胎抗原（fetal antigen）：是在胚胎发育阶段由胚胎组织产生的正常成分，在胚胎后期减少，出生后逐渐消失，或仅存留极微量，但当细胞癌变时，此类抗原可重新合成，如 AFP、CEA、PSA。

（5）分化抗原：是机体器官和细胞在发育过程中表达的正常分子。恶性肿瘤细胞通常停留在细胞发育的某个幼稚阶段，其形态和功能均类似于未分化的胚胎细胞，称为肿瘤细胞的去分化（dedifferentiation）或逆分化（retro-differentiation），故肿瘤细胞可表达其他正常组织的分化抗原，如胃癌细胞可表达 ABO 血型抗原，或表达该组织自身的胚胎期分化抗原。Melan-A、MART-1、TRP-1、gploo 和酪氨酸酶等属于此类抗原。

（6）过度表达的抗原：组织细胞发生癌变后，与肿瘤细胞增殖、抗凋亡相关的分子信号传导通路中多种信号转导分子的表达量远高于正常细胞。这些信号分子可以是正常蛋白，也可以是突变蛋白，其过度表达还具有抗凋亡的作用，可使肿瘤细胞长期存活。这类抗原包括 ras、c-myc 等基因产物。

（二）免疫系统对肿瘤抗原的免疫应答

机体免疫系统对于肿瘤抗原能够产生免疫应答是免疫治疗的另一个重要条件。免疫系统的功能就是识别"自己"（self）与"非己"（non-self），并对非己成分产生免疫排斥，对自身成分产生免疫耐受。机体的正常细胞由于各种物理因素（如辐射）、化学因素（如各种化学致癌物）及生物因素（如病毒）等的刺激，可以引起细胞基因组的各种复杂变化，如染色体的易位或缺失、癌基因突变、抑癌基因失活等一系列遗传变化，使之从一个正常的自身成分，变成了非己的"异己分子"，即癌细胞。正常细胞癌变的过程在基因组发生变化的同时，还会发生一系列表型的改变，如表达一些正常细胞没有的肿瘤抗原。癌细胞的肿瘤抗原可以被免疫系统识别，启动免疫应答机制将其清除掉。这就是所谓的"免疫监视"作用。

免疫监视理论曾被普遍接受并产生了广泛的影响。但从 20 世纪 70 年代中期起，由于发现免疫缺损的无胸腺裸鼠在化学致癌物诱导下产生癌症的概率与具有正常免疫功能的小鼠并没有明显的差别。至此免疫监视理论开始受到责疑。更重要的挑战来自免疫监视作用并不能完全地避免恶性肿瘤的发生，而且肿瘤一旦产生就会随病情的发展，其恶性程度渐进增加，并最终发生广泛转移。这种所谓的"免疫逃逸"现象是肿瘤免疫监视理论所无法满意解释的。显然，免疫系统与肿瘤的关系不能简单地看成是免疫系统单向排斥肿瘤细胞的关系。

2002 年，美国肿瘤生物学家希雷伯（RD Schreiber）提出了一个称之为"肿瘤免疫编辑"（canceri-mmunoediting）的假说。根据免疫编辑理论，免疫系统不但具有排除肿瘤细胞的能力，而且还具有促进肿瘤生长的作用。癌细胞在机体内的发生、发展是一个免疫系统与癌细胞相互作用的动态过程。在这个过程中，免疫系统在清除一些肿瘤细胞的同时，也对另一些肿瘤细胞的生物学特性（如肿瘤的抗原性）进行重塑（reshape），也即所谓的"免疫编辑"。被免疫编辑过的肿瘤细胞的恶性程度越来越高，对免疫攻击的抵抗力越来越强，直至最终摧毁机体的免疫系统，造成肿瘤细胞的恶性生长并扩散。

肿瘤的免疫编辑理论认为，免疫系统与肿瘤的相互关系可以分为三种不同的状态（phase）。第一种称为"清除"（elimination）状态。在这个状态下由于新生的肿瘤具有较强的抗原性，较易被免疫系统识别并将其清除。非特异的天然免疫机制（如吞噬细胞，天然杀伤细胞等）和特异的获得性免疫机制（如 CD4[+]T 细胞，CD8[+]T 细胞）都参与肿瘤细胞的清除过程。免疫系统清除肿瘤细胞的过程具有经典的免疫监视理论的特点。如果清除过程彻底，肿瘤细胞被完全排除，免疫编辑过程就此结束。如果一些变异的肿瘤细胞逃过了免疫编辑的"清除"作用而存活下来，它们与免疫系统的关系就进入了第二种状态，即"平衡"（equilibration）状态。在这种状态下，肿瘤细胞的抗原性减弱，因而不会轻易被免疫系统识别和清除，但又时时处在免疫系统的清除压力下，因而不能过度生长，表现为检查不到可见的肿瘤。特异的获得性免疫是维持平衡状态的主要机制，一般认为天然免疫机制不参与这个过程。免疫系统和肿瘤细胞的平衡状态可以维持几年、十几年甚至终身都不发生变化。因此，免疫编辑的平衡状态实际上就是一种带瘤生存状态。但这种平衡状态是动态的，肿瘤细胞在免疫系统的压力下，其基因有可能会发生变化，这种基因突变产生的"积累效应"达到一定程度时，就可能打破平稳，使免疫系统与肿瘤的关系进入"逃逸"（escape）阶段。在这个阶段的肿瘤细胞可以产生一系列的恶性表型，如不能表达 MHC 分子，或不能产生肿瘤肽。由于 MHC+ 肿瘤肽是 T 细胞识别肿瘤细胞的靶标，肿瘤细胞的这种变化，就使 T 细胞失去了对它的识别能力，使它逃脱了免疫杀伤。此外，肿瘤细胞会使自己的细胞凋亡信号通路发生变化，使免疫细胞诱导的肿瘤细胞凋亡机制失效。同时，肿瘤细胞快速生长形成的肿瘤会产生一个抑制免疫细胞的微环境，在这个微环境中，肿瘤细胞会释放一些具有免疫抑制功能的分子，如转化生长因子 B、IL-10 等，并能诱导产生表达 CTLA-4 的调节 T 细胞，对其他免疫细胞产生抑制作用，导致免疫系统产生对肿瘤的免疫耐受。到这个阶段，免疫系统的抗肿瘤机制已全面崩溃，肿瘤生长完全失控并广泛转移。免疫编辑的终点也就是机体的死亡。

免疫编辑的上述三个阶段在时相顺序上是相对的。每个阶段持续的时间与原发肿瘤的性质（恶性程度），以及机体的免疫状态密切相关。当机体的免疫功能急剧下降时，如生活突发事件引起的应激状态（stress）、长期使用免疫抑制药（如器官移植后）、衰老等状态下，肿瘤有可能越过"清除"阶段，甚至直接进入"逃逸"期。临床发现一些患者，由于突发性的生活应激事件，如丧偶或亲人突然死亡等原因，在短时间内突发肿瘤并迅速扩散。与此相反，免疫编辑也会发生逆向发展的过程。临床实践中时有发现，通过适当的临床干预，一些已发生了肿瘤转移的中、晚期癌症患者，也可以获得临床治愈。甚至一些晚期癌细胞已广泛转移的患者出现肿瘤完全消失的现象也时有报道。在这个免疫编辑理论中，我们特别感兴趣的是"平衡"阶段。大量的实验研究和临床实践都证明，带瘤生存状态确实大量存在。科学家的研究发现，用低剂量化学致癌物刺激的小鼠，不会发生肉眼可见的肿瘤，但是用抗 T 细胞单克隆抗体去除小鼠的 T 细胞后，小鼠的肿瘤会立即、迅速生长出来。另一个有趣的临床观察发生在两个接受同一供者的肾移植患者，在肾移植后不久，都患了皮肤癌。配型检查结果发现，两者的癌细胞都是供体来源的。事后病历检查发现，这个提供移植肾的供者在 16 年前曾患过恶性黑色素瘤，后被"治愈"了。而实际上，这种临床治愈并不表示肿瘤细胞已完全消失，它们仍有可能以不可见的方式隐伏在身体各处，即处于所谓的"平衡"状态。在这个供肾者，这种状态一直持续了 16 年都没有发生变化。但其肾脏一旦植入免疫功能低下的肾移植患者体内时，则平衡被迅速打破，并直接发展到"逃逸"期，形成明显的肿瘤。尸体解剖的研究发现，相当高比例的高龄死亡老人的甲状腺或前列腺中都可以找到癌细胞，而他们生前并没有表现出肿瘤症状。这些结果表明，免疫系统与癌细胞长期处于"平衡"阶段，也许可以成为一种常态。

2011 年 3 月 25 日出版的《科学》杂志发表了一组系列文章，讨论了 40 年来肿瘤研究中存在的问题和取得的成绩。其中，以希雷伯等所写的"肿瘤免疫编辑：免疫在肿瘤抑制和促进中的作用"作为三篇重头评论文章（review）之一，受到了广泛的关注，说明这个理论已被科学共同体接受。免疫编辑理论给我们系统地描述了机体免疫系统与肿瘤相互作用的动态过程，尽管目前我们对这个过程的许多分子细节还不清楚，也还不能有效地控制这个过程。但它已为我们在治疗癌症的目标上提供了一种新的可能选择。免疫编辑理论证明，长期带瘤生存是可能的。随着免疫治疗学的研究进展，有可能找到维持这种状态的方法。这对某些由于各种原因而不能进行"根治性治疗"的癌症患者，真是一个令人鼓舞的希望之光。

二、肿瘤免疫治疗的分类

（一）主动特异性免疫治疗

肿瘤的主动特异性免疫治疗主要是指肿瘤疫苗（tumor vaccine）。肿瘤疫苗是利用肿瘤细胞或肿瘤抗原物质诱导机体的特异性细胞免疫和体液免疫反应，增强机体的抗肿瘤能力，阻止肿瘤的生长、扩散和复发，以达到清除和控制肿瘤的目的。肿瘤疫苗的概念和原理源于传染病免疫，但与预防传染病的疫苗不同的是，肿瘤疫苗是在患者发病后使用的，因而又称为治疗性疫苗。人们试图通过免疫接种激发机体的抗肿瘤免疫反应，达到防治肿瘤的目的已有100多年的历史，但真正将肿瘤疫苗作为一种治疗形式还是近十几年来研究进展的结果。

肿瘤疫苗是以特异性细胞毒性T淋巴细胞（cytotoxic T lymphocyte，CTL）介导的细胞免疫为主的肿瘤免疫疗法，具有的特点：①针对性强，特异性CD8$^+$CTL能直接杀伤相应的肿瘤细胞；②免疫反应产物（细胞因子等）能激活非特异性免疫，起增强、放大、协同作用；③细胞免疫具有记忆作用，能对肿瘤起反应，在机体内不断增殖，并可生存较长时间。

肿瘤疫苗治疗的理论基础是人类肿瘤细胞存在肿瘤抗原。比利时Ludwig肿瘤研究所的Boon等选择免疫原性较强的恶性黑色素瘤为突破口，采取以特异性CTL克隆筛选、鉴定肿瘤靶细胞抗原的技术路线，成功地分离、确定了第1个人类肿瘤抗原MACE，并阐明了其基因结构，合成了其抗原肽（9肽）。随后，人们从多方面证实了人类肿瘤抗原的存在。

肿瘤抗原特别是肿瘤特异性抗原具有免疫原性，并能够诱发体液及细胞免疫反应，特别是能诱发特异性CTL。其中CD8$^+$T细胞可直接溶解肿瘤细胞，它被激活后主要释放穿孔素，使肿瘤细胞膜的钙离子通道失去平衡，导致电解质紊乱、细胞水肿而凋亡，同时释放各种酶以消化肿瘤细胞。而且CD8$^+$T细胞可释放多种细胞因子并激活巨噬细胞，进一步释放细胞因子，抑制肿瘤生长。T细胞（包括CD8$^+$CTL及CD4$^+$T细胞）的激活是细胞免疫的关键。T细胞的激活除了肿瘤抗原与MHC复合物第一信号外，还必须有第二信号即共刺激因子，其中最重要而又关键的是B7分子。它表达于激活的B细胞、树突状细胞及巨噬细胞，与T细胞的CD28、CTLA4受体结合，激活CD4$^+$、CD8$^+$T细胞，产生细胞免疫。由于肿瘤细胞不表达B7，使机体对其产生免疫耐受。如果能提高B7的表达或将B7导入肿瘤细胞，或CD28、CD3的抗体与CD28结合，激活T细胞，都可增强T细胞的杀瘤作用。

基于肿瘤特异性主动免疫的理论基础，目前主要从以下方面实施肿瘤疫苗的研究，以提高其特异性、安全性和有效性：①肿瘤抗原（肽）的寻找、分离、筛选、鉴定和人工合成；②增强肿瘤抗原（肽）的免疫原性研究及肿瘤疫苗的制备（细胞水平、分子水平、基因水平）；③有效激活T细胞的研究（共刺激因子、CD28单抗）；④打破机体对肿瘤的免疫耐受，解除免疫抑制，防止或克服T细胞无能（细胞因子修饰、免疫佐剂、免疫调节剂）；⑤增强细胞免疫的抗肿瘤效应，包括CD8$^+$CTL的直接杀伤肿瘤作用及CD4$^+$T细胞释放细胞因子间接或直接杀伤或抑制肿瘤的生长；⑥综合治疗和抗复发转移治疗，即作为手术、放疗、化疗常规方法的辅助和补充。肿瘤疫苗特异性主动免疫与CTL的过继性免疫治疗相结合，可预防复发、防止转移、延长生存期。

通过100多年的努力，近年来在肿瘤疫苗的研究方面取得了可喜的进展，动物实验已经证实肿瘤疫苗可以诱导机体特异性主动免疫应答、增强机体的抗肿瘤能力，许多疫苗已进入临床试验研究。目前应用的肿瘤疫苗有以下几种：

1. 肿瘤细胞疫苗

肿瘤细胞疫苗以肿瘤细胞为免疫原，早期的肿瘤细胞疫苗是将肿瘤细胞采用物理（射线或紫外线照射、高低温处理）、化学（抗癌药物灭活、酶解）等方法灭活处理，使其丧失致瘤性，但仍保留免疫原性，并加佐剂卡介苗（BCG）制备成灭活的瘤细胞疫苗，回输给患者，对机体进行主动免疫。理论上这类肿瘤疫苗可以提供多种肿瘤抗原，包括TSA和TAA，来诱导机体的抗肿瘤免疫反应。但是由于肿瘤细胞TSA表达水平低下，免疫原性较低，并缺乏一些免疫辅助因子的表达，难以诱发有效的抗肿瘤免疫应答。肿瘤细胞疫苗曾应用于多种肿瘤的临床治疗，但其疗效不稳定。近年来，通过可溶性抗原直接负荷，或者转基因的方式在肿瘤细胞导入某些免疫相关因子的编码基因，如IL-2，IL-4和GM-CSF等，以及协调共刺激分子的编码基因，如B7.1，以加强细胞疫苗的免疫原性和抗原提呈，促进免疫应答。

2. 胚胎抗原疫苗

针对人类肿瘤表达的胚胎抗原制备的肿瘤疫苗可使相应的个体产生免疫力，例如，原发性肝癌表达AFP、消化道肿瘤表达CEA、前列腺癌表达PSA等，均可用以制备疫苗。但胚胎抗原的抗原性弱，在体内是否能产生免疫应答尚无定论。用表达CEA的重组瘤苗病毒疫苗可在人体内激发出特异性CTL反应，

IL-2能增强重组CEA瘤苗病毒的特异性T细胞反应，在动物实验中取得了明显的效果。目前，CEA疫苗已进入Ⅰ期临床试验。由MAGE-1、MAGE-2、MAGE-3等基因编码的抗原是一组在肿瘤细胞中重新活化的胚胎基因产物，此类抗原具有可供不同CTL克隆识别的多种可能的表位，因此可被患者T细胞识别，是一种十分有效的免疫系统的攻击目标。由MAGE-3诱导产生的CTL能特异性杀伤MACE-3$^+$黑色素瘤细胞系或转导MAGE-3基因的肿瘤细胞。

3. 病毒疫苗

人类的许多肿瘤与病毒感染密切相关，例如，乙型肝炎病毒与原发性肝癌、EB病毒与鼻咽癌和Burkitt淋巴瘤、人乳头瘤病毒与子宫颈癌等。这些病毒除使肿瘤表达一定量的病毒相关抗原外，有的还编码产生可用作肿瘤特异抗原的特异性分子，作为机体免疫攻击的靶抗原。病毒疫苗具有较强的免疫原性和交叉反应性，易于大量制备，在某些疾病中效果显著。但由于许多人类肿瘤是非病毒源性的，其应用受到了限制。目前，以灭活病毒为载体与其他肿瘤抗原或多肽组成的重组病毒疫苗可大大提高肿瘤抗原的免疫原性，并可与所需的MHC及B7等分子重组，呈递抗原，共刺激T细胞增殖，便于大量重复制备。

4. 癌基因产物

由于点突变或易位致癌基因活化而产生的蛋白产物或抑癌基因的产物均可成为肿瘤抗原。这些癌基因产物的氨基酸序列或空间构象发生改变或隐蔽的蛋白质分子暴露而具有高度的免疫原性，成为机体免疫系统的有效靶目标。在人体能产生针对P21^{ras}肽序列的CD4$^+$T细胞，突变或易位的癌基因蛋白可被抗原呈递细胞处理，以合适的构象与MHC分子结合并呈递抗原至T细胞表面，刺激抗原特异性TCR而产生免疫应答。HER-2/neu蛋白在恶性肿瘤细胞中过度表达，其所含的能与MHC分子结合的多肽片段数量大大增加，易于打破机体对自身抗原的免疫耐受状态而产生免疫应答。

5. 人工合成的多肽疫苗

外来抗原需被抗原呈递细胞摄取，加工处理成小肽段，与MHC结合后呈递至细胞表面并激活TCR，才能产生免疫应答。在细胞免疫中T细胞不能够识别抗原蛋白的三级结构，其所识别的只是能与相应的MHC分子相匹配的蛋白一级结构中的小肽片段，一般由8~12个氨基酸组成。人工合成的多肽肿瘤疫苗能模拟T细胞识别的肿瘤抗原决定簇，不经抗原呈递过程，即可直接与MHC分子结合，激活特异性CTL，并能在体内外特异性杀伤所表达的天然肽序列与人工合成肽相同的肿瘤细胞。人工合成的多肽疫苗应用于过继性免疫治疗肿瘤，其疗效优于蛋白疫苗、活载体疫苗或肿瘤细胞疫苗，是目前主动免疫治疗的新策略，具有广泛的应用前景。目前正在研究的有黑色素瘤相关抗原（MAGE），HPV16E7抗原，以及P21-k-ras、P53蛋白中特定的序列多肽等。

6. 抗独特型抗体疫苗

抗独特型抗体疫苗是20世纪70年代后期发展起来的一种新型免疫生物制剂，该疫苗是以抗病原微生物或肿瘤抗原的抗体作为抗原来免疫动物，抗体的独特型决定簇可刺激机体产生抗独特型抗体。抗独特型抗体，不是始动抗原的本身，而是始动抗原的"模拟物"。当用这种疫苗接种时，动物虽然没有直接接触肿瘤抗原，却能产生对相应肿瘤抗原的免疫力，故又将这种抗体疫苗称为内在抗原疫苗。尽管这种内在抗原疫苗的性质是抗体，但仍可以看成是主动免疫，因为这种抗体是模拟抗原在起作用，从而打破了用抗原免疫称为主动免疫、用抗体免疫称为被动免疫的传统观念。抗独特型抗体是抗原的内影像，其制备相对较容易，只需选出抗原的单抗作为免疫原制备抗体。单抗技术和基因工程技术的应用可以提供大量均一抗体，有利于疫苗标准化，同时也避免了肿瘤抗原可能带有肿瘤病毒和癌基因等潜在危险。抗独特型抗体还含有一些机体未曾识别的蛋白组分，可以打破机体对肿瘤抗原的免疫耐受而产生免疫应答。对于某些分子结构尚不明确、无法进行化学合成或DNA重组的肿瘤相关抗原，可以用抗独特型抗体来制备。对单克隆抗独特型抗体结构加以改变，并与细胞因子基因重组形成融合蛋白，则可以进一步增强其作用。以抗独特型抗体MK2-23治疗25例Ⅳ期黑色素瘤患者，14例产生抗体，部分病例转移灶明显缩小，产生抗体的患者生存期明显延长。

7. 树突状细胞疫苗

树突状细胞（dentritic cells，DC）是由加拿大科学家拉尔夫·斯坦曼于1973年发现的，因其成熟时伸出许多树突样或伪足样突起而得名，DC 是机体功能最强的专职抗原递呈细胞（antigen presenting cells，APC），未成熟的 DC 具有较强的抗原摄取、加工和迁移能力，成熟的 DC 能有效激活初始型 T 细胞，处于启动、调控，并维持免疫应答的中心环节。人 DC 起源于造血干细胞（hemopoietic stem cell），DC 尽管数量不足外周血单核细胞的 1%，但表面具有丰富的抗原递呈分子（MHC- I 和 MHC- II）、共刺激因子（CD80/B7-1、CD86/B7-2、CD40、CD40L 等）和黏附因子（ICAM-1、ICAM-2、ICAM-3、LFA-1、LFA-3 等），是功能强大的 APC。DC 自身具有免疫刺激能力，是目前发现的唯一能激活未致敏的初始型 T 细胞的 APC。DC 来源于骨髓细胞，在正常组织中的含量极微。DC 高度表达 MHC 分子和共刺激分子，具有极强的抗原捕捉能力，是免疫激发过程中作用最强的抗原递呈细胞。成熟 DC 与 T 细胞接触后，能够诱导特异性的 CTL 生成。近年来的研究表明，应用肿瘤相关抗原或抗原多肽体外致敏 DC，回输或免疫接种于载瘤宿主，可诱发特异性 CTL 的抗肿瘤免疫反应。DC 与肿瘤的发生、发展有着密切的关系，大部分实体瘤内浸润的 DC 数量多则患者预后好。有效的抗肿瘤免疫反应的核心是产生以 CD8$^+$T 细胞为主体的细胞免疫应答，这也是 DC 作为免疫治疗手段的基础。

DC 抗肿瘤的机制如下：① DC 可以高表达 MHC- I 类和 MHC- II 类分子，MHC 分子与其捕获加工的肿瘤抗原结合，形成肽 -MHC 分子复合物，并呈递给 T 细胞，从而启动 MHC- I 类限制性 CTL 反应和 MHC- II 类限制性的 CD4$^+$Th1 反应。同时，DC 还通过其高表达的共刺激分子（CD80/B7-1、CD86/B7-2、CD40 等）提供 T 细胞活化所必需的第二信号，启动免疫应答。② DC 与 T 细胞结合可大量分泌 IL-12、IL-18 激活 T 细胞增殖，诱导 CTL 生成，主导 Th1 型免疫应答，利于肿瘤的清除；激活穿孔素 P 颗粒酶 B 和 FasL/Fas 介导的途径增强 NK 细胞毒作用；③ DC 分泌趋化因子（chemotactic cytokines，CCK）专一趋化初始型 T 细胞促进 T 细胞聚集，增强了 T 细胞的激发。保持效应 T 细胞在肿瘤部位的长期存在，可能通过释放某些抗血管生成物质（如 IL-12、IFN- γ）及前血管生成因子而影响肿瘤血管的形成。上述 CCK 进一步以正反馈旁分泌的方式活化 DC，上调 IL-12 及 CD80、CD86 的表达；同时 DC 也直接向 CD8$^+$T 细胞呈递抗原肽，在活化的 CD4$^+$T 细胞的辅助下使 CD8$^+$T 细胞活化，CD4$^+$ 和 CD8$^+$T 细胞还可以进一步通过分泌细胞因子或直接杀伤，增强机体的抗肿瘤免疫应答。

2011 年 10 月 3 日，瑞典卡罗林斯卡医学院宣布，将 2011 年诺贝尔生理学或医学奖授予美国科学家布鲁斯·博伊特勒、法国科学家朱尔斯·霍夫曼和加拿大科学家拉尔夫·斯坦曼，以表彰他们在人类免疫系统领域的独特发现。其中，拉尔夫·斯坦曼因以他在"树状细胞及其在适应性免疫系统方面作用的发现"方面取得的成就，获得了 2011 年诺贝尔生理学或医学奖。

DC 细胞能有效刺激静息的 T 细胞活化、诱发初次免疫应答。DC 疫苗实际上是肿瘤细胞疫苗的一种替代形式，可以纠正肿瘤细胞本身抗原递呈分子缺陷导致的免疫耐受。由于 DC 细胞本身并不具备肿瘤抗原，所以所有的 DC 疫苗制备的关键是相关肿瘤抗原的负荷。可以将已知的肿瘤抗原直接通过吸附、交联、捕捉等方法固定于 DC 细胞表面，也可以以转基因的方式使 DC 细胞表达出某些肿瘤抗原。基因转染的 DC 由于能提供更多、更有效可供识别的抗原表位，而且可克服 MHC 限制，已成为备受关注的研究热点。目前，DC 细胞疫苗已在多种疾病中获准试用，并展现出了较佳的应用前景。

尽管肿瘤疫苗的进展令人鼓舞，但有效的治疗尚需克服以下障碍：①由于肿瘤患者中抗原特异的免疫缺陷（在某些晚期患者中还存在 T 细胞信号传递障碍），对肿瘤抗原的免疫效应难以诱导。②肿瘤疫苗尚不足以产生足够量的免疫效应导致肿瘤缩小，可能需要进一步扩增疫苗所产生的抗原特异性 T 细胞用于过继性细胞免疫治疗。③肿瘤在抗原表达上的异质性需要针对多种抗原的肿瘤疫苗，以期在大多数患者的免疫治疗中获得成效。

（二）主动非特异性免疫治疗

主动非特异性免疫治疗（免疫刺激剂治疗）是最早开展的肿瘤生物治疗，其基本原理是免疫刺激。研究表明，由于肿瘤发展过程的渐进性、肿瘤抗原的隐匿性和肿瘤免疫逃逸等因素，往往造成机体的抗肿瘤免疫反应低下。免疫激发是免疫反应的初始环节，也是抗肿瘤免疫中最重要的环节。利用免疫刺激剂可以非特异性地激发机体的免疫反应，从而使机体的抗肿瘤免疫反应同时被加强。免疫刺激剂大部分源自病原微生物本身或其某些成分，如 MBV（Coley 混合菌苗）、BCG、OK-432 等。由于免疫刺激剂组分各异，其确切的免疫激发原理和环节非常复杂，但其基本特点有：①免疫刺激剂发挥免疫增强作用而不是免疫抑制作用；②主要是通过激活机体的细胞免疫功能发挥作用，同时也能部分活化机体的体液免疫功能；③免疫刺激剂所激发的免疫反应不具备肿瘤抗原针对性，对不同肿瘤、不同部位肿瘤疗效的差别并非是肿瘤选择的结果。

免疫刺激剂的种类多样，在化疗药物中，有些本身即有明确的免疫刺激效应，如 6- 巯基乙醇、VLB、CTX 等。CTX 在大剂量使用时为化疗作用，但在小剂量时却是免疫刺激剂。

接触性过敏原是一大类免疫刺激剂，其引发的迟发性变态反应是一种细胞免疫功能亢进造成的组织损伤。人们很早以前就利用接触性过敏原来治疗某些肿瘤，如皮肤鳞癌和基底细胞癌等，并确实取得了一定的治疗效果。除皮肤、黏膜等表面组织的肿瘤外，还用于妇科的子宫颈癌、阴道癌。有报道局部使用二硝基氯苯（DNCB）、5-Fu 在早期上述患者亦获得了良好的结果。接触过敏原直接应用在晚期肿瘤患者效果不佳，局部用药也会引起用药部位的明显不适。

BCG 是当前非特异免疫治疗的代表药物，BCG 是一株减毒牛型结核分枝杆菌，主要用于预防结核感染。因 BCG 能诱发明显的迟发性变态反应而广泛用于肿瘤的治疗和辅助治疗。动物实验表明，BCG 能延缓、减少化学物品、放射因素和致瘤病毒诱导的肿瘤发生。BCG 还能明显抑制动物移植肿瘤生长。20世纪 70 年代以来，大量的临床实践证实，膀胱内灌注 BCG 能够预防肿瘤术后复发、治疗原位癌、防治肿瘤进展、延长患者生存时间。BCG 治疗肿瘤的原理大致有以下几个方面：① BCG 相关抗原特异 T 细胞的激活所导致的旁观者杀伤效应；②巨噬细胞介导的慢性细胞毒也加强了旁观者杀伤效应；③淋巴细胞、巨噬细胞激活后释放出的某些细胞因子具有抑瘤、杀瘤作用；④ BCG 在活化免疫系统的同时也进一步激活了单核巨噬细胞系统，尤其是 NK 细胞系统的活化在肿瘤的治疗中发挥了重要的作用；⑤被激活的免疫系统中也包括了肿瘤抗原特异的细胞与体液成分，这些组分可能处于反应低下、无反应性或免疫抑制状态。

（三）过继性免疫治疗

1. 过继性细胞免疫治疗

过继性细胞免疫治疗（adoptive cellular immunotherapy，ACI）是通过输注免疫活性细胞、增强肿瘤患者的免疫功能达到抗肿瘤效果的一种免疫治疗方法。以肿瘤细胞为靶细胞，具有直接杀伤肿瘤细胞作用的免疫活性细胞主要包括 NK 细胞、CTL 和巨噬细胞三类细胞。过继性细胞免疫治疗不仅可使患者被动接受自身或同种特异性或非特异性肿瘤杀伤细胞，补充体内细胞免疫功能，而且可直接或间接调动患者本身的特异性和非特异性抗肿瘤机制。过继性细胞免疫治疗是近年肿瘤生物治疗中最活跃的领域之一。自 20 世纪 80 年代初，Rosenberg 等首先报道应用 IL-2/ 淋巴因子激活的杀伤细胞（lymphokine activated killer cells，LAK）治疗晚期肿瘤获得成效以来，过继性细胞免疫治疗在世界各国引起了极大的重视。目前用于肿瘤过继性免疫治疗的主要是 LAK、肿瘤浸润淋巴细胞（tumor infiltrating lymphocytes，TIL）和细胞因子诱导的杀伤细胞（cytokine induced killer cells，CIK）。

（1）LAK 细胞：是一种在体外经 IL-2 诱导激活的淋巴细胞。其前体细胞为 NK 细胞（CD3⁻CD16⁺CD56⁺）和 NKT 细胞及其他具有抗肿瘤活性的不受 MHC 限制的 T 细胞（CD3⁺CD16⁻CD56⁻）所组成的混合群体。前体细胞存在于人淋巴组织、外周血淋巴细胞、胸腺、脾、淋巴结、骨髓和胸导管淋巴细胞。

LAK 细胞杀伤活性不受肿瘤的 MHC 限制，既可杀伤 NK 细胞敏感的肿瘤细胞，也可杀伤 NK 细胞不敏感的自体和同种异体肿瘤细胞，对正常细胞却没有损伤。LAK 细胞对 IL-2 具有依赖性，必须在高浓度 IL-2 下才能诱导，且其杀瘤能力必须由 IL-2 维持。LAK 细胞具有广谱抗瘤性，对各种类型的肿瘤细胞都有杀伤作用。一般认为，LAK 细胞能识别的抗原决定簇广泛存在于肿瘤细胞，而新鲜正常的组织不具备能被 LAK 细胞识别的抗原决定簇。LAK 细胞与肿瘤细胞接触后，在与肿瘤细胞结合处释放细胞毒性颗粒（cytotoxic granules，CG），在 Ca^{2+} 存在时释放其中的穿孔素（perforin）、丝氨酸酯酶等杀伤介质，直接杀伤肿瘤细胞。LAK 细胞还可通过分泌多种细胞因子如 IL-1、IL-6、TNF-α、IFN-γ 等对肿瘤细胞起间接杀伤作用。

目前临床研究证实，LAK/IL-2 疗法对肾癌、黑色素瘤、结直肠癌、非霍奇金淋巴瘤等免疫原性强的肿瘤有较显著的疗效，对膀胱癌、肝癌、头颈部癌也取得了一定的疗效，且毒副作用较轻。另外，LAK细胞胸腹腔灌注局部治疗癌性胸腔积液、腹水也有较好的疗效。笔者曾经应用 IAK/IL-2 胸腔灌注治疗33 例晚期肺癌癌性胸腔积液患者，取得了较好的疗效，其中完全缓解 18 例（55%），部分缓解 12 例（36%），并且明显改善了患者的生活质量。

目前 LAK/IL-2 疗法尚有许多局限或不足之处。患者自体 LAK 前体细胞数量少，扩增能力较低，杀伤能力有限，同时应用大剂量 IL-2 易引起严重的毒副作用，使患者不能耐受治疗。LAK 细胞治疗今后发展的方向包括：提高 LAK 细胞的纯度，活化的 IAK 细胞有贴壁的特性，纯化的黏附 LAK（adherent-LAK，A-LAK）细胞其抗肿瘤转移的作用比 IAK 细胞强 20 ~ 50 倍；通过改变用药途径等达到改变 LAK 细胞在体内的分布；通过与其他细胞因子或抗体的联合达到增强 LAK 细胞杀伤活性的目的，例如，用 CD3 单抗诱导的杀伤细胞（CD3 McAbactivated killer cells，CD3AK），其增殖速度和对肿瘤细胞的杀伤作用都高于 LAK 细胞。

（2）肿瘤浸润淋巴细胞：早在 1863 年，Virchow 等就发现肿瘤局部有炎性细胞浸润，这群细胞以淋巴细胞为主，被称为肿瘤浸润淋巴细胞（TILs）。TILs 反映了宿主对于肿瘤细胞的免疫反应。研究表明，TILs 的浸润程度和患者预后相关，TILs 浸润越显著，患者预后越好。TILs 的主要成分是存在于肿瘤间质内的 T 细胞（细胞表型 $CD3^+CD8^+$ 或 $CD3^+CD4^+$）、小部分为 MHC 非限制性 T 细胞（$CD3^+CD56^+$）和 NK 细胞（$CD3^-CD56^+$），其共同特点为表达 T 细胞受体 TCR，主要为 α、β 链，少数为 γ、δ 链组成。

将切除的肿瘤组织中的 TILs 分离出来，在体外经 IL-2 和抗 CD3 单抗激活后可大量扩增，成为对自身肿瘤细胞具有很强的特异杀伤活性的效应细胞。TILs 细胞来自肿瘤组织区域，已被肿瘤抗原激活，可特异识别自体肿瘤，具有 MHC 限制的溶肿瘤活性。TIL 对 IL-2 的依赖性较小，仅需较少量的 IL-2 即可发挥明显的抗肿瘤效果。TILs 回输入体能在肿瘤部位特异性聚集。动物实验表明，来源于小鼠肿瘤的 TILs 用于治疗肺、肝转移性肿瘤，其体内抗肿瘤效应比常规 LAK 细胞强 50 ~ 100 倍。

TILs 治疗肿瘤具有以下优点：①取自切除的肿瘤组织，不必抽取外周血，对患者（尤其晚期体弱患者）损伤小；②在体外可长期培养扩增并保持生物活性；③抗肿瘤活性和靶细胞特异性高；④对 IL-2 依赖性小，可减轻 IL-2 的毒副作用，患者易于耐受治疗剂量的 TILs；⑤与其他细胞因子（IFN、TNF、IL-4）或化疗制剂（CTX 等）联合应用可显著提高疗效。

TILs 疗法在某些实体瘤治疗中已取得了一定的疗效。TILs 细胞过继性输注已用于恶性黑色素瘤、肾癌、上皮性卵巢癌、乳腺癌等实体瘤的治疗。目前报道应用较多、疗效较强的是免疫原性强的恶性黑色素瘤和肾癌。Rosenberg 总结了对 86 例黑色素瘤转移患者用自身 TIL 加大剂量 IL-2 进行治疗，其有效率为 34%，大部分患者的不良反应短暂，表明 TIL 对黑色素瘤患者有效。美国加州大学采用 TILs 治疗 48 例晚期肾癌患者，结果 8 例完全缓解，8 例部分缓解，客观有效率为 33%。Ratto 应用 TILs 和 IL-2 治疗非小细胞肺癌患者，其 3 年生存率和局部复发率较常规治疗明显改善。国内亦有报道应 TILs 治疗消化道肿瘤，近期观察部分缓解率较高，不良反应较轻，但对不能手术、肿瘤过大的晚期患者则疗效较差。

TIL 用于治疗人类肿瘤还有以下不足之处：① TIL 的活性取决于肿瘤的类型、大小和坏死程度等，并非所有的肿瘤都被淋巴细胞浸润；②从产生免疫抑制因子的肿瘤中获得的 TIL 在体外可能不增殖；③从转移瘤中获得的 TIL 在培养中不能扩增；④ TIL 在体外激活和生长的最佳条件（包括细胞因子的联合应用）目前尚不清楚；⑤自身肿瘤特异性 TIL 在大多数肿瘤中难以得到；⑥ TIL 体外扩增价格昂费，又易污染；⑦通过全身途径输注仅有小部分 TIL 到达肿瘤部位或转移灶；⑧ TIL 体内抗肿瘤机制尚不明确。

近年来，由于相继分离出肿瘤相关抗原和肿瘤抗原特异性 TCR 基因，这使得通过转导 TCR 基因产生有治疗价值的抗原特异性 T 细胞成为可能。这是目前 TILs 疗法发展的方向。

（3）CIK 细胞：是将人外周血单个核细胞（PBMC）在体外用多种细胞因子（抗 CD3 McAb、IL-2、IFN-γ、IL-1α 等）共同培养一段时间后获得的一群异质细胞：其中 $CD3^+CD56^+$ 细胞是 CIK 细胞群体中主要的效应细胞，被称为 NK 样 T 淋巴细胞，兼具有 T 淋巴细胞强大的抗瘤活性和 NK 细胞的非 MHC（主要组织相容性复合体）限制性杀瘤优点。

CIK 细胞的培养需要多种细胞因子的诱导，其中 CD3 单克隆抗体和 IFN-γ 是必要的组分。CD3 单克隆抗体起丝裂原活性作用，可与 T 细胞表面的 CD3 交联，诱导细胞活化。IFN-γ，可诱导 IL-1 等细胞因子的合成。其他常用于 CIK 细胞培养的细胞因子有 IL-2、PHA、IL-7、IL-12 等。通过培养，外周血中微量的 CD3+CD56+ 细胞得以大量扩增。

CIK 细胞主要通过以下机制杀伤肿瘤细胞：①CIK 细胞可以直接杀伤肿瘤细胞，CIK 细胞可以通过不同的机制识别肿瘤细胞，释放颗粒酶、穿孔素等毒性颗粒，导致肿瘤细胞的裂解。②CIK 细胞释放的大量炎性细胞因子具有抑瘤杀瘤作用，体外培养的 CIK 细胞可以分泌多种细胞因子，如 IFN-γ、TNF-α、IL-2 等，不仅对肿瘤细胞有直接抑制作用，还可通过调节机体的免疫反应间接杀伤肿瘤细胞。③CIK 细胞能够诱导肿瘤细胞的凋亡，CIK 细胞在培养过程中表达 FasL，通过与肿瘤细胞膜表达的 Fas 结合，诱导肿瘤细胞凋亡。

相比 LAK 和 TIL 细胞 CIK 细胞具有以下特点：①增殖活性高，在培养的第 15 天数量就可以达到 70 多倍，其效应细胞 CD3+CD56+ 的比例和数量更是明显增加，可以达到 1 000 多倍；②杀瘤活性高，而且杀瘤活性的维持不需要外源大量的 IL-2 的输入来维持；③杀瘤谱广，CIK 对肾癌、恶性黑色素瘤、白血病、乳腺癌、直肠癌、胃癌、肺癌、食管癌、子宫颈癌、卵巢癌、多发性骨髓瘤、恶性淋巴瘤（非 T 细胞淋巴瘤）等恶性肿瘤细胞都有显著的杀伤活性；④对多重耐药肿瘤细胞同样敏感；⑤杀瘤活性不受 CsA（环孢霉素 A）和 FK506（普乐可复）等免疫抑制剂的影响；⑥对正常骨髓造血前体细胞毒性很小；⑦能抵抗肿瘤细胞引发的效应细胞 Fas-FasL 凋亡，CIK 细胞内有抗凋亡基因表达，并检出了多种保护基因，如 Bcl-2 等和 survivin 的转录水平上调。

目前 CIK 细胞主要用于：①手术、放化疗后病情稳定患者的辅助治疗和维持治疗，可提高治愈率，防止肿瘤转移、复发。研究显示，手术和化疗达到完全缓解的中晚期卵巢癌患者接受 CIK 细胞维持治疗，可明显延长患者的无进展生存时间。②不可治愈的中晚期患者与放疗或化疗联合，可提高放化疗疗效。③无法进行手术、放疗、化疗的中晚期患者的姑息性治疗。④骨髓移植后或化疗缓解后的白血病患者；⑤癌性胸腔积液、腹水的局部治疗。临床研究的荟萃分析提示，辅助 CIK 治疗对多种肿瘤有效，可以阻止其复发，改善患者生活质量，延长无进展生存时间。

DC 是目前已知的体内作用最强的抗原递呈细胞，具有独特的抗原递呈和免疫激发能力，在肿瘤细胞和 T 细胞相互作用中发挥桥梁和纽带作用。临床研究证实，健康人外周血或脐血来源的成熟 DC 可以大大提高 CIK 细胞的增殖率，增加培养细胞中 NKT 细胞的比率和体外的杀瘤活性。另外，近年的研究显示，肿瘤相关抗原和免疫相关细胞因子基因修饰的 CIK 细胞似乎可以进一步提高效应细胞的抗肿瘤效果。

免疫活性细胞回输治疗是目前临床常规应用的方法，有别于细胞因子治疗的是，这类细胞性治疗有两个集中：①因子的高度集中，在体外条件下，可以用单一因子，也可用几种因子的组合直接作用于细胞，比注入体内更容易保证浓度和刺激效果；②细胞集中，分离出的单个核细胞中的绝大部分是免疫活性细胞，自然免疫激发后使用效果更佳。当然除此之外，体外环境还避免了患者机体免疫抑制因素的作用和极为复杂的生理环境的影响，这在肿瘤患者也是经常可以见到的产生免疫耐受的因素。

免疫细胞治疗目前也存在一些问题：①各个细胞培养中心的技术方案各异，生产出的效应细胞成分与数量差异较大，最终导致临床疗效的差异。建立标准化的培养体系和质控标准是目前需解决的问题。②目前关于免疫细胞治疗的临床研究数量有限，样本含量较小，而且几乎都是单中心研究。循证医学证据不足也是目前临床医生对其疗效褒贬不一的主要原因。好在现在已有多个设计严谨、多中心、随机三期临床研究正在进行中，在不久的将来研究结果即将揭晓，这将为客观评价免疫细胞治疗的疗效提供有力的证据。

2. 抗体治疗

杂交瘤技术问世以来，单克隆抗体（简称单抗）的制备及其在肿瘤诊断和治疗中的应用取得了极大的进展。目前单抗在肿瘤治疗中的应用主要包括以下两个方面：①利用单抗的直接抗肿瘤作用，例如，活化补体，构成复合物与细胞膜接触产生补体依赖性细胞毒作用，引起靶细胞的溶解和破坏；激活以抗体依赖细胞（杀伤细胞、NK 细胞或单核细胞）为效应细胞的抗体依赖性细胞毒作用，破坏肿瘤细胞；

通过封闭肿瘤细胞表面的受体，阻断与肿瘤细胞生长、繁殖相关的关键信号传导通路而抑制肿瘤生长。目前临床常用的治疗性单抗有靶向表皮生长因子受体的西妥昔单抗、靶向表皮生长因子受体 -2 的曲妥珠单抗、靶向白细胞分化抗原 CD20 的利妥昔单抗、靶向 VEGF 的贝伐珠单抗等。这些单抗已在肿瘤治疗中取得了一定的疗效，有些已成为某些肿瘤的标准治疗手段。②作为载体，利用单抗和肿瘤抗原结合的特性将结合在其上的化疗药物、生物毒素或放射性同位素携带至靶抗原部位，发挥靶向性抗肿瘤作用。这一疗法又被称为"生物导弹"。其中，单抗与放射性核素交联的放射免疫治疗应用方便，标记方法简单易行，不仅可破坏与单抗结合的肿瘤细胞，还可杀伤周围未与单抗结合的肿瘤细胞，因而目前在临床治疗中应用最多，是肿瘤导向治疗中最具临床应用价值的组成部分。目前所用的抗体主要为抗 CEA、AFP、铁蛋白、EGF 受体等抗体。常用于治疗的放射性核素为 ^{131}I、^{125}I、^{90}Y、^{32}p、^{111}In、^{186}Re 等。放射免疫治疗已用于临床治疗肝癌、结直肠癌、卵巢癌、胶质细胞瘤、恶性黑色素瘤及淋巴瘤等。

目前单抗治疗肿瘤还存在一些亟待解决的问题：①肿瘤特异性抗原、高表达膜抗原在肿瘤中甚为少见，肿瘤抗原的异质性和抗原调变增加了抗原筛选和制备的难度；②鼠源单抗的人源化；③循环抗原的封闭作用和抗体转运的生理屏障降低了到达靶部位单抗的数量；④生物蛋白性药物的制备工艺要求复杂，成本甚高，对多数患者来说还是一个相当大的负担。

3. 非特异性免疫调节剂治疗

细胞因子（cytokines）是一组细胞调节性蛋白的总称，由免疫效应细胞（淋巴细胞、单核巨噬细胞等）及其他体细胞（血管内皮细胞、成纤维细胞等）合成和分泌，通常是小分子多肽或并有不同程度的糖基化。按其细胞来源，细胞因子分为淋巴细胞产生的淋巴因子（lymphokine，包括 IL-2、IL-3、IL-4、IL-5、IL-6、IL-9、IL-10、IL-12、IL-13、IL-14、IFN-γ、TNF-p、GM-CSF 等）、单核巨噬细胞产生的单核因子（monokine，包括 IL-1、IL-6、IL-β、TNF-α、G-CSF、M-CSF 等）和其他细胞（上皮细胞、血管内皮细胞、成纤维细胞等）产生的细胞因子（如 EPO、IL-7、IL-11、SCF、IL-8、IFN-β 等），但不包括免疫球蛋白、补体及一般的生理性细胞产物。按其主要功能，细胞因子分为白细胞介素（interleukin，IL）、干扰素（interferon，IFN）、肿瘤坏死因子（tumor necrosis factor，TNF）、集落刺激因子（colony stimulating factor，CSF）、转化生长因子 -β（transforming growth factor-β，TGF-β）、趋化因子家族（chemokine family）和其他细胞因子。

细胞因子具有以下共同特征：①由激活的细胞合成分泌，正常静息状态细胞极少储存；②产生具有多元性，即单一刺激可使同一细胞分泌多种细胞因子，一种细胞因子可由多种细胞产生；③作用呈现多效性；④大多通过自分泌或旁分泌方式短暂地产生并在局部发挥作用；⑤需与靶细胞上的高亲和性受体特异结合发挥生物学效应；⑥主要通过信号传递方式影响免疫反应；⑦生物学效应极强。

细胞因子治疗肿瘤的作用机制主要是通过非特异方式激发宿主的免疫反应引起整体免疫功能的加强，同时体内本来存在的肿瘤特异免疫的组分也受到了免疫激发，表现为特异性抗肿瘤免疫反应能力的加强。另外，细胞因子还具有控制肿瘤细胞生长、促进细胞分化、抗肿瘤血管生成、刺激造血及直接杀伤肿瘤细胞的功能。

目前，应用于肿瘤生物治疗取得较好疗效的细胞因子主要有 IL-2，IFN-α 和 TNF-α 等。

（1）白细胞介素 -2（IL-2）：又名 T 细胞生长因子（TCGF），是由单个核细胞和 T 细胞系（主要是 Th 细胞）在致分裂原或同种抗原刺激下产生的。人 IL-2 为含 133 个氨基酸残基的糖蛋白，分子质量为 15 420 kDa。IL-2 具有多种生物学功能，在免疫调节中起中心作用：①刺激活化的 T 细胞生长和分化，增强 T 细胞的杀伤活性；②刺激 B 细胞的增殖和产生免疫球蛋白，促进 B 细胞表达 IL-2 受体；③刺激单核巨噬细胞的细胞毒性；④促进 NK 细胞的增殖，增强 NK 细胞的杀伤活性；⑤扩增和激活 LAK 细胞和 TIL 的必需因子；⑥对少突神经胶质细胞也有促进增生和分泌细胞因子的作用。因此，IL-2 通过激活 CTL、巨噬细胞、NK 细胞、LAK 细胞和 TIL 的细胞毒作用及诱导效应细胞分泌 TNF 等细胞因子而杀伤肿瘤细胞，也可通过刺激抗体的生成而发挥抗肿瘤的作用。

自 Rosenberg 首先报道 IL-2 用于治疗各种常规治疗无效的晚期肿瘤以来，IL-2 已在国内外广泛应用于肿瘤治疗。临床资料表明，大剂量 IL-2 治疗恶性黑色素瘤和肾癌效果较好，有效率达 20% 左右。目前多主张局部应用 IL-2，不仅疗效较为显著，而且所需剂量较低，毒副作用较轻。特别是小剂量瘤内注射，刺激特异性免疫反应，是有希望的治疗手段。例如，淋巴管周围注射 IL-2 治疗头颈部肿瘤、胸腔内注射治疗原发性肺癌和恶性胸腔积液，肝动脉内灌注治疗肝癌等。此外，IL-2 和 LAK 细胞或 TIL 联合过继性免疫治疗，或与化疗药物或其他细胞因子如 TNF-α、IFN-γ、IL-4 等联合应用，可进一步提高抗肿瘤的效果。

（2）干扰素（interferon，IFN）：是由细胞对病毒感染或双链 RNA、抗原、丝裂原的刺激产生反应而诱导生成的一组蛋白，主要由 IFN-α、IFN-β、IFN-γ 三类分子及其亚型组成，具有广泛的调节作用，其生物活性主要有诱导细胞抗病毒、调节免疫系统和细胞生长分化等作用。

IFN 具有较强的抗肿瘤作用，其抗癌途径与多种因素有关，如 IFN 的类型及剂量、肿瘤的类型、宿主的状况等。IFN 的作用机制多种多样，对肿瘤细胞的直接作用表现为：①减缓细胞增殖速度，抑制鸟氨酸脱羧酶的合成，从而减少多巴胺的生物合成，并通过调控原癌基因的表达影响细胞生长调节的途径，抑制细胞的 DNA 合成和分化；②细胞毒作用，直接杀伤癌细胞；③促进细胞分化，诱导肿瘤细胞向正常分化；④改变肿瘤细胞表面性质，增加 MHC-Ⅰ和Ⅱ抗原在肿瘤细胞的表达等。其对肿瘤细胞的间接作用表现为活化单核巨噬细胞、活化 T 细胞和 NK 细胞、调控抗体生成等。

IFN 是最早用于癌症治疗的细胞因子。3 种 IFN 中，以 IFN-α 的使用最多。20 世纪 80 年代初，Guesada 等用 IFN 治疗毛细胞性白血病，其有效率（CR+PR）竟高达 90% 以上。之后的临床研究表明，IFN 对十多种肿瘤（包括实体瘤和血液肿瘤）有效，尤其是在肿瘤负荷较小时作用更为明显。除毛细胞性白血病外，疗效显著的还有慢性粒细胞白血病、恶性淋巴瘤、肾癌、恶性黑色素瘤、多发性骨髓瘤等。

（3）肿瘤坏死因子（TNF）：是一种直接的肿瘤细胞杀伤因子，可导致肿瘤细胞的坏死，包括 TNF-α 和 TNF-β 两种。TNF-α（又名恶病质素，cachectin）由激活的单核巨噬细胞产生；TNF-β（又名淋巴毒素，lymphotoxin，LT）由激活的 T 细胞产生。TNF 是一种多功能蛋白，具有抗肿瘤、调节免疫效应细胞、调节机体代谢、诱导细胞分化、刺激细胞生长、诱导细胞抗病毒等多种生物学活性。TNF 通过巨噬细胞、NK 细胞、CTL 和 LAK 细胞的细胞毒作用杀伤肿瘤细胞或抑制其增殖，引起肿瘤坏死、体积缩小乃至消退；也可通过阻断肿瘤的血液供应、促进宿主炎症反应、刺激产生肿瘤特异性细胞毒抗体等途径间接起作用。然而，TNF 也可参与恶病质的形成，促进肿瘤细胞有丝分裂，促使肿瘤细胞抵抗 TNF 的细胞毒活性，通过破骨作用促进肿瘤播散。因此，在制订治疗方案时应全面考虑 TNF 对肿瘤生长的有利与不利作用。一般认为，TNF 全身应用疗效很差，而且毒副作用明显，局部注射或瘤体内直接注射疗效较好（尤其是皮肤恶性肿瘤、黑色素瘤、卡波西肉瘤），毒副作用较轻。

第三节　肿瘤的基因治疗

肿瘤的基因治疗是指应用基因转移技术将外源基因导入人体，直接修复和纠正肿瘤相关基因的结构和功能缺陷，或间接通过增强宿主的防御机制和杀伤肿瘤的能力，从而达到抑制和杀伤肿瘤细胞的治疗目的。

基因治疗成功的两个关键步骤是：①将外源目的基因充分有效地导入靶细胞；②导入的基因必须按照需要由导入细胞充分表达。基因治疗包括载体系统、目的基因、受体细胞等关键要素。以下将围绕这 3 个要素对肿瘤的基因治疗做一简单介绍。

一、肿瘤基因治疗的载体系统

将目的基因导入到靶细胞的媒介称为基因治疗的载体系统。目前应用最多的载体形式有病毒载体和非病毒载体，前者如反转录病毒、腺病毒、腺相关病毒、慢病毒、痘苗病毒等，后者包括质粒、脂质体、阳离子多聚物及寡核苷酸。

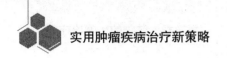

（一）非病毒载体

非病毒载体具有低毒、无免疫原性、外源性基因随机整合率低和目的基因大小不受限制等优点。但是非病毒载体转染效率低，表达不稳定，需要重复给药。

1. 脂质体介导的基因转移

脂质体是由双层磷脂膜构成的包被液相内核的囊泡，具有与细胞膜融合并释放包裹内核进入胞质的能力。将 DNA 包裹在脂质体膜内部可与细胞膜融合并被细胞内吞而实现基因转移。脂质体载体具有靶向性、无免疫原性、缓释时间长、毒副作用低等优点。此方法体外基因转移效率很高，也适用于活体内基因转移。可经静脉注射给药，也可直接注射到皮肤或肌肉。采用脂质体包埋 HLA–B7 基因治疗晚期黑色素瘤，部分患者可观察到肿瘤消退或缩小。

2. 阳离子多聚物介导的基因转移

阳离子多聚物通过所带电荷聚集目的基因，再通过静电和靶细胞膜结合，然后通过内吞进入胞质，再通过核定位信号肽使目的基因转入细胞核内。此外，多价阳离子可与细胞膜表面受体的配体共价结合，从而构成目的基因 DNA、阳离子多聚物和配体 3 种物质相连的介导复合物，利用配体与靶细胞表面相应受体高效结合的能力将目的基因 DNA 导入受体细胞。阳离子多聚物载体具有易合成、无免疫原性、能与 DNA 紧密结合、保护 DNA 免受核酶的降价，以及靶向性和生物适用性等优点。

3. DNA 质粒

DNA 质粒（裸 DNA）能转染大多数细胞，易于制备，但是转染效率低，易被核酶降解，缺乏靶向性，临床应用受到了限制。目前主要通过直接注射入易感组织，将目的基因导入靶细胞而获表达。骨骼肌是唯一的受体细胞。这是因为肌肉细胞中溶酶体酶的活性很低，DNA 进入细胞后得以存留。

（二）病毒载体

病毒载体与病毒有本质的区别，病毒载体是一种剔除了病毒的致病性和复制能力但又保留了其感染能力和基因插入空间的形式。为了制备方便，这种载体可借助于辅助病毒和特定的细胞得以复制与扩增。使用病毒载体的突出优点是利用其感染特性提高基因的导入效率，同时病毒载体本身带有启动子和插入基因，以便于基因的整合与表达。它的主要缺陷是制备过程复杂，基因导入无明确的细胞选择性和本身具有的抗原性，易产生抗体反应。

1. 反转录病毒载体

反转录病毒是一类 RNA 病毒，含两条 RNA，病毒进入细胞后，其 RNA 即在病毒编码的反转录酶作用下反转录为双链 DNA，能整合到细胞基因组中。反转录病毒科有 7 个病毒属，其中最常用的是莫洛尼鼠白血病病毒（MMLV）和慢病毒。目前基因治疗所用的反转录病毒载体大都由 MMLV 改造而成。构建时去除其结构基因（gag、pol 和 env），代之以外源目的基因。

反转录病毒载体是目前基因治疗方案中最为常用的基因转移方法，其优点为构建简单、宿主细胞广泛、感染率高、能稳定地整合入宿主细胞基因组而不具有免疫原性的病毒蛋白表达。其缺点为病毒滴度较低，不易纯化；装载能力低，由于补体介导的病毒灭活，其体内活性低，仅能感染分裂期细胞，缺乏靶向性。基因的随机插入有可能会导致插入点附近的基因表达异常，而引起细胞恶变。

2. 腺病毒载体

腺病毒是一种双链 DNA 无包膜病毒，其基因组 DNA 全长为 30 ～ 50 kb，两端具有反向末端重复序列。腺病毒载体的发展大约经历了三代：第一代腺病毒载体病毒的 E1 和 E3 区被删除，代之以外源目的基因，装载量为 7.5 kb 左右；第二代腺病毒载体进一步删除 E2 和 E4 区，装载量提高到 11 kb 左右；第三代腺病毒载体则只保留了顺式作用元件和包装信号序列，所有的开放阅读框都被删除，装载量最高可达 32 kb，并且安全性明显提高了。腺病毒载体有以下特点：①安全性高，人群中腺病毒自然感染率很高，感染后仅产生轻微症状；②分裂细胞和非分裂复制细胞均可感染；③不整合到人基因组中，无插入突变的风险，但也可随着细胞的分裂和死亡而消失，需要反复给药；④制备简单，滴度高。目前在肿瘤基因治疗领域已有以腺病毒为载体的产品上市。

3. 腺相关病毒载体

腺相关病毒（AAV）是一类缺陷性单链 DNA 病毒，属细小病毒科，是目前已知的最简单、最小的动物病毒，基因组 DNA<5 kb。AAV 不能独立存在，其复制依赖于辅助病毒（如腺病毒、疱疹病毒）的存在。AAV 载体具有感染范围广、免疫原性低、安全性高（人类为自然宿主，无致瘤性）、理化性质稳定等优点。尤其是 AAV 能够特异性地结合到人第 19 号染色体长臂上，并持续稳定表达。但是 AAV 目的基因装载量小的问题有待解决。

4. 单纯疱疹病毒载体

单纯疱疹病毒（HSV）属双链 DNA 有包膜的疱疹病毒，根据抗原性不同分为Ⅰ型和Ⅱ型，目前构建载体用的是 HSV-Ⅰ型。HSV 载体具有以下优点：①感染细胞类型广，可感染分裂和非分裂细胞；②转导效率高；③外源基因装载容量大，可达 30 ～ 50 kb；④病毒滴度高。根据 HSV 载体作用的方式可分为裂解细胞型和非裂解细胞型。以前者的研究和应用较多。因其可选择性地在肿瘤细胞中复制并引起肿瘤细胞裂解死亡，是将来发展的趋势。目前已有多个产品进入临床Ⅲ期实验。但 HSV 载体也存在外源 DNA 不整合、表达时间短，免疫原性高及病毒对细胞有毒性等缺点。

5. 慢病毒

慢病毒（lentivirus，LV）属于反转录病毒科慢病毒属，相比一般反转录病毒，慢病毒感染宿主的范围更广，能够感染分裂细胞和非分裂细胞，并且转染效率和表达效率更高。免疫缺陷病毒（HIV）是目前最常用的慢病毒载体，由于 HIV 能特异性地结合 CD4$^+$ 细胞，故 HIV 病毒载体具有特殊的靶向性。因为慢病毒具有毒力恢复和垂直感染等风险，目前所有的慢病毒载体大多处于实验室研究阶段。

6. 痘苗病毒载体

痘苗病毒（VV）是一类双链 DNA 有包膜病毒，在细胞质中复制。VV 载体构建简便，重组病毒易于制备，表达效率高，基因组容量大。但 VV 病毒载体基因转移表达短暂，易引起免疫排斥。VV 载体已开始进行临床试验，有望用于肿瘤免疫治疗。

二、肿瘤基因治疗的目的基因

肿瘤基因治疗的目的基因可以是功能基因，通过基因产物干预机体对肿瘤细胞的反应或者改变肿瘤细胞的生物学行为；也可以是寡核苷酸片段，通过对目的基因序列的特异性结合来封闭或降解目的基因。根据目的基因靶向的目的细胞和功能可以分为以下几类：

1. 靶向肿瘤细胞的基因：主要是通过促进肿瘤细胞凋亡和改变肿瘤细胞的恶性生物学行为来抑制肿瘤的生长。其中包括肿瘤抑制基因 p53、RB、BRACI 等，细胞自杀基因胸苷酶基因，Fas 或 FasL 基因。

2. 靶向免疫系统的基因：通过外源性基因产物对抗肿瘤免疫反应过程中的多个环节进行干预，以提高患癌个体对于肿瘤细胞的清除能力，包括白细胞介素，如 IL-2、IL-15 的基因，共刺激分子，如 B7 的基因；MHC-Ⅰ类分子的编码基因。

3. 靶向肿瘤血管生成的基因：主要包括血管内皮抑素和 IL-2 的基因等以达到降低肿瘤新生血管生成的目的。

4. 靶向正常细胞的基因：主要是向正常组织细胞内导入外源性基因以提高靶细胞对放化疗的耐受性，如 MDR1。

三、受体细胞

受体细胞（recipient cells）指肿瘤基因治疗的靶细胞。在肿瘤基因治疗中需将目的基因转染受体细胞，然后使目的基因在体内表达并发挥抗肿瘤作用。故受体细胞是基因治疗极其重要的一环。基因治疗的受体细胞可分为生殖细胞和体细胞两大类。由于牵涉到伦理问题，法律禁止使用人类生殖细胞进行基因治疗。所以目前人类基因治疗的受体细胞仅限于体细胞。用于基因治疗的体细胞主要包括免疫细胞、肿瘤细胞和造血干细胞。

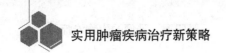

1. 免疫细胞

目前常用的免疫细胞主要有外周血淋巴细胞（主要是 T 细胞）、TILs 和巨噬细胞。淋巴细胞易于获得并扩增，对目前常用的几种基因转移方法都具有一定的敏感性，可有效地被外源基因转导，并可耐受筛选过程的操作。体外转导的淋巴细胞回输体内可继续存活，且有功能，因此是较理想的受体细胞。TIL 具有在肿瘤组织局部聚集的特性。细胞因子（IL-2、TNF）基因转染 TILs 后，其细胞因子的分泌量显著提高，并在肿瘤局部形成高浓度区，有利于局部的抗肿瘤免疫反应。

2. 肿瘤细胞

在肿瘤的基因治疗中，由于肿瘤细胞始终处于旺盛的分裂增殖状态，故对反转录病毒载体敏感并可高效转导。目前在肿瘤基因治疗方案中，常以肿瘤细胞作为受体细胞导入细胞因子等，经辐照失去致瘤性后构建肿瘤疫苗。

3. 造血干细胞

经基因修饰的造血干细胞在体内能持续表达外源性基因。将 MDRI 转入造血干细胞，可以保护肿瘤患者抵抗大剂量化疗所致的造血功能损伤。将细胞因子 GM-CSF 导入造血干细胞中，则可促进放化疗后骨髓造血功能的恢复。但是目前造血干细胞存在获取困难、基因转染效率低等技术瓶颈，难以广泛地应用于临床。

4. 其他细胞

成纤维细胞具有长期自我更新的能力，并且获取容易（原代皮肤成纤维细胞可通过活检获取）、体外培养和扩增简单、易转染并能较稳定地表达，具有良好的应用前景。此外，肝细胞具有存活时间长的优势，有将肝细胞作为受体细胞的研究报道。

四、基因治疗的策略

肿瘤的基因治疗是生物治疗的一个重要组成部分。根据插入的目的基因功能不同，肿瘤基因治疗的策略主要有以下 5 大类：免疫基因治疗、恢复抑癌基因功能、抑制原癌基因的过度表达、杀伤肿瘤细胞和抗肿瘤血管生成。

1. 免疫基因治疗

免疫基因治疗是以免疫学原理为基础建立的肿瘤基因治疗方法。肿瘤的发生和发展与肿瘤的免疫逃逸相关，其主要原因在于肿瘤细胞本身的抗原性较低（如 MHC 分子表达不足）、缺乏共刺激分子（如 B7）及机体的免疫因子分泌不足。针对以上几个问题，肿瘤的免疫基因治疗将免疫调节基因和肿瘤抗原基因等导入受体细胞后再回输到机体，以增强机体的抗肿瘤免疫反应。免疫基因治疗以细胞因子基因治疗最为集中。这是因为大多数细胞因子基因已得到了克隆，导入的方法安全可靠，在体内可稳定表达，且其表达水平无须严格控制。

2. 恢复抑癌基因功能

抑癌基因又称肿瘤抑制基因（tumor suppressor gene），是正常细胞内存在的能抑制细胞转化和肿瘤发生的一类基因群。抑癌基因具有稳定染色体、调节细胞分化、控制细胞增殖、诱导细胞凋亡等功能，可因点突变、DNA 片段缺失、移位突变等原因而失活。研究显示，人类肿瘤中约有一半存在抑癌基因的失活。对于这部分肿瘤可借助于基因转移法恢复或添加肿瘤细胞中失活或缺乏的抑癌基因，恢复抑癌基因的功能，从而对肿瘤产生一定的治疗作用或抑制肿瘤的转移。抑癌基因包括 Rb、p53、p16、p21 等。目前抑癌基因治疗中应用最多的是 p53 基因，其与人类肿瘤密切相关，约半数的人类肿瘤包括肝癌、胃癌、大肠癌、食管癌、乳腺癌等人类常见的肿瘤中均可检测到 p53 基因突变。导入野生型 p53 基因能明显抑制肿瘤细胞的增殖，诱导肿瘤细胞的凋亡。目前应用 p53 基因进行治疗的临床试验有数十个之多。我国学者应用野生型 p53 基因联合放疗治疗人鼻咽癌，明显延长了 5 年生存率和无进展生存时间。

3. 抑制原癌基因的过度表达

在正常细胞内，原癌基因的蛋白产物参与了细胞的生长、分化和增殖。当原癌基因过度、不适当地表达时会导致细胞的恶性转化。原癌基因靶向治疗的目的就是通过各种手段抑制原癌基因的过度表达。

目前常用的手段有应用反义核苷酸、核酶、siRAN 等沉默原癌基因的表达，或应用单克隆抗体阻断原癌基因的信号传导通路。肿瘤的反义基因治疗（antisense therapy）是指应用反义核酸与细胞内的核酸相互作用，在转录或翻译水平抑制或封闭癌基因的表达，阻断肿瘤细胞的异常信号转导，使癌细胞正常分化或凋亡。在许多肿瘤细胞株中证实，反义癌基因寡核苷酸能有效地抑制各种癌基因或前癌基因的活性，目前研究较多的有 c-abl、c-fos、c-fes、e-fms、c-kit、c-myb、c-myc，c-raf、c-src 和 ras 等；在肿瘤动物模型中也表明反义寡核苷酸可抑制癌基因的表达和成瘤性。

4. 杀伤肿瘤细胞

杀伤肿瘤细胞主要是指肿瘤的自杀基因（suicide gene）治疗，即利用转基因的方法将某些细菌或病毒的药物酶基因转入肿瘤细胞内，其表达产物可将无毒性的药物前体转化为有毒性的药物，影响细胞的 DNA 合成，从而引起细胞死亡。目前常用的自杀基因是单纯疱疹病毒胸苷激酶（HSV-tk）基因。哺乳动物细胞含有 tk 基因，只能催化脱氧胸苷磷酸化成为脱氧胸苷酸，而 HSV-tk 基因产物则还可催化核苷类似物无环鸟苷（ACV）和丙氧鸟苷（GCV）等的磷酸化，这种磷酸化的核苷类似物能掺入细胞 DNA，干扰细胞分裂时的 DNA 合成，最终导致细胞死亡。肿瘤细胞导入 HSV-tk 基因后，表达 HSV-TK，从而获得对 GCV 的敏感性而"自杀"，正常组织则不受影响。

自杀基因治疗的显著特点是：产生旁观者效应（bystander effect）。在动物实验中观察到，只要 10% ～ 20% 的肿瘤细胞携带 HSV-tk 基因即可造成肿瘤的完全消退。其机制可能与通过细胞间的缝隙连接和凋亡小体将毒性代谢产物转移到邻近细胞有关。肿瘤细胞被自杀基因杀伤后，其残余碎片肽类物质被浸润的巨噬细胞等抗原呈递细胞摄取加工后呈递给免疫效应细胞，进一步扩大了对肿瘤的杀伤作用。

5. 抗肿瘤血管形成

早在 20 世纪 70 年代，Folkman 就提出肿瘤的生长有赖于肿瘤血管的支持。肿瘤组织会分泌多种生长因子以促进肿瘤新生血管的形成。肿瘤组织局部血管生成的促进因素和抑制因素往往失衡。抗肿瘤血管生成基因治疗的策略就是导入血管抑素或内皮抑素上调血管生成抑制因素，或通过反义核苷酸、核酶等阻断 VEGF 等促血管生成因子的表达，抑或是通过抑制细胞外基质的降解起到抑制内皮细胞迁移的作用。

第五章 放射免疫技术

标记免疫技术是利用多种标记技术与免疫学技术相结合而建立的分析技术体系。在当前各种免疫诊断技术中，标记免疫技术是发展最快、最具活力的检测技术。免疫技术是以抗原抗体特异性免疫反应原理为基础，对样品中相应抗体或抗原进行检测的方法，其最主要的特点是抗原抗体反应的高度特异性。标记免疫技术是将多种可微量或超微量检测的示踪物（如荧光素、放射性核素、酶、化学或生物发光剂等）对抗原或抗体进行标记制成标记抗原或抗体，并加入到抗原抗体反应体系中与相应未标记抗体或抗原进行反应，使免疫反应结果可以通过检测标记物而灵敏地进行分析。在标记免疫分析中，测定的不是免疫复合物本身，而是对标记物进行检测即可以确定待测物质的含量。

1959年，美国科学家Berson和Yalow首先以放射性碘标记胰岛素测定血清中的胰岛素含量，使体外检测超微量物质成为可能。放射免疫技术即是以放射性核素作为示踪物，同时结合抗原抗体反应的特异性而创立的一类标记免疫分析技术。基于体外竞争性或非竞争性放射结合的免疫分析原理，放射免疫分析技术可以分为放射免疫分析（radioimmunoassay，RIA）和免疫放射分析（immunoradio-metric assay，IRMA）；根据放射性核素标记物是否可与特异性的受体进行结合，又衍生出放射受体分析（radioreceptor assay，RRA），也称为放射配体结合分析（radioligand binding assay，RBA）。

第一节 概述

放射免疫技术是基于抗原抗体结合反应的特异性，运用放射示踪原理对待测物浓度进行检测的一种超微量分析技术。放射免疫技术的基本试剂主要包括放射性核素标记的示踪物、标准品、特异性结合物质（抗体）及分离剂，这些基本试剂与放射免疫技术的准确性、精确性、特异性、灵敏度等质量控制指标的优劣密切相关。由于利用放射免疫技术可对各种微量蛋白质、激素、小分子药物和肿瘤标志物进行定量检测，目前该技术广泛应用于内分泌学、免疫学、药理学、微生物学、生物化学等多个领域，在临床诊断和科研工作中发挥重要作用。但是放射免疫技术的最大弊端在于它的放射性污染，因此该项技术有逐渐被其他免疫标记技术取代的趋势。

一、基本类型及原理

1. RIA

是经典的放射免疫技术。它是以放射性核素标记的抗原与反应系统中未标记抗原竞争结合特异性抗体为基本原理来测定待测样本中抗原量的分析方法。

2. IRMA

是用放射性核素标记过量抗体与待测抗原直接结合，并采用固相免疫吸附载体分离结合部分与游离部分的非竞争放射免疫分析方法。

3. RRA

是用放射性核素标记配体，在一定条件下与相应受体结合，形成配体－受体复合物。由于两者的结合是表示配体与受体之间的生物学活性而非免疫学活性，因此具有更高的特异性。主要用于测定受体的亲和常数、解离常数、受体结合数以及定位分析等。

二、常用的放射性核素

放射性核素是指原子核能自发产生能级变迁，生成另一种核素，同时伴有射线的发射。放射性核素依衰变方式可分为 α、β、γ 3 种。

放射免疫技术常用的放射性核素有 ^{125}I、^{131}I、^3H 和 ^{14}C 等。^3H、^{14}C 在衰变过程中产生 β 射线，β 射线虽然易于防护，但是半衰期长，标记过程复杂，测定 β 射线需要液体闪烁计数器，不适合在一般实验室进行。目前，临床上最常用的是核素标记物是 ^{125}I，其具有以下特点：① ^{125}I 化学性质活泼，容易用简单的方法制备标记物；②其衰变过程中不产生电离辐射强的 β 射线，对标记的多肽和蛋白质等抗原分子的免疫活性影响较小；③ ^{125}I 释放的 γ 射线测量方法简便，易于推广应用；④ ^{125}I 的半衰期（60天）、核素丰度（>95%）及计数率与 ^{131}I（半衰期 8 天，核素丰度仅 20%）相比更为合适。

三、标记物制备及鉴定

放射性核素标记物是通过直接或间接的化学反应将放射性核素连接到被标记分子上所形成的化合物。

制备高纯度和具有完整免疫学活性的标记物是进行高质量放射免疫分析的重要条件。用于标记的化合物要求纯度大于 90%，具有完整的免疫活性，以避免影响标记物应用时的特异性和灵敏度测定；如果需要在待标记化合物中引入其他基团时，应注意引入的基团不能遮盖抗原抗体反应的特异性结合位点。以 ^{125}I 为例介绍标记物的制备和鉴定。

采用放射性碘（如 ^{125}I）制备标记物的基本原理是放射性碘原子可以通过取代反应置换被标记物分子中酪胺残基或组胺残基上的氢原子。因此，在结构中含有上述基团的蛋白质、肽类等化合物均可以用放射性碘直接进行标记。对于不含上述基团的甾体类激素或药物分子，则需要在分子结构上连接相应的基团后进行放射性核素标记。

（一）标记方法及类型

标记 ^{125}I 的方法可分 2 大类：直接标记法和间接标记法。

1. 直接标记法

通过化学或酶促氧化反应直接将 ^{125}I 结合到被标记蛋白质分子中的酪氨酸残基或组胺残基上。此法优点是：操作简便，仅需一步即可以将 ^{125}I 结合到待标记蛋白质分子上，得到比放射性较高的标记物。但此法只能用于标记含酪氨酸残基或组胺残基的化合物。值得注意的是：如果标记的酪氨酸残基或组胺残基决定了该蛋白质的特异性和生物活性，则该蛋白会因为标记而受到损伤。该方法常用于肽类、蛋白质和酶的碘化标记。

几种常用的标记方法如下：

（1）氯胺 T（Ch-T）法：Ch-T 是对甲苯磺基酰胺的 N-氯衍生物钠盐，在水溶液中逐渐分解形成次氯酸（强氧化剂），将 ^{125}I 氧化成带正电荷的 $^{125}I+$，后者取代被标记物分子中酪氨酸残基苯环上的氢原子，形成二碘酪氨酸，使蛋白质或多肽被碘化。

（2）乳过氧化物酶法：乳过氧化物酶（lactoperoxidase，LPO）催化过氧化氢释放氧，氧使 ^{125}I 离子活化成 $^{125}I^+$，取代标记物中暴露的酪氨酸残基苯环上的氢原子。该标记方法反应温和，可减少对被标记物免疫活性的损伤；同时酶活性有限，稀释即可终止反应，易于控制反应强弱。

2. 间接标记法（又称联接法，Bolton-Hunter 法）

将用 Ch-T 法预先标记的 ^{125}I 化酯（市售 Bolton-Hunter 试剂）与待标记物混合反应后，^{125}I 化酯的功能基团即与蛋白质分子上的氨基酸残基反应，从而使待标记物被碘化。Bolton-Hunter 法是最常用的间接碘标记法，尽管该方法操作较复杂，标记蛋白质的比放射性要显著低于直接法，但是该方法避免了标记反应中氧化 / 还原试剂对待标记物免疫活性的损伤，因此尤其适用于对氧化敏感的肽类化合物，缺乏酪氨酸残基的蛋白质（如半抗原、甾体类化合物、环核苷酸、前列腺素等）和酪氨酸残基未暴露在分子表面的化合物的碘标记。此种标记反应较为温和，可以避免因蛋白质直接加入 ^{125}I 引起的生物和免疫活性的丧失，但是，由于添加了基团可能会使标记蛋白质的免疫活性受到影响，标记过程较直接法复杂，因此碘标记蛋白质的比放射性和碘的利用率低。该方法主要用于标记甾体类化合物等缺乏可供碘标记部位的小分子化合物。

标记物的化学损伤和自身辐射损伤是放射性核素标记中的重要问题。化学损伤是由标记过程中所使用的试剂对被标记物造成的损伤，因此标记时应采取比较温和的反应条件。自身辐射损伤是标记物贮存过程中，由于标记放射性核素原子所发出的射线对标记物造成的损伤，因此，试剂一旦溶解不宜长期保存。

（二）放射性核素标记物的纯化

标记反应后，应将标记物进行分离纯化，去除游离的 ^{125}I 和其他试剂，通常标记的是蛋白质，因此可以用纯化蛋白质的方法纯化被标记物，如凝胶过滤法、离子交换层析法、聚丙烯酰胺凝胶电泳法以及高效液相色谱法等。

标记抗原在贮存过久后，会出现标记物的脱碘以及自身辐射使蛋白质抗原性发生变化，因此需要对标记物进行重新标记。

（三）放射性核素标记物的鉴定

1. 放射化学纯度

指单位标记物中，结合于被标记物上的放射性占总放射性的百分率，一般要求大于 95%；常用的测定方法是利用三氯醋酸将待测样品中所有蛋白质沉淀，离心后测定沉淀物的放射性并计算其占待测样品总放射性的百分率。该项参数是观察在贮存期内标记物脱碘程度的重要指标。

2. 免疫活性（immunoreactivity）

反映标记过程中被标记物免疫活性受损情况。方法：用少量的标记物与过量的抗体反应，然后测定与抗体结合部分（B）的放射性，并计算与加入标记物总放射性（T）的百分比（B/T%）。此值应在80% 以上，该值越大，表示抗原损伤越少。

3. 比放射性（specific radioactivity）

指单位化学量标记物中所含的放射性强度，即每分子被标记物平均所挂放射性原子数目，常用 Ci/g（或 Ci/mmol）表示。标记物比放射性高，所需标记物越少，检测的灵敏度越高，但是比放射性过高时，辐射自损伤大，标记物免疫活性易受影响，且贮存稳定性差。

标记抗原的比放射性计算是根据放射性碘的利用率（或标记率）：

^{125}I 标记率（利用率）= 标记抗原的总放射丝 / 投入的总放射性 ×100%

长度（ μCi/μg）：投入的总放射性 × 标记率 / 标记抗原量

如：5μg 人生长激素（hGH）用 2 MCiNa^{125}I 进行标记，标记率为 40%，则：

比放射性：200μCi × 40%/5μg=160yCi/pg

（四）抗血清的鉴定

用于放射免疫分析的抗体通常是以抗原免疫动物获得的多克隆抗血清（多克隆抗体）。抗血清的质量直接影响分析方法的灵敏度和特异性。检测抗血清质量的指标主要有亲和力、特异性和滴度等参数。

1. 亲和力（affinity）

在特定的抗原抗体反应系统中，亲和力常数 Ka 是正 / 逆向反应速度常数的比值，单位为 mol/L，即表示需将 1 mol 抗体稀释至多少升溶液中时，才能使抗原抗体结合率达到 50%。抗血清 Ka 值越大，放射免疫分析的灵敏度、精密和准确度越好。通常抗血清的 Ka 值要求达到 $10^9 \sim 10^{12}$ mol/L 才适用于放射免疫分析。

2. 特异性（specificity）

是一种抗体识别相应抗原决定簇的能力。抗原之间常有结构相似的类似物，针对某一抗原决定簇具有特异性的抗血清也能识别该抗原的类似物，如抗甲状腺激素的三碘甲状腺原氨酸（T$_3$）抗体可能与四碘甲状腺原氨酸（T_4）发生交叉反应，抗雌激素的雌二醇（E_2）抗体可能与雌三醇（E_3）发生交叉反应等。常用交叉反应率来鉴定抗体的特异性。交叉反应率是将反应最大结合率抑制并下降 50% 时特异性抗原与类似物的剂量之比。交叉反应率越低，特异性越强。

3. 滴度（titer）

能指抗血清能与抗原发生有效反应的最高稀释倍数。通常将一株抗血清做系列稀释并与标记抗原反应，计算不同稀释度时抗体与标记抗原的结合率，绘制抗体稀释度曲线。放射免疫技术中滴度一般是指结合 50% 标记抗原时的抗血清的稀释倍数。

第二节　放射免疫分析

RIA 是以放射性核素标记已知抗原，并与样品中待测抗原竞争结合特异性抗体的免疫分析方法，主要用于样品中抗原的定量测定。由于放射核素测量的灵敏度和抗原抗体反应的特异性，因此，RIA 具有高度的灵敏度和特异性，特别适用于激素、多肽等含量微少物质的定量检测。放射免疫分析技术由 Yalow 和 Berson 于 1959 年首创，用于检测血浆中胰岛素水平。此项技术的问世使人类首次可以利用体外的方法检测血中激素水平，同时该技术被广泛推广，应用于生物医学的各个领域，极大促进了相关学科的发展。1977 年，该技术创始人之一——美国学者 Yalow 获得诺贝尔生理医学或医学奖。

一、基本原理

经典 RIA 利用放射性核素标记抗原（Ag*）与非标记抗原（Ag）竞争结合有限量的特异性抗体（Ab），反应式为：

$$\begin{array}{c} Ag^*+Ab=Ag^*Ab \\ + \\ Ag \\ \parallel \\ AgAb \end{array}$$

在该反应体系中，作为试剂的 Ag* 和特异性 Ab 的量是固定的，即要求 Ag* 是定量的，特异性 Ab 是限量的，同时 Ag* 和 Ag（标准抗原或待测抗原）与特异性抗体的结合效率相同，并分别形成 Ag*Ab 复合物和 AgAb 复合物。当定量的 Ag* 和 Ag 的数量大于 Ab 的结合数目时，Ag* 和 Ag 即可通过竞争方式与 Ab 结合。因此，Ag 的量越大则该反应体系中 Ag* 与 Ab 结合的概率就越低，形成的 Ag*Ab 复合物就越少，测定时的放射量就越低，因此，Ag*Ab 复合物的含量与 Ag 在一定范围内呈现反比关系。若以 F 代表未结合的 Ag*，B 代表 Ag*Ab 复合物，则 B/F 或 B/（B+F）与 Ag 存在函数关系。

因此，RIA 方法利用定量的 Ag*，限量的 Ab 以及一系列已知浓度的标准 Ag 共同反应平衡后，将 Ag*Ab 复合物（B）和游离的 Ag*（F）分离，测定各自放射性强度，并计算出相应反应参数 B/F 或 B/（B+F）结合率；以标准抗原浓度为横坐标，反应参数为纵坐标，绘制标准曲线（也称为剂量 – 反应或竞争 – 抑制曲线）。待测样品就可以通过查找标准曲线来确定含量。样品中待测抗原的含量与所测放射性呈反比（图 5-1）。

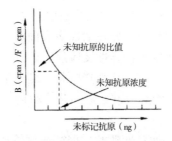

图 5-1　剂量 – 反应（竞争 – 抑制）曲线

cpm：记数 / 每分钟

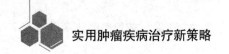

二、技术要点

RIA 的操作主要有 3 个步骤，其要点如下。

（一）抗原抗体反应

分别将未标记抗原（标准品或待测样本）、标记抗原和血清按顺序定量加入反应管中，在一定条件（温度、时间及介质 pH）下进行竞争抑制反应。不同质量的抗体和不同含量的抗原对孵育的温度和时间有不同的要求。反应温度和时间可根据待测抗原的理化特点和所用抗体 Ka 大小等进行选择，如待测标本中抗原性质稳定且含量高，抗体的亲和力大，可选择室温或者 37℃短时间（数小时）反应；抗原性质不稳定（如某些小分子多肽）或含量甚微，抗体的 Ka 较低，则应选择低温（4℃）做较长时间 20 ~ 24 h 反应，以形成牢固的抗原抗体复合物。

（二）B、F 分离技术

在 RIA 反应中，标记抗原和特异性抗体的含量极微，形成的抗原抗体复合物（B）不能自行沉淀，因此需加入适当的沉淀剂才能将其彻底沉淀，经过离心后完成与游离标记抗原（F）的分离。另外，对于某些小分子抗原，也可以采取吸附法分离 B 和 F。

B 和 F 分离过程是 RIA 实验误差的主要原因，可影响方法的灵敏度和测定的准确性。理想的分离方法：①操作简单易行、重复性好，适用于大批量样品分析；② B、F 分离彻底、迅速，非特异性结合低；③试剂来源容易、价格低廉、稳定性好，可长期保存；④分离试剂和分离过程不影响反应平衡，而且效果不受反应介质因素的影响；⑤适合自动化分析的要求。目前 RIA 常用的分离方法有以下几种。

1. 第二抗体沉淀法

RIA 中最常用的分离方法。其原理是将产生特异性抗体（第一抗体）的动物（如兔）的 IgG 免疫另一种动物（如羊），获得羊抗兔 IgG 血清（第二抗体）。由于在本反应系统中采用第一、第二两种抗体，故称为双抗体法。在抗原与特异性抗体反应后加入第二抗体，形成由抗原 – 第一抗体 – 第二抗体组成的双抗体复合物。但是由于第一抗体浓度极低，其复合物亦极少，无法进行离心分离，为此在分离时加入一定量的与一抗同种动物的血清或 IgG，使之与第二抗体形成可见的沉淀物，与上述抗原的双抗体复合物形成共沉淀。经离心即可使含有结合态抗原（B）的沉淀物沉淀，与上清液中的游离标记抗原（F）分离。若将第二抗体结合在颗粒状的固相载体上即成为固相第二抗体，利用固相第二抗体分离 B、F，操作更简便、快速。

2. 聚乙二醇沉淀法

不同浓度聚乙二醇（PEG）能非特异性沉淀相对分子质量大小不同的蛋白质，因此，特定浓度的 PEG 可以沉淀抗原抗体复合物而不沉淀小分子抗原。利用此特性，PEG 作为沉淀剂被广泛应用于 RIA 实验中。其优点：沉淀完全，经济实惠，使用方便；缺点：非特异性结合率较高，受温度影响较大，当温度高于 30℃时，沉淀物易于复溶。

3. PR 试剂法

是将二抗先与 PEG 按一定比例混合制成混悬液，将二抗法和 PEG 沉淀原理相结合的一种方法。此方法保留了两者的优点，节省了两者的用量，且分离迅速、操作简便。

4. 清蛋白（或葡聚糖衣）活性炭吸附法 活性炭具有吸附小分子抗原和半抗原的性质，而对抗体、抗原抗体复合物等大分子物质没有吸附能力，如在活性炭表面涂上一层葡聚糖，使它表面具有一定孔径的网眼，效果更好。因此，在抗原抗体发生特异性反应后，若加入葡聚糖—活性炭颗粒，游离的标记抗原则可以吸附到活性炭颗粒上，通过离心沉淀活性炭颗粒，则上清液中为含有标记抗原抗体的复合物。该方法主要用于测定小分子抗原，如类固醇激素、强心苷等药物。

5. 固相分离法

将抗体或抗原包被在固相载体上，如磁性颗粒、聚苯烯试管或珠子等，利用固相抗体或抗原分离 B 和 F。该方法具有简便、缩短沉淀时间、沉淀易于分离，适合自动化分析等特点，已经逐渐取代了液相分离的方法。

（三）放射性测量及数据处理

B、F分离后，即可以对标记抗原抗体复合物（B）进行放射性强度测量，也可以根据 RIA 实验方法和目的，测定游离标记抗原（F）的放射性强度。核射线检测仪由射线探测器和后续的电子学单元两大部分组成。核射线探测器即能量转化器，检测原理是当射线作用于闪烁体，闪烁体吸收了射线的能量而引起闪烁体中原子或分子激发，当激发的原子或分子回复基态时，发出的光子进入光电倍增管，形成电脉冲。用于放射性物质放射性强度测定的仪器主要有用于测量 β 射线的液体闪烁计数仪（如 ^3H、^{32}p、^{14}C 等）和用于测量 γ 射线的晶体闪烁计数仪（如 ^{125}I、^{131}I、^{57}Cr 等）。液体闪烁计数仪是在闪烁杯内进行的。放射性样品主要被溶剂和闪烁剂分子包围，射线能量首先被溶剂分子吸收，受到激发的溶剂分子在向基态恢复的过程中，释放出能量并激发闪烁剂而产生光子，在光电倍增管的电场作用下，形成脉冲信号。目前临床上 RIA 项目主要以 ^{125}I 作为核素标记物。

闪烁计数仪是以电脉冲数代表放射性强度，以计数/分钟（counts per minute，cpm）为单位；若要计算放射性核素的衰变，则以衰变/分钟或衰变/秒钟（disintegration per minute，dpm 或 disintegration per second，dps）为单位，但是需要了解仪器的探测效率（11）。

与其他标记分析方法一样，每一批 RIA 实验均需要做标准曲线。标准曲线是以标准抗原的不同浓度为横坐标，以标准抗原在测定中得到的相应放射性强度为纵坐标作图。除直接用放射性强度作为纵坐标外，还可以用计算参数作为纵坐标，如 B/（B+F），B/F 或者 B/BO；此外，为了使曲线易于直线化，标准品浓度常以对数值表示。样品管就可以通过测量值或计算数值对照标准曲线查出相应的待测抗原浓度（图5-2）。

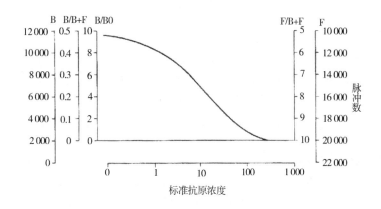

图 5-2 RIA 标准曲线

三、放射免疫分析中造成测量误差的可能因素

1. 仪器因素

实验过程中要保证各种设备的稳定性，避免由于污染等原因造成的实验误差。产生误差的可能因素有：①放射性测量仪器的稳定性、效率，样品试管的材料和均匀性，及被测物的放射性强度等；②样品的自吸收、本底校正、测定时间、可能的污染等；③实验中所用的移液管、微量取样器以及天平的刻度、校准和使用方法等；④反应试管、移液管以及测定用试管等表面清洁度和所引起的不同吸附性等，都可以对测定结果带来误差。

2. 试剂因素

试剂的纯度、质量和稳定性也是造成误差的重要因素。如标记抗原的比度、纯度，辐射自分解，抗体的稳定性，以及分离剂、阻断剂及缓冲液的质量等。

3. 人员因素

由于工作人员技术熟练程度不同，在放射免疫分析中一些基本操作，如取样（操作移液管垂直程度、下流速度等）、提取、沉淀、分离不规范，以及保温条件不适当等造成的误差。操作者不按规程操作，造成提取及层析分离过程中免疫复合物的丢失等也易造成误差。

4. 样品因素

样品的收集方法、贮存温度、放置条件、微量样品取样的准确度、样品可能造成的污染以及样品的变性（如免疫反应活性的降低、蛋白质的变性等）也都能造成测量的误差。

四、方法评价

RIA 具有以下优点：敏感度高、特异性强；准确性、重复性好，批间和批内误差小；用 m 量少。缺点：有放射性核素污染，放射性核素易于衰变以及放射性标记物不稳定，导致试剂有效期短。

第三节　免疫放射分析

IRMA 是在 RIA 的基础上发展的一种核素标记免疫分析方法。IRMA 是待测抗原与过量标记抗体的非竞争结合反应，然后加入固相的抗原免疫吸附剂以结合游离的标记抗体，离心除去沉淀，测定上清液中放射性强度，从而推算出待测样品中抗原含量。1968 年，Miles 和 Heles 应用放射性核素标记的抗胰岛素抗体检测牛血清胰岛素获得成功，为了区别经典的 RIA，将其称为 IRMA。与经典的 RIA 方法不同，IRMA 是以放射性核素标记过量的抗体与待测抗原进行非竞争性抗原抗体结合反应，用固相免疫吸附剂对 B 或 F 进行分离，其灵敏度和可测范围均优于 RIA，操作程序较 RIA 简单。IRMA 较少受到抗体亲和常数的限制，当单克隆抗体的亲和力较低时，也能满足试验要求。同时一个抗原分子可以结合多个标记抗体分子，使 IRMA 的灵敏度明显高于 RIA。

一、基本原理

IRMA 属于非竞争性免疫结合反应，其将放射性核素标记在抗体上，用过量的标记抗体与待测抗原反应，待充分反应后，除去游离的标记抗体（F），检测抗原与标记抗体复合物（B）的放射性强度。放射性强度与待测抗原的含量呈正相关，即 B 的放射性强度越高，待测抗原含量越多；反之，则越低。

二、技术类型

1. 直接法 IRMA（单位点 IRMA）

先将待测抗原与过量的标记抗体进行反应，形成抗原抗体复合物，反应平衡后，用固相抗原结合反应液中剩余的未结合标记抗体（F）并将其分离，测定上清液中抗原与标记抗体结合物（B）的放射量（图5-3）。根据标准曲线即可得知待测样品中的抗原含量。

2. 双抗体夹心 IRMA（双位点 IRMA）

先用固相抗体与抗原反应结合，然后再用过量的记抗体与已结合于固相的抗原的另一抗原决定簇结合，形成固相抗体 – 抗原 – 标记抗体复合（B），洗涤除去反应液中剩余的标记抗体，测定固相上的放射性（图5-4）。根据标准曲线求得测样品中的抗原含量。此法仅适用于检测有多个抗原决定簇的多肽和蛋白质抗原。

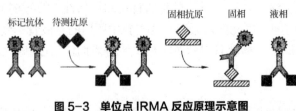

图 5-3　单位点 IRMA 反应原理示意图

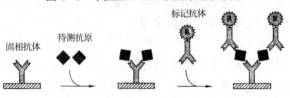

图 5-4　双位点 IRMA 反应原理示意图

两种 IRMA 最后测得的放射量均与样品中待测抗原的含量呈正相关。

3. 间接 IRMA 法

此法是在双抗体夹心法的基础上进一步改良，用 ^{125}I 标记抗 Ab2 的抗体（Ab3*），反应形成固相抗体（Ab1）- 抗原 -Ab2- 标记抗体（Ab3*）的四重免疫复合物。其中 Ab3* 可作为通用试剂，适用于同种 Ab2 的各种 IRMA，省去了标记针对不同抗原的特异性抗体。

4. BAS–IRMA 法

将生物素 - 亲和素系统引入免疫放射分析，建立了新一代 IRMA。此法的最大优点是使用生物素的抗体和以 ^{125}I 标记亲和素为示踪剂，可以通用于甾体类、甲状腺激素、前列腺素等多种分子物质的检测。固相半抗原结合物经过无水乙醇处理，结合非常牢固，可长期保存；反应和测定在同一试管内完成，操作十分简便，适用于 IRMA 技术自动化检测。

三、技术要点

（一）抗原抗体反应

向固相载体中加入的是待测抗原和标记抗体，进行抗原抗体结合反应，在一定的温度下孵育，使反应达到平衡。

（二）B/F 分离

洗涤或吸弃上清，以便除去未结合的游离标记抗体。

（三）放射性测定

除去游离抗体后，测定反应管中放射性强度。

（四）数据处理

反应管中放射性强度即代表与抗原结合的标记抗体量。IRMA 中抗原抗体复合物放射性强度与待测抗原呈正比，通过标准曲线即可以得出待测抗原的含量。

四、方法评价

（一）优点

1. 敏感性高

主要是因为：①抗体分子含酪氨酸残基多，可结合多个放射性碘原子；②抗体过量的情况下，一个抗原分子可以结合多个抗体分子，提高了实验的灵敏度。

2. 特异性

强双位点 IRMA 法要求待测物必须同时具备两个表位，才能形成有效的双抗体夹心复合物，因此该方法不易产生严重的交叉反应，具有较高的特异性。

3. 标记物稳定

标记容易。

4. 结果稳定

IRMA 法测定结果的稳定性好，因为标记抗体和固相抗体均过量，不易受外界环境的影响，也不易受实验人员操作误差的影响。

（二）缺点

IRMA 抗体用量大，且抗体的纯化比较困难，但是单克隆抗体可以克服这些缺点。

五、IRMA 与 RIA 的异同点

IRMA 与 RIA 均是以放射性核素作为示踪物的标记免疫分析技术，但是两者在方法学上各具特点。

1. 标记物

RIA 是以放射性核素标记抗原，标记时需要根据抗原的理化性质和化学结构不同选择不同的放射性核素进行标记；IRMA 则是以放射性核素标记抗体，由于抗体是相对分子质量较大的蛋白质，性质稳定，

有利于抗体的碘化标记，因此标记抗体的方法基本相同，且标记抗体的比活度高，大大提高了测定分析的灵敏度。

2. 反应速率

反应速度与反应物浓度呈正相关，IRMA 反应中，核素标记抗体是过量的，应用亲和力较低的单克隆抗体就可以得到很好的效果，且抗原抗体反应为非竞争的，因此反应速度比 RIA 快速；RIA 反应中，抗体量是微量的，所以一定要用高亲和力的多克隆抗体。

3. 反应模式

RIA 为竞争抑制性结合，反应参数与待测抗原量呈负相关；IRMA 为非竞争性结合，反应参数与待测抗原呈正相关。

4. 特异性

IRMA 采用针对同一抗原不同抗原决定簇的单克隆抗体，其受交叉反应的干扰作用较仅使用单一多克隆抗体的 RIA 低，因此，IRMA 的特异性更高。

5. 灵敏度和检测范围

IRMA 反应中，抗原与抗体属于非竞争结合，微量抗原能够与抗体充分结合；RIA 中标记抗原和待测抗原属于竞争关系，与限量的抗体结合不充分，因此 IRMA 测定的灵敏度高于 RIA。此外，由于抗体量大，能结合较多的抗原量，故 IRMA 用于抗原含量较高标本测定时，结果优于 RIA，同时 IRMA 标准曲线的工作范围比 RIA 宽 1 ~ 2 个数量级。

6. 分析误差

RIA 中加入的抗体和标记抗原都是定量的，加样误差可严重影响测定结果。IRMA 中标记抗体和固相抗体在反应中都是过量的，只有受检标本的加样误差才会影响分析结果。因此，IRMA 的批内和批间变异均比较小。

7. 其他

IA 所用抗体为多克隆抗体，因此对其亲和力和特异性要求较高，但用量较少；IRMA 为试剂过量的非竞争性结合反应，对抗体亲和力的要求没有 RIA 高，但用量大，一般用来源丰富、特异性较高的单克隆抗体。此外，RIA 可以测定大分子和小分子抗原，而 IRMA 只能测定至少有两个抗原决定簇的抗原。现将 RIA 与 RIMA 异同点总结如（表 5-1）所示。

表 5-1　RIA 与 IRMA 异同点

	RIA	IRMA
标记物质	核素标记抗原	核素标记抗体
反应模式	竞争抑制	非竞争结合
特异性	多克隆抗体，有交叉反应	单克隆抗体，交叉反应低
灵敏度	高	比 RIA 更高
反应速度	较慢	较快
反应曲线	呈负相关曲线	呈正相关曲线
线性范围	2 ~ 3 个数量级	3 个数量级以上
抗体用量	少，限量	多，过量
加样分析误差	严重影响结果	较小影响结果
测定的物质	测定大分子和小分子物质	只能测定具有 2 个以上抗原表位的物质

第四节　放射受体分析技术

应用放射性核素标记可与受体特异性结合的配体，检测待测标本受体的方法，称为放射受体分析（radioreceptor assay，RRA）或放射性配体结合分析（radioligand receptor binding assay，RBA）。配体是与受体呈特异性结合的物质，其不仅局限于化学物质，也可以是光、声、味及嗅觉等。自 20 世纪 60 年代初建立放射配体示踪测定受体的方法以来，极大地推动了受体研究工作。特别是 80 年代以来，由于生物医学技术迅速发展，使受体的研究从间接观测进入了直接检测。RRA 技术已经成为研究神经递质及激素的作用原理、细胞水平的调控机制和受体病及其他疾病发病机制的重要手段。

一、基本原理

RRA 也是放射性核素标记的免疫分析技术。该方法采用放射性核素标记配体，在一定条件下与相应受体结合形成配体 – 受体复合物，经分离后分别测定配体 – 受体复合物或游离标记配体的放射性强度，即可对受体进行定量或定位检测。配体与受体的结合可反应配体与受体间的生物活性关系，而放射性核素标记的免疫分析反映的则是抗原与抗体之间的免疫学活性。

二、技术要点

RRA 测定受体的步骤主要包括配体的选择、受体标本的制备、分析条件选择和配体—受体复合物与游离标记配体的分离等重要环节。

（一）配体的选择

配体与受体之间的相互作用是一种分子与分子间的识别过程。对任何一种受体系统而言，通常都有几种可供选择的配体，选择的主要目的就是要找到对靶受体具有特异和适合的分子结构的配体，确保配体与所测受体具有较高特异性和亲和力。

（二）受体标本制备

在 RRA 中，待测受体的标本可以是组织切片、完整的单层培养细胞或游离的活细胞，也可以是纯化的细胞核或细胞膜受体及可溶性受体蛋白等。受体标本的制备原则是在整个制备过程中要保持受体功能的完整性，其测定结果才能真实反映受体的生理学特点。受体标本的纯化过程通常是在低温环境（4℃）和超速离心等条件下进行，标本的制备是 RRA 的重要环节。

（三）分析条件选择

RRA 对实验条件有严格要求，如放射配体的浓度、标本的受体浓度、反应时间、温度及 pH 等均是影响配体与受体结合的重要因素。通常情况下，对单位点饱和试验要求标记配体应与待测受体充分结合，即要求标记配体是过量的；对多位点饱和试验需满足受体的亲和力范围广（Kd 值为 $0.1 \sim 10$），即满足受体及其各种亚型与标记配体充分结合的要求；对标本受体浓度的选择常需要通过预试验来确定，特异性结合量与样品浓度呈线性范围内的较高受体浓度即可作为选择受体浓度；实验反应的环境温度和 pH 及反应时间则要根据检测目的的不同，通过有关试验选定。

（四）配体 – 受体复合物的分离

RRA 是通过测定受体与配体反应达到平衡时受体结合标记配体的量，来获得受体的数量与解离平衡常数。当受体与标记配体反应达到平衡后，要先分离结合物与游离标记配体，再测定结合物的放射性强度。常用的分离方法有离心法、抽滤法、吸附法、透析法和电泳法等，分离时均在低温（4℃）环境下进行，并尽可能在短时间内完成。

第六章　肿瘤放射治疗

第一节　放射治疗发展简史

一、放射肿瘤学

放射肿瘤学（radiation oncology）是通过电离辐射作用，对良、恶性肿瘤和其他一些疾病进行治疗的临床专业学科。主要研究各系统肿瘤的病理特性、诊断、放射治疗原则及综合治疗原则，放射治疗方案的制定和实施，放射反应及处理等。放射肿瘤学以放射物理、放射生物学为基础，同时临床放射肿瘤学医生还需对患者的诊断及分期有全面的了解，做出正确的判断并决定最优的治疗策略。

目前和今后若干年肿瘤治疗以综合治疗为主，放射治疗是综合治疗的主要手段之一。因此，放射肿瘤治疗应考虑常见肿瘤的生物学特点，淋巴扩散规律，综合治疗原则等来决定放疗施使。同时，做到治疗方案个体化。

二、放射肿瘤学发展简史

1895 年 11 月 8 日伦琴发现了 X 线。1898 年居里夫人发现天然放射性元素镭。1899 年，由于当时对放射损伤及防护一无所知，研究人员超量接触放射线而发生了手部皮肤放射性癌，此时放射治疗进展处于低谷。

1902 年，X 线开始被用于治疗皮肤癌。致癌与治癌一对事物巧妙地出现于同一历史年代中。1920 年，研制出庞大的 200kV 级 X 线治疗机，开始了"深部 X 线治疗"时代。同年，Coohdge 使用了放射线剂量的测量方法，定出了剂量单位即伦琴，对放射治疗起到了极其重要的推动作用。1922 年在巴黎召开了首届国际放射治疗会议，肯定了放射治疗恶性肿瘤的疗效。1932 年，Coutard 奠定了每日 1 次、每周 5 d 分割照射的方法学基础，迄今仍一直被人们所遵循。

1934 年，Joliot Curie 发明了人工放射性元素。1950 年开始用重水型核反应堆获得大量的人工放射性 ^{60} 钴源，促成了远距离 ^{60} 钴治疗机大批问世，使放射治疗后的各种肿瘤患者的存活率有了根本性的改观，从而奠定了现代放射肿瘤学的地位。

1951 年，电子感应加速器投入使用。1953 年，英国 Hammersmith 医院最早安装了 8 MV 直馈型行波加速器。随后，直线加速器逐步替代 ^{60} 钴治疗机而成为放射治疗的主流机型。20 世纪 70 年代末，瑞典 Scanditronix 公司推出了医用电子回旋加速器，并在欧美的治疗中心安装使用，被认为是医用高能加速器的发展方向。随着 ^{60} 钴治疗机及直线加速器的推广使用，放射治疗的疗效有了质的突破，放疗也成为肿瘤的主要治疗手段之一。

随着一些新的放射性物质如铱源不断得到应用和医用加速器的性能改进，以及20世纪70年代CT、模拟定位机、TPS投入使用并不断更新，逐步形成了近代放射治疗。

近代放射治疗是建立在放射物理、放射生物和临床肿瘤学的基础上，它的发展导致放疗技术上的改进、剂量分割模式和分割方式的改变，显著提高了放疗效果。

适形调强放射治疗是目前放射治疗界的热点，它综合地体现了放射治疗在技术上的新进展。1965年，日本学者高桥（Takahashi）首先提出了旋转治疗中的适形概念。Proimos等在20世纪70年代和80年代初报道了采用重力挡块进行适形放射治疗的方法。随着计算机技术的飞速发展和图像技术的介入，三维适形治疗极大地改变了常规放射治疗的面貌。三维适形放射治疗是一种综合医学影像、计算机技术和质量保证措施的现代放射治疗流程，它代表了21世纪初放射治疗的发展方向。

三、放射治疗在治疗肿瘤中的地位

目前约70%的恶性肿瘤在肿瘤发展的不同阶段需要放射治疗。放疗后总的治愈率达18%。有近72种良性疾病需行放射治疗。

第二节　放射治疗的基础

一、一般临床知识

如前所述，放射肿瘤科是一个临床学科，放射肿瘤医师是一位临床医师，他直接接受患者，进行诊断及治疗，因此必须具有一般的临床知识及经验，并能处理放射治疗前、中、后的临床问题。

二、肿瘤学知识

放射治疗主要用于治疗恶性肿瘤，所以必须具有一般的肿瘤学知识，如肿瘤流行病学、病因、发病机制以及肿瘤分子生物学等，特别是应熟悉临床肿瘤学，要了解不同肿瘤的生物学行为、转归，每一个肿瘤的分期以及不同期别的治疗，放射治疗在各种肿瘤不同期别治疗中的作用等。

三、临床放射物理学知识

放射治疗是用射线治疗肿瘤，因此必须具有射线的物理知识，如熟悉各种设备的性能、各种射线的特点及其应用、剂量及临床剂量学，了解剂量计算等，这是每天都要用的，对放射肿瘤医师来讲是十分重要的。

四、肿瘤放射生物学

知识肿瘤放射生物学的最基本目的是解释照射以后所产生的现象并建议改善现在治疗的战略，也就是从三个方面为放射治疗提供了发展，即提供概念，治疗战略以及研究方案（protocol）。概念：首先是放射治疗基本知识，照射后正常组织及肿瘤效应的过程及机制，它将有助于我们了解照射后发生的现象，如有关乏氧，再氧合，肿瘤细胞再增殖以及DNA损伤后的修复。治疗战略：协助我们研究放射治疗的新方法，如乏氧细胞增敏剂，高LET放射治疗，加速分割及超分割放射治疗；研究方案：可为临床放射治疗研究方案提供意见，如为不同的分次治疗及剂量率提供转换因子，在治疗过程中何时应用增敏剂，将来进一步建议个体化治疗方案。综上所述放射肿瘤医师必须具备肿瘤放射生物知识，吴桓兴教授曾生动的形容说，肿瘤放射生物就是肿瘤放射治疗的药理学。

五、放射治疗过程

放射肿瘤医师、放射物理师、放射技师等，在放射治疗过程中各有不同的任务，如（表6-1）所述。

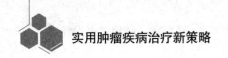

六、放射治疗前的准备工作

1. 患者及患者亲友的思想准备

包括病情、治疗方案、预后、治疗中及治疗后可能发生的反应及晚期反应等，并取得同意，签订知情同意书。

2. 医疗上的准备

如纠正贫血、脱水、控制感染等；头颈部照射时保持口腔清洁、洁牙，拔除照射野内残牙等。

表6-1　放射治疗过程

临床检查及诊断 （明确诊断，判定肿瘤范围，做出临床分期，了解病理特征）	放射肿瘤医师
确定治疗目的	放射肿瘤医师
根治、姑息、综合治疗（与手术综合，术前，术中或术后放射治疗，与化疗综合） 或单一放射治疗	
确定放射源	放射肿瘤医师
（体外照射—常规照射、三维适形照射、调强放射治疗等，近距离照射）	模拟机技师
制作患者固定装置与身体轮廓	
模拟机下摄片或CT模拟	模拟机技师
确定靶区体积	放射肿瘤医师
确定肿瘤体积及剂量	
确定危险器官及剂量	
制定治疗计划	放射物理师
设计照射野并计算选择最佳方案	
制作铅挡块	模室技师
确定治疗计划	放射肿瘤医师 放射物理师
验证治疗计划	放射肿瘤医师 模拟机技师
签字	放射肿瘤医师 放射物理师
第一次治疗摆位	放射肿瘤医师 放射物理师 放射治疗技师
摄验证片	放射治疗技师 放射肿瘤医师
每周摄验证片	放射治疗技师 放射肿瘤医师
每周核对治疗单	放射肿瘤医师 放射物理师
每周检查患者（必要时更改治疗计划）	放射肿瘤医师
治疗结束时进行总结	放射肿瘤医师
随诊	放射肿瘤医师

第三节　临床放射物理

临床放射物理（clinical radiophsics）是研究放射治疗设备、技术、剂量测量及剂量学、治疗计划设计、质量保证和质量控制、模室技术、特殊放疗方法学及学科前沿的新技术、新业务的分支学科。目的是指导临床如何选择放射线；如何得到合理的照射剂量分布；如何保证放射等。探讨提高肿瘤剂量，降低正常组织受量的方法。物理计划是精确放疗的必要手段。

一、放射物理学基础

（一）放射源

1. 放射源

主要有3类：①放射性核素射出的 α、β、γ 射线。②X线治疗机和各种加速器产生的不同能量的X线。③各类加速器产生的电子束、质子束、负 π 介子以及其他重粒子等。

2. 放射治疗的基本照射方式

①远距离治疗（teletherapy）也称体外照射，是指治疗时放射源与人体有一定距离，集中人体的某一部位进行照射。②近距离治疗（brachytherathy）也称内照射，将放射源密封直接放入被治疗的组织、人体的天然体腔内或直接置入被治疗的组织内（如舌、皮肤、乳房等），或贴敷在病变表面进行照射。

3. 放射性粒子植入

是近些年来发展起来的照射形式（本质也是近距离照射的一种），将放射性粒子直接植入到体内，进行放射治疗。分为永久性粒子植入和短暂性粒子植入治疗。

（二）放射治疗设备

1. X线治疗机

X线是高速运动的电子突然受到物体（靶）的阻挡而产生的，以99.8%的热能散出，仅0.2%转为X线。根据能量的高低，X线治疗机分为：①接触治疗机（10～60 kV）。②浅层治疗机（60～120 kV）。③中层治疗机（120～180 kV）。④深部治疗机（180～400 kV）。

2. ^{60}钴远距离治疗机

^{60}钴是一种人工放射性核素。由普通的金属 ^{59}钴在原子反应堆中经热中子照射轰击所成。核内的中子不断转变为质子并释放能量为 0.31 MeV 的 β 射线；核中过剩的能量以 1.17 MeV 及上 1.33 MeV γ 线辐射的形式释出，γ 线平均能量为上 1.25 MeV。^{60}钴半衰期短（5.27 年），^{60}钴能量每月衰减 1.1%，最终衰变成稳定性元素镍（^{60}Ni）。目前能生产千居里甚至万居里以上高强度 ^{60}钴放射源，能量相当于峰值 3～4 MV 高能 X 线。

3. 加速器（accelerator）

加速器是利用电磁场加速带电粒子达到高能的装置。医疗上最常使用的是电子感应加速器、电子直线加速器两种。电子直线加速器是利用高频电场加速电子，电子沿直线轨道运动；电子感应加速器是利用变压器感应电场加速电子。它们既可产生高能 X 线，又可以产生电子束（electron-beam）。

（1）高能 X 线：是高速运动的带电粒子打击钨靶产生的，不带电。特点：①能量高，深度剂量大。^{60}钴 10 cm×10 cm 照射野 10 cm 深处百分深度量为 52%，而 8 MVX 线的百分深度量为 70%，15 MVX 线的百分深度为 79%。②等剂量线平坦，照射野中心和边缘剂量仅差 3% 左右。③容积剂量小，患者的全身反应轻。

（2）电子束：电子束又称 β 射线，是带电离子，由加速器产生的高速运动的电子直接引出。临床剂量学特点：①能量大小可以调节，临床上可以根据病变深度不同，选择不同能量的电子束做治疗。②电子束能量到一定深度后迅速下降，有利于保护病变后正常组织（特别是重要器官如晶体、脊髓等）。③可用单野照射，适用于治疗表浅及偏心部位的肿瘤。

4. 后装治疗机

现代后装治疗机是采用后装技术，后装技术（after-loading）就是先把无放射源的源容器置入患者的体腔内或插入组织中，然后在有防护屏蔽条件下，利用机器的自动控制的方法把放射源输入源容器内进行放疗。基本包括贮源器、机械驱动装置和控制系统。贮源器一般存储 1 枚 192 铱放射源；机械驱动装置用来实现放射源的植入和退出。控制系统用来完成对上述操作的控制。

5. 模拟定位机

是模仿放疗机而设计的X线诊断机。它用X线球管代替治疗机的放射源，安装在模拟机的旋转机架一端；影像增强器安装于机架的另一端；射线准直器、机架和治疗床等部分是模拟外照射治疗机而设计的（图6-1）。

模拟机临床应用①肿瘤及重要器官的定位。②确定靶区（或危及器官）的运动范围。③模拟治疗射野的确定，并勾画射野和定位、摆位参考标记。④拍摄射野定位片或证实片，检查射野挡块的形状及位置。

6. CT模拟

是利用CT图像提供患者横断面内解剖结构的信息，进行数字影像重建，使得放射治疗靶区的定位更加准确可靠，实施三维适形、调强放射治疗的重要手段。完整的CT模拟应由三部分组成：大视野（FOV ≥ 70 cm）的CT扫描机；CT图像的三维重建、显示及射野模拟功能的软件；激光射野定位仪。

CT模拟采用的是螺旋CT，将CT模拟软件合并入三维计划系统中。利用"虚拟透视"功能作为独立的系统来进行靶区的定位，以提高三维治疗计划的利用率。CT模拟确定射野与普通模拟机不同，操作不是在实际患者身体上进行的，而是利用高数字重建图像（DRR）的影像所生成的"虚拟假体"上进行，方便医生提取所需要观察的靶区、某一组织或器官的一部分，或靶区与周围器官间的相互空间关系。模拟定位生成的射野等中心点坐标相对于CT扫描时定位参考点的位移传输给激光射野定位仪，通过激光灯或床的移动实现等中心点的体表投影标记。激光定位仪除了作靶中心和机械等中心在体表投影的指示功能外，还增加了使用射野在患者体表的外围投影的激光指示功能，其模拟过程不仅保证了体位的一致性，还保证了射野的一致性。

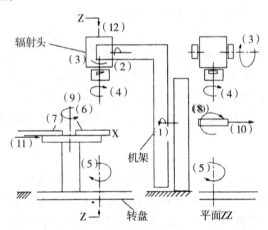

图6-1 模拟定位机

（1）机架旋转轴；（2）辐射头横向转动轴；（3）辐射头纵向转动轴；（4）覆束系统旋转轴；（5）治疗床等中心轴；（6）床面自转轴；（7）床面纵向转动轴；（8）床面横向转动轴；（9）床面高度方向；（10）治疗床横向移动方向；（11）治疗床纵向移动方向；（12）轴（1）至辐射源距离方向

7. 立体放射治疗设备

立体定向照射的设备主要有三部分组成：计划系统、立体定向系统和治疗实施系统。

（1）治疗实施系统：① γ刀主要部件包括辐射源、准直系统、治疗床、液压系统和控制部分。② SRT（SRS）所用的射线是直线加速器产生的高能X线。准直器是通过适配器附加于直线加速器的治疗准直器下形成的三级准直器。通常为一组圆形准直器，可在等中心处形成直径 5 ~ 50 mm 的照射野；其他的实施系统结构与加速器相同，如床、机架的旋转，治疗参数的确定及机器控制等。

（2）立体定向系统：①基础环是实施立体定向照射过程中最基本的系统，包括影像定位和治疗摆位两部分。联系影像定位和治疗摆位两大部分的核心部件是基础环。其作用是在患者的治疗部位建立一个在定位、计划、治疗的整个过程中不变的患者三维坐标系统。用于CT/MRI定位的定位框架由相应的线段状的材料构成"N"或"V"字形。它们的特点是具有坐标的直读性。摆位框架的坐标指示器一般都采用毫米分度尺。②全身立体定向体架系统由真空成型袋、热塑体膜、CT定位框架、治疗摆位框架组成。它在治疗体位的皮肤表面和肢体设立 6～8 个标记点，依靠这些标记点，力求从 CT 定位到治疗摆位的过程中，保持治疗体位的一致性。可精确进行立体放疗、适形放疗、调强放疗的定位和治疗。

（3）三维治疗计划系统：是 SRS 和 SRT 治疗系统中不可缺少的重要组成部分。具备下述功能：①治疗计划系统具有很强的图像处理功能，包括患者图像横断、冠状、矢状的三维重建及显示；治疗床在不同位置、加速器机架任何旋转角度射野的显示；高档软件可做 CT/MRI/PET 图像的融合。②三维剂量计算功能。③系统具有基本的评价治疗方案的工具，如任意截面二维剂量分布显示、三维显示等剂量线与解剖结构的关系，剂量体积直方图（DVH）以及正常组织并发症概率（NTCP）和肿瘤控制率（TCP）模式。④能完成特定患者三维坐标系的建立，确定靶区中心相对参考点的坐标。

（三）放射治疗的有关名词

1. 射线的质

射线的质是表示射线穿透物质的能力，即射线的硬度，用能量表示。

临床上常用下述方法粗略地描述射线的质：①对 2 MV 以下的 X 线通常用它的管电压值表示 X 线的峰值能量。临床上一般用半价层（HVL）表示 X 线的硬度。②对 2 MV 以上的 X 线，通常以 MV 表示。③对 γ 射线，通常用核素表示，如 ^{60} 钴 γ 线、^{137} 铯 γ 线等。

当射线仅限于 X 线、γ 线时，射线的质只表示射线在物质中的穿透能力；但当射线扩展到其他种类如快中子、负 π 介子时，射线质的概念应表示射线的生物效应。

2. 吸收剂量

吸收剂量是指生物体（或介质）受照射时所吸收的能量。其老单位为拉德（rad），新单位用戈瑞（Gy）表示。

1Gy=100rad

1 cgy=1rad

3. 照射剂量

照射剂量即射线在空气中的曝射量。表示 1 mL 空气在 760 mmHg（1 mmHg=0.33 kPa）大气压力、0℃的标准状况下，经 X 线、γ 线照射后产生 1 个静电系单位的电荷量，其老单位为伦琴（R），新单位为 C/Kg。

4. 剂量建成效应

X（γ）线照射介质时，介质内的吸收剂量随介质表面下的深度的增加而增加的现象，称为建成效应。

5. 源皮距（SSD）

放射源到模体表面照射野中心的距离。

6. 源瘤距（STD）

放射源沿射野中心轴到肿瘤内参考点的距离。

7. 源轴距（SAD）

放射源到机架旋转轴等中心的距离。机器等中心即机架旋转，准直器旋转与治疗床旋转的旋转中心轴交点。

8. 百分深度量（DDP）

百分深度量是指体模内照射野线束中心轴上某一深度处的吸收剂量（Dd）与某一固定参考点吸收剂量（Do）之比称为百分深度量。Do 一般选最大电离深度处吸收剂量。

9. 等剂量曲线

在照射野内，同一深度处的中心轴外的剂量都比中心轴上的剂量为小，离中心轴越远，剂量越小。如将深度剂量相同的点连接起来，会出现两端向上弯曲的曲线，各个深度的类似曲线可以组成一个照射野的等剂量曲线。

10. 危及器官（organ at risk，OAR）

指可能卷入射野内的重要组织或器官，它们的放射敏感性（耐受剂量）将显著地影响治疗方案的设

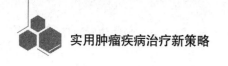

计或靶区处方剂量的大小。

第四节　放射生物学

一、细胞生物学基本概念

临床放射生物学（clinical radiobiology）是放射肿瘤学的基础之一，是一门边缘科学，主要探讨放射线与生物体的相互作用，研究放射线对肿瘤组织和正常组织的效应以及这两类组织被放射线作用后所起的反应；以及如何提高肿瘤放射性和降低正常组织损伤等方面的问题。内容涉及从放射线对生物体起作用的原始反应及其后一系列的物理、化学改变和生物学方面的改变，研究范围由分子水平、细胞水平到整体水平。

这门学科的知识对我们日常工作中每次制定正确的治疗方案有潜在的影响。指导临床医生更好地运用照射后细胞存活曲线、细胞放射损伤机理、"4R"理论、L-Q模型理论，以改进临床剂量分割方式，从而不断提高放射治疗效果。

二、生物大分子的辐射效应

电离辐射引起生物大分子的损伤，可以分为直接损伤和间接损伤两种方式。

（一）直接作用

电离辐射直接作用于生物大分子，引起生物大分子的电离和激发，破坏机体的核酸、蛋白质、酶等具有生命功能的物质，这种直接由射线造成的生物大分子损伤效应称为直接作用。是高LET射线的主要作用方式。在直接作用过程中，生物效应和辐射能量沉积发生于同一分子即生物大分子上。对于同样能量的射线，分子越大，发生电离效应的机会就越多，在哺乳动物细胞核中的DNA分子最大。因此，电离辐射作用的主要靶点是DNA。

（二）间接作用

电离辐射直接作用于水，使水分子产生一系列的辐射分解产物，如水离子（H_2O^+）、自由电子（e^-）、带负电的水离子（H_2O^-）、氢氧离子（OH^-）和氢自由基（H^-）等。这些辐射分解产物再作用于生物大分子，引起后者的理化改变。这种作用称电离辐射的间接作用。间接作用时，辐射能量主要沉积于水分子上，而生物效应发生在生物大分子上。由于机体内的生物大分子周围含水量占70%～90%，故间接作用非常重要。间接作用是低LET射线如X射线和γ射线的主要作用形式。

（三）氧"固定"作用

当有氧存在时，就会发生氧效应。氧与自由基发生作用，"固定"放射损伤，并封闭有机自由基，产生过氧基（$RO_2 \cdot$），从而使受照射物质化学结构发生改变，造成更多的损伤。当缺氧时，则上述最后反应就无从进行，许多被电离的靶分子能进行修复，所以，氧在一定意义上对放射损伤有"固定"作用。氧"固定"放射损伤的作用，也叫"氧固定假说"（oxygen fixation hypothesis）；此假说认为，电离辐射作用于生物物质时，产生自由基（$R \cdot$）如有氧存在时，自由基与氧起作用产生过氧基（$RO_2 \cdot$），这种形式是靶损伤不可逆的形式。

三、电离辐射的细胞效应

细胞是生命体结构和功能的基本单位。辐射所致的损伤，不论是在机体整体水平、组织水平或分子水平上，都会以细胞损伤的形式表现出来。因此，研究放射对细胞的作用，是研究放射对机体作用的基础。在肿瘤的放射治疗上，细胞生物学研究，能为正常和肿瘤组织对放射作用反应提供重要依据。

（一）细胞杀灭的随机性

在细胞群经照射后，会产生部分细胞死亡，但细胞死亡是随机分布的，即在由100个细胞组成的细胞群中，经100次由照射产生的致死性损伤并不能杀灭全部100个细胞，而按平均值计算，37个细胞未被击中，37 个细胞仅被击中 1 次，18 击中 2 次等。由于细胞死亡呈随机分布，使细胞存活率和剂量之间呈半对数的关系。

（二）细胞存活曲线

细胞存活曲线，也称细胞剂量效应曲线。是用来定量描述辐射吸收剂量与"存活"细胞数量的相关性的一种曲线。细胞存活曲线的类型包括：①指数性存活曲线。②非指数性存活曲线。

（三）靶学说

1. 单靶单击学说

按照靶学说，指数性曲线是单靶单击的结果。"靶"是指细胞内放射敏感的区域，"击"是指射线粒子的打击。单靶单击是假定细胞内只有一个较大的放射敏感区，只要击中一次便可造成细胞死亡。所以极小剂量的照射便可造成细胞存活率呈指数性下降。这种形式是密度较高的射线所造成的放射效应，如高 LET 射线。

2. 多靶单击或单靶多击学说

多靶单击学说认为细胞内不止一个靶，而是有多个敏感区，射线击中一个靶细胞尚不能死亡，必须击中所有靶才有效，导致细胞死亡。

（四）非指数性存活曲线数学公式及其参数

1. 多靶方程

大多数哺乳动物在体外培养细胞的剂量效应曲线为非指数曲线，其数学模型可用二元方程表示。根据单靶单击学说，细胞如果只存在一个靶，细胞存活率为：

$S = e^{-KD}$，死亡率为 $Y = 1 - e^{-KD}$。

如果细胞有 n 个靶或打击 n 次才能死亡，则死亡率应为 n 次造成的总和，公式为：

$Y = (1 - e^{-KD})^n$

式中 Y 为死亡率，n 为靶数或打击次数，K 为曲线指数下降部分的斜率，D 为照射剂量。其存活率公式应为：

$S = 1 - (1 - e^{-KD})^n$

如用 Do 代替 K 带入公式，因 Do=1/K，存活率公式可变为：

$S = 1 - (1 - e^{-D/D_0})^n$

根据公式，已知平均致死量 D_0 及存活曲线的 n 值，便可求出任何剂量照射下的细胞存活率。细胞存活率与细胞本身的放射敏感性（即平均致死量 D_0 和靶数或打击次数）有关，与受到的照射剂量有关。

哺乳动物非指数存活曲线（图 6-2）有几个参数，其生物含义如下：

（1）平均致死量 D_0：即存活曲线直线部分斜率 K 的倒数。这是照射后仍余下 37% 细胞存活或者使 63% 细胞死亡的剂量值，其反映每种细胞对放射线的敏感性。D_0 值愈小，使 63% 细胞死亡所需剂量愈小，曲线下降迅速，细胞愈敏感；D_0 值愈大，即杀灭 63% 细胞所需剂量愈大，曲线下降平缓，细胞对辐射敏感性愈低。D_0 值的改变，代表这种细胞放射敏感性的变化，如缺氧状态下可使细胞的 D_0 值增大，而放射增敏剂可使细胞的 D_0 值减小。

（2）外推数 N 值：细胞内所含放射敏感区的个数，即靶数或打击次数，N 值是将曲线直线部分延长与纵轴相交所截之部分。尺管把 N 值认作细胞内放射敏感区域的多少，但由于受照射条件的多样，也可以表现出不同的放射敏感性。是细胞内固有的放射敏感性相关的参数。N 值对细胞放射敏感性的影响，也是通过 D_0 值表现出来。

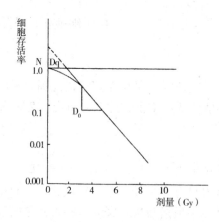

图 6-2 非指数细胞存活曲线

（3）准阈值 Dq（也称浪费射线剂量）：是将曲线直线部分延长，与横轴相交后所截之部分，他代表存活曲线的"肩宽"。表示从开始照射到细胞呈指数性死亡所浪费的剂量，也代表细胞亚致死损伤的修复能力的大小。Dq 值小说明该细胞亚致死损伤的修复能力弱，很小剂量即可使细胞进入致死损伤的指数死亡阶段。Dq 值大，表明造成细胞指数性死亡所需的剂量大，其修复亚致死性损伤能力强。

D_0、Dq 和 N 值是三个重要的参数，三者的关系式为：

InN=Dq/D_0

从上式可以看出，当 D_0 值一定时，N 值与 Dq 成正比，说明细胞内靶数愈多浪费剂量意大；当 N 值一定时，D_0 与 Dq 成正比关系，即靶数不变的情况下，肩区愈大，细胞对放射线愈抗拒；当 Dq 一定时，D_0 和 N 值成反比，即靶数愈多的细胞对放射愈敏感。

2. 线性二次方程（L-Q 公式）

由于哺乳动物细胞的存活曲线复杂多样，所以描述存活曲线有许多数学模式。在 20 世纪 70 年代，Chaplman、Gillespie、Reuvers 和 Dugle 提出了 α、β 模式，即线性二次方程（L-Q 公式）：

$S=e^{-(\alpha D+\beta D^2)}$

某一剂量照射造成的细胞杀伤，都是由直接致死效应和间接致死效应组成，即 α 型和 β 型细胞杀伤。α 型细胞 DNA 为单击双链断裂，其产生的生物效应与剂量成正比，即 $e^{-\alpha D}$，式中 α 表示单击生物效应系数。在细胞存活曲线上与剂量表现为线性关系。B 型细胞 DNA 为多击单链断裂，与可修复的损伤积累有关，其产生的生物效应与剂量平方成正比，即 $e^{-\beta D^2}$，式中 β 表示多击生物效应系数。存活曲线表现为连续弯曲。

当单次照射引起 α 型和 β 型细胞杀伤效应相等时：

$\alpha D=\beta D^2$ $\alpha/\beta=D$

α/β 即为使两种效应相等时的剂量。

正常早期反应组织有较高的 α/β 值，说明 α 型细胞产生的效应相对明显，存活曲线弯曲程度较小；正常晚期反应组织 α/β 较低，表明直接杀伤（α 型）较少，可修复损伤积累（β 型）引起的杀伤相对较多，存活曲线弯曲较大。肿瘤组织的 α/β 值一般类似或较高于早期反应组织（图 6-3）。

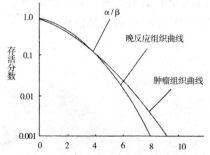

图 6-3 肿瘤组织和晚期反应组织的放射反应规律

（五）细胞死亡

细胞死亡是细胞照射后的主要生物效应，凡是失去无限增殖能力，不能产生大量子代的细胞称为不存活细胞，即细胞死亡。它以两种形式表达：增殖性细胞死亡和间期细胞死亡。

1. 增殖性细胞死亡

是指细胞受照射后一段时间内，仍继续保持形态的完整，甚至还保持代谢的功能，直至几个细胞周期以后才死亡。增殖性细胞死亡是最常见的细胞死亡形式，并且认为与不同组织经照射后损伤何时表达有关，也与组织的更新速度有关。

2. 间期细胞死亡

在某些情况下，如细胞受到大剂量照射（100 Gy）时，细胞将在有丝分裂间期立即死亡，细胞死亡与细胞周期无关，这种死亡方式称间期死亡。它不同于增殖性细胞死亡，间期细胞死亡一般发生于照射后几小时内，24 h内达到顶点。在临床上，最典型的间期死亡是淋巴细胞。大量的研究证明，在大多数情况下，间期性细胞死亡以细胞凋亡的形式出现。初步估计，大约1/3的实体肿瘤的辐射生物效应与细胞凋亡有关。

（六）细胞动力学的改变

放射线直接影响到细胞周期，影响较大的主要是在早 G_2 期和 G_1/S 后期。经照射后的细胞可在细胞周期中某一时相产生阻滞。阻滞时间的长短取决于照射剂量及剂量率、细胞类型及细胞在细胞周期中的时相。在低剂量率连续照射时，细胞倾向于停留在放射敏感的时相如 G_2 期等，这说明为什么低剂量率连续照射的疗效较好的原因之一。

四、细胞内在放射敏感性

1. 细胞的放射敏感性

指在放射线照射下，各种细胞产生的反应程度有别，这种对射线不同程度的反应称为细胞的放射敏感性。细胞内在结构、功能状态和周期时相等都与细胞放射敏感性有关。

2. Bergonie 和 Tribondeau 定律

Bergonie 和 Tribondeau 定律即"细胞的放射敏感性与它们的繁殖能力成正比，与它们的分化程度成反比"。细胞增殖能力愈强，代谢愈活跃，对射线愈敏感。值得一提的是，卵细胞和小淋巴细胞不再分裂，但放射敏感性很高。

3. 细胞周期时相与放射敏感性

根据研究者对多种哺乳动物细胞的观察，周期中不同时相的细胞放射敏感性如下：①处于或接近有丝分裂的细胞最敏感（M、G_2）。②晚S期的抗拒性通常最高。③如 G_1 期相当长，则 G_1 早期有抗拒性，G_1 末期敏感。④ G_2 期与 M 期的放射敏感性大致相等。

五、细胞的放射损伤与修复

（一）细胞放射损伤的类型

1. 亚致死性损伤（sublethal damage，SLD）

一般在细胞受照射后 1 ~ 6 h 内基本修复。修复与 DNA、RNA 及蛋白质的合成无关。细胞如处于乏氧状态，SLD 的修复可完全或部分受阻。SLD 的修复能力和细胞群体的繁殖状态有密切关系。不处于增殖期的细胞几乎无 SLD 修复，如使细胞增殖就会出现 SLD 的修复。

2. 潜在致死性损伤（potential lethal damage，PLD）

细胞受放射线损伤后，多数细胞损伤发生在照射后 4 ~ 6 h，如环境条件合适，可以修复，细胞得以存活。反之，可转化为细胞的致死性损伤，这种损伤称为 PLD。PLD 的修复需要 DNA 的合成。细胞在离体培养中，有利于 PLD 修复的条件是乏氧及处于细胞周期的中、晚 S 期；不利条件是低温（0℃）及加温疗法。PLD 的修复主要在 G_0 期及相对不活跃期细胞内。

3. 致死性损伤（lethal damage，LD）

即细胞受照射后出现不可修复的损伤。肿瘤放疗中，细胞丧失增殖能力，即为细胞死亡。

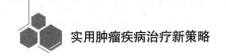

（二）SLD 修复与 PLD 修复的关系

一般认为 SLD 和 PLD 是两种不同的损伤，这两种损伤的修复也有不同：①在很大的剂量范围内 SLD 与剂量没关系，而 PLD 则对剂量有依赖性。②这两种效应可以相加。③SLD 的修复主要作用于增殖状态细胞群体，而 PLD 的修复主要作用于非增殖状态的细胞群体。

六、正常组织的放射敏感性

组织的放射反应程度及敏感性，主要与其实质细胞的耗竭程度有关。大多数情况下，增殖旺盛，分化程度低的细胞要比无增殖能力、分化高的细胞对放射线更敏感。

（一）早期反应组织

通常将胃肠道黏膜、骨髓、口腔和食管黏膜等这些增殖活跃、更新迅速的组织称为早期反应组织。这些组织接受放射线照射后，由于实质细胞迅速死亡，有丝分裂暂时或永久地被抑制，造成组织过多的细胞丧失而得不到补充，很快出现放射损伤的表现。

（二）晚期反应组织

增殖活动不活跃的组织，如周围神经和中枢神经、肌肉、真皮、肝、肾等组织，这些组织在正常情况下细胞不增殖或很少增殖，称为晚期反应组织。他们在照射早期反应轻微，如剂量超过其耐受范围，晚期可出现较明显、甚至是不可逆的放射损伤。

（三）正常组织的敏感性分类

1. 敏感性高的组织

主要包括淋巴类组织、造血类组织、生精细胞、卵泡上皮和小肠上皮等。

2. 敏感性较高的组织

主要是上皮组织，包括口腔黏膜上皮、表皮上皮、毛发上皮、皮脂腺上皮、尿路及膀胱上皮、食管上皮、消化腺上皮等。

3. 中度敏感组织

包括结缔组织、神经胶质组织、小血管、生长中的软骨及骨组织等。

4. 敏感性较低的组织

主要包括成熟的软骨及骨组织、黏液及浆液腺上皮、唾液腺上皮、汗腺上皮、肺上皮、肾上皮、胰腺上皮及甲状腺上皮等。

5. 敏感性低的组织

主要有神经组织和肌肉组织。

七、放射线对肿瘤的敏感性

临床上根据肿瘤对不同剂量的反应，将放射线对肿瘤的敏感性分为以下几点。

1. 放射高度敏感肿瘤（照射 20～40 Gy 肿瘤消失）：如淋巴类肿瘤、精原细胞、肾母细胞瘤等。

2. 放射中度敏感肿瘤（照射 60～65 Gy 肿瘤即消失）：如大多数鳞癌、脑瘤、乳腺癌等。

3. 放射低度敏感肿瘤（照射 70 Gy 以上肿瘤才消失）：如大多数腺癌。肿瘤的放射敏感性与细胞的分化程度有关。分化程度越高，放射敏感性越低。

4. 放射不敏感（抗拒）的肿瘤：如纤维肉瘤、骨肉瘤、黑色素瘤等。

但一些低（差）分化肿瘤如骨的网状细胞肉瘤、尤文肉瘤、纤维肉瘤腹膜后和腘窝脂肪肉瘤等，仍可考虑放射治疗。

八、放射敏感性和放射可治愈性

（一）放射敏感性

放射敏感性指肿瘤或肿瘤细胞在受到射线照射后的反应程度。对肿瘤而言则是受照射后肿瘤缩小的程度及速度，表达对射线照射的反应性。肿瘤的放射敏感性受多种因素的影响，包含肿瘤细胞内在的因素（细胞类型、增殖动力情况、血供情况等）、肿瘤局部外周情况以及宿主的情况。

（二）放射可治愈性

放射可治愈性指把肿瘤的原发部位或区域的肿瘤清除掉。这反映了照射的直接效应。在放射敏感性和放射可治愈性之间没有什么明显的相互关系。一个肿瘤可以放射敏感但不一定能治愈；或反之，虽然相对较抗拒，但能为单纯放疗或与其他措施相结合而被治愈。例如，乳腺癌或前列腺癌，这两个癌放疗后体积都缩小很慢，但用放疗治愈的可能却都很大。相反，一个弥漫性的恶性淋巴瘤或多发性骨髓瘤在几个分次照射后肿瘤就可能完全消退，然而却没有什么治愈的希望。

九、氧效应

早在 20 世纪 50 年代英国学者就注意到了放射敏感性与氧效应的关系，之后经过许多实验的探索，人们对氧在放射线和物体的作用中所产生的影响，有了更深更多的认识，并称之为"氧效应"。

1. 氧增强比

氧效应通常用氧增强比（oxygen enhancement ratiao，OER）来描述。OER 定义为同一种细胞在无氧及有氧情况下产生同样的生物效应所需的照射剂量之比值。不同类型射线 OER 值不同，X 线或 γ 线的 OER=2.5 ~ 3.0；中子 OER=1.6；高 LET 射线如 α 射线，OER=1。

2. 肿瘤索

许多临床治疗结果和肿瘤乏氧之间关系的研究表明，乏氧能引起肿瘤对放疗的抗拒性，而且能增加肿瘤的侵袭性。Thomlinson 和 Gray（1955）报道 163 例对人体支气管肺癌的新鲜标本进行的组织学研究，他们发现肿瘤细胞是以毛细血管为中心作同心圆排列，在毛细血管周围为充氧带，层厚约150 ~ 170μm，再向外为乏氧带约 20μm，乏氧带以外为坏死层。他将每一个排列单位称为肿瘤索（tumor cord），肿瘤索是构成肿瘤组织的最小单位。

3. 乏氧细胞

正常组织内乏氧细胞约占 1%，人肿瘤可能高达 30% ~ 40%。肿瘤越大乏氧细胞比例越大。由于乏氧细胞对射线抗拒，临床上常因乏氧细胞不能被杀灭而致肿瘤复发，导致放疗的失败。因此，氧是最好的放射增敏剂。

十、放射化学修饰剂

能改变哺乳类动物细胞放射反应的化学物质通称为化学修饰剂化学修饰剂可分为两类：①放射增敏剂。②放射防护剂。

（一）放射增敏剂

放射增敏剂是指能增加肿瘤细胞辐射杀灭效应的某些药物。目前有两类化学药物：乏氧细胞放射增敏剂和非乏氧细胞放射增敏剂（卤化嘧啶类）。

增加乏氧细胞放射敏感性的机制如下。

1. 模拟氧的作用

模拟氧的化合物以增加乏氧细胞的放射敏感性，但不会对富氧细胞产生任何影响。在这种情况下，不论氧或这些化学增敏剂均起到了电子"受主"（acceptors）的作用。这类化合物被认为是模拟氧作用的增敏剂。

2. 生物还原作用

许多含有氮基的电子亲和物对乏氧细胞具有很强的毒性作用。这种对乏氧细胞的毒性作用由某些有毒物质而产生的，这些有毒物质通过乏氧细胞内亲本化合物的代谢生物还原作用而形成的。如硝基咪唑类化合物中的 MISO 就显示出对乏氧细胞有很强的毒性作用。

3. 巯基的抑制作用

细胞内谷胱甘肽（GSH）的变化能影响细胞的放射敏感性。当乏氧细胞放射增敏剂（硝基咪唑类化合物和 BOS）应用同时伴有细胞内 GSH 的减少，会增强放射增敏剂的增敏作用。

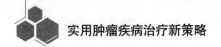

4. 具有双重功能的放射增敏剂

RSU1069（MISO 的类似物）不仅具有放射增敏作用，而且还含有烷基的功能，即它们一方面是属于放射增敏剂，另一方面又是一种生物还原剂。

乏氧细胞增敏剂包括：硝基苯、硝基呋喃类和硝基咪唑类化合物。其中增敏作用最强的是 MISO。

5. 非乏氧细胞的放射增敏剂

肿瘤细胞的内在放射敏感性是决定治疗成功与否的因素之一。这一类非乏氧细胞的临床应用还需进一步的研究和探索。

（二）放射保护剂

所谓放射保护剂主要是能选择性地对正常组织起保护作用，提高正常组织的耐受量而不影响到肿瘤的控制率。

目前研究最有潜力的放射防护剂是 WR2721，化学名氨基丙氨乙基硫代膦酸酯。其对造血器官和胃肠道有很好的防护效果。在全身照射前立即给予大剂量，该化合物能迅速进入正常组织，而渗入到肿瘤内却相当慢。服药后几分钟进行照射，正常组织和肿瘤组织有很大差别。临床初步试验证明高血压是剂量限制毒性。

十一、加温与肿瘤放射增敏

（一）加温对细胞杀伤的机制

1. 对细胞膜的损伤，引起膜的通透性、流动性和膜成分改变。

2. 引起关键蛋白质的变性。

3. 细胞内溶酶体破裂，释放各种消化酶造成细胞破坏。

（二）细胞对加温度应的特点

细胞对加温反应的特点有：①S 期细胞对加温最敏感。②乏氧细胞对加温更敏感。③加温可引起细胞分裂延迟和周期再分布。④细胞周围 pH 值较低时对加温更敏感。⑤肿瘤血管的发育异常，易形成热积集。

（三）加热和放射综合治疗的理论依据

加热治疗作为低 LET 射线放疗的有效辅助治疗方法的理论依据是：肿瘤细胞对热的敏感性较正常细胞大；热对低氧细胞的杀灭与足氧细胞相同，即加热能减少放射线的氧增强比（OER）；加热能选择性地作用于细胞周期中对放射抵抗的 S 期细胞，并使 S 期细胞变得对放射线敏感；加热抑制了放射损伤的修复，放射以后亚致死性损伤（SLD）就开始修复，加热能延迟亚致死性损伤修复 10 ~ 20 h，当温度高于 41.5℃时还表现为对潜在性致死性损伤（PLD）修复的抑制。

（四）加热和放射结合治疗的顺序和时间间隔

先加热的作用主要是加热杀灭了肿瘤中的低氧细胞、S 期细胞；而放射后加热除了热能杀灭肿瘤中的低氧细胞及 S 期细胞外，还能阻止放射损伤的修复并固定 SLD 和 PLD，使其成为致死性损伤。但临床实践证明加热顺序对治疗效果影响不太大，而加热和放射之间的间隔时间是十分重要的。Stewart 提出加热和放射之间以不超过 4 h 为限。

十二、高 LET 射线的生物物理特性

（一）线性能量传递与相对生物效应

1. 线性能量传递（linear energy transfer，LET）

线性能量传递（LET）是指次级粒子径迹单位长度上的能量转换，或者说是单位长度射程上带电粒子能量损失的多少。其单位用 keV/μm 表示。根据其高低射线可分为两类：①高 LET 射线，一般大于 100 keV/μm。主要有快中子、负 π 介子及重粒子等。②低 LET 射线，一般小于 10 keV/μm。主要有 X 线、γ 线和 β 线等。

2. 相对生物效应（relative biological effectiveness，RBE）

RBE 的定义为：250kVX 线产生某一生物效应所需的剂量与所观察的射线引起同一生物效应所需要的剂量之比。

可采用平均致死剂量（D_0）或半数致死剂量（D_{50}）进行比较（即：RBE=250kVX 线的 LD_{50} 所观察射线的 LD_{50}）。RBE 是一个相对量，受多种因素的影响，如辐射剂量、分次照射次数、剂量率、照射时有无氧存在、观察的生物指标等。因此，确定某一电离辐射的 RBE 值时，必须限定相关条件。

3. LET 和 RBE 的关系

在 LET 小于 10keV/μm 时，LET 增加，RBE 也缓慢增加；但当 LET 大于 10keV/μm 时，RBE 上升加快，当 LET 达到 100keV/μm 时，RBE 达最大值，如 LET 继续增加 RBE 反而下降。

（二）高 LET 射线的生物物理特点

1. 高 LET 射线的物理特点

高 LET 射线除中子外其他粒子都带电。带电粒子在组织内有一定射程，在粒子运行末端出现能量吸收高峰，即 Bragg 峰。利用这一特点，将肿瘤安置在剂量高的 Bragg 峰区域内，而保护肿瘤前后的正常组织。可通过调节能量在一定范围内连续变化，或在粒子途径上加"山"型滤过板使 Bragg 峰的宽度适于肿瘤大小。

2. 高 LET 射线的相对生效应高

高 LET 射线沿径迹电离密度大，穿过生物体时一次或多次击中生物靶的概率较大，或致死损伤较多，细胞存活曲线表现为接近指数系杀伤，斜率极大，肩区较小。同等剂量的高 LET 射线较低 LET 射线有更大的细胞杀伤有能力。

3. 高 LET 射线对乏氧细胞的影响

肿瘤组织中有大量的乏氧细胞，乏氧细胞对低 LET 射线敏感性差。而高 LET 射线如快中子等对乏氧细胞的杀伤力大。也就是说高 LET 射线对氧的依赖性不明显。如 X 线和 γ 线等低 LET 射线的 OER 为 2.5 ~ 3.0，而中子和重粒子为 1.4 ~ 17。

4. 高 LET 射线对细胞周期不同时相的影响

细胞周期内的不同时相对 X 线和高 LET 射线的敏感性是相同的，即 M 期和 G_2 期细胞最敏感，晚 S 期最抗拒，但周期内不同时相对中子的敏感性差异要比 X 线小得多。

5. 高 LET 射线对潜在致死损伤修复的影响

低 LET 射线照射时潜在致死损伤在非增殖状态细胞很明显，而高 LET 射线照射使细胞无潜在致死损伤修复。因此，高 LET 射线应用于缓慢增殖、密集生长、乏氧状态的肿瘤，可得到较好的治疗效果。

十三、凋亡与放疗

1. 细胞凋亡

是一种具有特定形态和生化改变的细胞死亡过程，是在一系列基因作用下所引起的生化反应的结果。凋亡可自发地发生于一些正常组织中，凋亡也可发生于所有未经治疗和经过治疗的肿瘤中。

受到一定放射剂量的照射后，淋巴瘤、胸腺瘤、精原细胞瘤等有显著的凋亡反应，而肝癌、肉瘤、胶质母细胞瘤及恶性黑色素瘤等照射后的凋亡指数很低，其他肿瘤细胞系介于两者之间。在一定的放射剂量范围内，无论是体外培养的肿瘤细胞系还是移植瘤，随着剂量的增加，凋亡指数也随之而增加，开始较快，以后变缓，逐渐变平，而进一步增大剂量反而会降低凋亡指数。

2. 肿瘤凋亡的异质性

肿瘤细胞凋亡中存在不同的细胞群体，其中一部分照射后即发生凋亡，而另一部分即使给予较高的剂量也不会发生凋亡，这一现象称为凋亡异质性。分次放疗可增加凋亡指数。

3. 氧诱导凋亡

乏氧影响了放疗及化疗的疗效。近年人们研究了氧与凋亡的关系，初步的结果显示：在高浓度氧（95%）情况下所有人或鼠的肿瘤细胞系均出现较明显的凋亡反应，其大小因组织不同而有差异；而在低氧情况

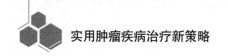

下绝大多数细胞系不出现凋亡。

4. 辐射诱导凋亡的基因

很多基因参与了凋亡的调控，包括诱导凋亡的基因和抑制凋亡基因。所有具有促进和抑制凋亡的基因均可作为基因治疗的手段而应用于肿瘤治疗。其中，尤以 p^{53} 及 Bcl-2 最引人注目。p^{53} 作为一种抗癌基因起"分子警察"作用，可引起 G_1 阻滞，抑制肿瘤的形成。

十四、放射治疗中的分子生物学

1. 早期或急性放射反应基因

放射后数分钟至 1 h 一些基因就开始表达，包括 Ege-1，C-juii 和 NF-KB 等。它们均与细胞增殖有关，参与调控多种生长因子和细胞因子的转录和表达。照射后在上述基因的"指令"下，静止期细胞进入细胞周期，以补充被放射线杀灭的细胞；同时使受损伤的细胞在 G_1 期和 G_2 期"暂时停留"，使细胞有时间修复放射损伤的 DNA，不使细胞在受伤的情况下进入 DNA 合成或进入下一个分裂周期。

2. 亚急性放射反应基因

在亚急性放射反应的过程中，许多细胞介质起了重要作用，主要包括 TNF、白细胞介素 2（IL-2），它们可以与内皮细胞和粒细胞的相应受体结合，引起炎症样改变，与放射后的水肿、毛细血管通透性增加及急性放射性损伤等有关。

3. 放射后组织纤维化有关的因子

晚期反应组织如肺、肾、皮肤等，过量照射后会产生广泛纤维化，并导致其功能丧失。目前已知 TGF-β 在放射纤维化中起着关键性作用。

4. 放射后血管损伤有关的因子

放射可引起某些基因内表达，如 PDGF、TNF 和 E-9 基因等，释放和分泌某些因子，诱导血管内皮细胞和纤维细胞的增生，使血管腔变窄、缺血、纤维化和毛细管扩张。

第五节　放射治疗原则与实施

一、根治性治疗

1. 根治性放疗

指应用放疗方法全部而永久地消失恶性肿瘤的原发和转移病灶。通过此法治疗，患者可望获得长期生存。

2. 根治性放射治疗的主要适应证

①病理类型属于放射敏感或中度敏感肿瘤。②临床Ⅰ、Ⅱ期及部分Ⅲ期。③患者全身状况较好，重要腔器无明显功能损害。④治疗后不会出现严重并发症或后遗症，患者自愿接受。

3. 根治放射治疗剂量

也就是达到肿瘤致死剂量。根据病理类型和周围正常组织的耐受尽有很大差异。如淋巴网状内皮系统肿瘤一般为（20～40）Gy/（2～4）周，鳞状细胞癌为（60～70）Gy/（6～7）周；腺癌一般为（70～80）Gy/（7～8）周。

二、姑息性放疗

对病期较晚、治愈可能性较小的患者，以减轻患者痛苦、改善生存质量、尽量延长生存期为目的放射治疗，称姑息性放射治疗。又可分为高姑息和低姑息治疗两种。

姑息性放疗的适应证：①止痛，如恶性肿瘤骨转移及软组织浸润所引起的疼痛。②止血，由癌引起的咯血、阴道流血等。③缓解压迫，如恶性肿瘤所引起的消化道、呼吸道、泌尿系统等梗阻。④促进癌性溃疡的清洁、缩小甚至愈合，如伴有溃疡的皮肤癌、乳腺癌等。⑤改善器官功能和患者的精神状态，尽管肿瘤已广泛播散，但当患者看到肿瘤在缩小，症状在缓解或消失，其精神状态就会获得很大的改善。

治疗技术相对简单，剂量也是根据需要和具体情况而定。高姑息治疗用于一般情况尚好的晚期病例，所给的剂量为全根治量或 2/3 根治量。低姑息治疗用于一般情况差或非常晚期的病例。照射方法可采用常规照射，也可使用大剂量少分割方式。

三、综合治疗

（一）与手术结合综合治疗

1. 术前放疗

术前放射治疗的目的是抑制肿瘤细胞的活性防止术中扩散；缩小肿瘤及周围病灶，降低分期提高手术切除率；减轻肿瘤并发症，改善患者状况，以利于手术治疗。

2. 术后放疗

术后放疗的适应证主要有：①术后病理证实切缘有肿瘤细胞残存者。②局部淋巴结手术清扫不彻底者。③因肿瘤体积较大或外侵较严重，手术切除不彻底者，④原发瘤切除彻底，淋巴引流区需预防照射。⑤手术探查肿瘤未能切除时，需给予术后补充放疗。

3. 术中放疗

很少应用。

（二）与化疗结合综合治疗

1. 化疗和放疗综合治疗的目的

①提高肿瘤局控率。②降低远处转移。③器官结构和功能的保存。

2. 化疗和放疗综合治疗的生物学基础

①空间联合作用。②化疗和放疗独自的肿瘤杀灭效应。③提高杀灭肿瘤的效应。④正常组织的保护作用。⑤阻止耐药肿瘤细胞亚群出现。⑥降低放疗剂量。

3. 放疗化疗结合综合治疗的基本方法

主要有序贯疗法、交替治疗和同步治疗。

四、急症放疗

1. 脊髓压迫征（spinal cord compressim，SCC）

是指肿瘤或非肿瘤病变压迫侵犯脊髓、神经根或血管，从而引起脊髓水肿、变性及坏死等病理变化，最终导致脊髓功能丧失的临床综合征。由癌骨转移引起症状的病例，早期放疗效果比晚期放疗效果好。照射剂量应根据肿瘤的敏感情况而定，一般为 40 ~ 50 Gy，不宜超过 55 Gy，然后给予或直接给予椎管内肿瘤放射性粒子植入治疗。

2. 上腔静脉综合征（superior vena cava syndrome，SVCS）

是上腔静脉或其周围的病变引起上腔静脉完全或不完全性阻塞，导致经上腔静脉回流到右心房的血液部分或全部受阻，从而表现为上肢、颈和颜面部瘀血水肿，以及上半身浅表静脉曲张的一组临床综合征。源于恶性肿瘤的上腔静脉综合征，尤其是对放疗敏感的肿瘤，一般首选放射治疗。一般开始剂量用 4 Gy，每天一次，连续 3 d 后改为 2 Gy，每周 5 次，病灶总剂量在（40 ~ 50）Gy/（3 ~ 5W）周，精确放疗剂量甚至可达 75 Gy，国产伽马刀 50% 等剂量曲线上剂量可根据肿瘤病理类型而定，中度敏感或不敏感肿瘤可达 65 Gy，中心剂量达 100 Gy 以上，但热点要避开血管壁或其他敏感组织、器官。

第六节　放疗反应及处理

放疗引起的全身反应程度不完全一样，一般说，照射野大，分次剂量大，总剂量大，患者发生不良反应的概率就高。

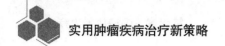

一、急性反应

1. 疲劳、恶心和呕吐

常见，尤其是脑照射时更易发生，是局部水肿的结果，结合脱水治疗可明显减弱症状；胃的照射可致上腹不适恶心甚至呕吐，可给予消除恶心呕吐的药物，劝患者吃易消化食物。

2. 皮肤反应

早晚及轻重程度与所用射线的物理特性及治疗计划的设计有关。可表现为放射性色素沉着、干性皮炎、红斑样皮炎、湿性脱皮，甚至放疗后多年皮肤纤维化等。多发生在易潮湿的腋下，会阴部等，治疗预防感染，保持局部干燥，关键是局部皮肤制动，防牵张，活动导致损伤、渗出。

3. 放射性黏膜炎

颈部肿瘤放疗时，常引起口腔或咽喉黏膜炎，放疗前口腔牙病应进行处理，放疗中注意口腔卫生。嘱咐患者戒烟、戒酒、避免辛辣刺激性食物。出现反应时不要应用抗生素，可用碱性液体漱口或大量清水漱口，防止白色念珠菌感染。

4. 放射性食管炎

食管癌接受 15 Gy 以后，可引起放射性食管炎。表现为轻度吞咽难及食管疼痛。口服利咽痛合剂，防感染也可适量口服抗生素。

5. 放射性肠炎

腹腔和盆腔放疗时，放射量达到加 20 ～ 30 Gy 时，常发生腹部不适或腹泻。嘱咐患者吃易消化食物，消炎或止泻药。

6. 放射性尿道炎

盆腔或会阴部放疗常引起尿频、尿痛或排尿困难，如患者有全身症状伴有发热。多饮水或抗生素治疗。

7. 中枢神经系统放射反应

常伴有疲劳、嗜睡，头痛、呕吐等。

二、后期反应

后期损伤少见，常发生在放疗后 6 个月或 6 个月以上生存的患者。影响皮肤损伤、器官萎缩和纤维化，与照射体积和分割剂量密切相关。

1. 后期皮肤改变

表皮变薄、萎缩、毛细血管扩张，皮下发生纤维化。

2. 肺反应

常规照射 20 Gy 即可发生肺纤维化。X 线片表现照射区的组织永久性肺纤维化。

3. 迟发性肠道反应

盆腔放疗后可有腹泻、腹痛、大便带血或便血，多发生在放疗后 10 个月左右。嘱少食粗纤维食物，给口服肠道消炎药，中药或氢化可的松保留灌肠可减轻症状。

4. 肾及膀胱后期反应

主要是盆腔放疗引起，后期反应多发生在放疗后的 2 ～ 7 年不等，主要症状尿血、尿频，膀胱纤维化导致膀胱容量减少。治疗可一般消炎、止血保守治疗，有时持续。如有严重放射损伤，行膀胱切除。

5. 中枢神经系统反应

有两个阶段：第一阶段发生在早期，常出现在放疗后的 4 ～ 6 周，甚至发生在相当低的剂量时，这种表现多为暂时的脱髓鞘反应，即低头弯曲时上肢或下肢有短暂的电休克样麻痛，这是可逆的；第二阶段是伴功能减低的神经组织坏死，多发生在脊髓放射量大于 45 Gy 的情况下，神经坏死及功能的丧失反应是不可逆的，因此唯一可行的方法是预防。

第七节　影响放射治疗效果的因素

一、病理分型

不同病理类型的肿瘤对放射敏感性有很大差异，一般来说来源于放射敏感组织的肿瘤放射敏感性相对较高；同一种病理类型分化程度不同其放射敏感性也不一样，一般分化程度愈低敏感性愈高，分化程度愈高放射敏感性愈低。

二、肿瘤的临床分期

早期肿瘤体积小，血运好，乏氧细胞少或没有，对放射线敏感，肿瘤容易被杀灭，放射治疗效果好。晚期肿瘤体积大，肿瘤血运差，乏氧细胞多，放射敏感程度低，放射治疗效果差，并且转移率高，放射治疗效果差。

三、肿瘤生长部位和形状

肿瘤生长的部位或正常组织称为瘤床。瘤床的血运情况对肿瘤的放射敏感性有影响。一般来说，外生型的肿瘤比内生型的肿瘤放射效果好，菜花型和表浅型对放射线敏感，结节型和溃疡型对放射治疗中度敏感，浸润型和龟裂型对放射治疗抗拒。同一种病理类型的肿瘤生长在血运好的部位，放射敏感性要高于血运差的部位，如头颈部的鳞癌放射治疗效果高于臀部和四肢的鳞癌。

四、治疗情况

曾接受过不彻底的放射治疗或足量治疗后又原地复发的肿瘤、接受不规范手术、经多次穿刺等情况的患者，由于正常结构破坏，纤维化，局部血运差，肿瘤细胞乏氧，放射敏感性差，治疗效果较初次治疗的患者差。

五、局部感染

肿瘤局部感染出现水肿坏死，进一步加重局部组织缺血缺氧，乏氧细胞增多，从而使放射敏感性降低。

六、患者全身情况

患者全身营养状况差和贫血都可能影响肿瘤的放射敏感性，同时也影响正常组织的修复功能，都会影响放射治疗的效果。

七、并发症

患者患有肺、肝脏、活动性结核、甲状腺功能亢进、心血管疾病、糖尿病等疾患，都会影响肿瘤的放射治疗的顺利进行和治疗效果。

第七章　肿瘤的外科治疗

第一节　肿瘤外科的历史

　　早在公元前 1600 年，关于肿瘤外科治疗的论述已经出现在埃及的 Edwin Smith 的草纸文稿中。但在其后相当长的时期内，外科医师对肿瘤的治疗，仅局限于对四肢，乳房及其他体表肿瘤的简单切除或烧灼，因而在中世纪以前理发师就成为了实施手术的匠人。而现代肿瘤外科学可追溯于美国殖民时期。1809 年 12 月，美国的 Ephaim Mcdowell 为 Jane Crawford 夫人切除了一个 22.5 磅重的卵巢肿瘤。在当时看来，手术既原始又野蛮，然而却是有效的，术后患者生存了 30 年。这次手术也成为第一个有记录的选择性肿瘤外科手术。之后，肿瘤外科治疗相关的理论体系也随着医学科学基础研究的深入而蓬勃发展起来。如 19 世纪中叶，德国的 Johannes Muller（1838 年）及 Rudolf Virchow（1858 年）建立了较完整的细胞病理学。1543 年，比利时的 Andreas Vesalius 发现了淋巴系统并建立了癌症的淋巴学说，首次提出恶性肿瘤是涉及淋巴系统的疾病。18 世纪中叶，法国的 Henri Francois Le Dran 描述了乳癌自原发部位转移至区域淋巴结，但其后又发生更广泛的播散而成为全身疾病。诸如此类的研究成果与理论学说进一步丰富和完善了肿瘤外科治疗的理论体系。

　　同时，肿瘤外科专业也伴随着外科的发展而进步。根据美国的 William Halsted 的记载，美国麻省总医院在刚发明乙醚后的 10 年内，手术例数仅为 400 例，但其后的手术量以每 10 年 4 ~ 5 倍的速度递增。另外，无菌外科技术的创立，使与感染相关的围术期死亡率明显降低。因而，可以这样评价：麻醉技术及抗菌术的建立和广泛应用，使手术能在"无痛"与"无菌"的保驾护航下更安全地施行，肿瘤外科也随之得到了更为迅速的发展。

　　19 世纪中后叶，欧洲的两位外科医师 – 奥地利的 Theodor Billroth 及其学生瑞士的 TheodorKocher 成为开创肿瘤外科的先驱。Theodor Billroth 在 1881 年首次报道了对远端胃癌成功地施行胃部分切除术及胃十二指肠吻合术；1872 年他成功地施行了食管胃切除术；次年又实施了喉切除术、小肠广泛切除术及重建术，因而 Theodor Billroth 被誉为现代胃肠外科之父。Theodor Billroth 对于肿瘤外科的另一项重要贡献就是在报告手术结果时采取实事求是的科学态度，客观地总结手术的并发症和死亡率，从正反两方面对手术效果进行评价，这种优良的作风至今仍是培养外科医师及维持外科高水准必不可少的条件。此外在 1909 年，Theodor Kocher 因在甲状腺生理及外科方面杰出的划时代贡献而成为第一个被授予诺贝尔奖的外科医师。如果说老师 Theodor Billroth 是一位粗线条的、快速的手术者，那么学生 TheodorKocher 则以其精巧、细腻的解剖技术而为人称道。

　　继两位先驱者之后，19 世纪后叶，各种肿瘤切除手术相继开展，有些术式甚至沿用至今。如 1879 年，第一例胃癌根治性切除顺利完成，1887 年，经骶部入路的直肠癌切除被首次描述，又如 1883 年的第一例经腹直肠癌切除术，1894 年的第一例经腹会阴联合入路的直肠癌切除术等。至此，肿瘤外科凭借各种相关基础学科及外科手术技术的进步，逐渐成为外科的一个重要分支。

1890 年，William Halsted 根据肿瘤解剖及生理学特点制订了将原发肿瘤与转移淋巴结区域做广泛整块切除的原则，即所谓的 "en bloc"（整块）切除肿瘤。Halsted 认为，由于乳癌有首先转移至腋部的倾向，因而实施乳癌根治术时，须将乳腺连同覆盖其上的皮肤、乳头、胸肌以及腋窝组织一并整块切除。Halted 还提出：乳癌早期仅是一局部区域性疾病，顺序地从局部病变向第一、第二站淋巴结发展，只有晚期才向全身扩散，因而其认为当锁骨上淋巴结受累时，应同时施行锁骨上淋巴结清除术。这一整块切除肿瘤的外科原则被广泛接受，且应用于其他绝大多数的实体瘤，成为广大肿瘤外科医师遵循的准则。同时，乳癌手术也在此原则的指导下发展成包括乳内动脉及锁骨上淋巴结的乳腺扩大根治术。

1906 年美国的 George Crile 医师介绍了颈淋巴整块切除术。该术式至 20 世纪 50 年代仍作为治疗颈部原发肿瘤的经典颈部淋巴结清扫术。但头颈部鳞癌常因诊断时病变已进入晚期，而导致术后复发，以致在 20 世纪初期，许多肿瘤医师均主张选用镭治疗。其后，至 20 世纪 40 及 50 年代，头颈外科迅速发展，在美国的 Hayes Martin 医师的领导下，不但率先建立了针吸细胞学诊断技术，而且成立了头颈外科学会。从而，一些过去头颈部肿瘤的手术禁区也逐步被突破，比如鼻窦癌等均可施行肿瘤扩大切除并辅以镭治疗。

虽然，在 18 世纪末医师已经可以对结肠癌施行切除术，但在当时并未见有关彻底的淋巴结清除的描述，直至 20 世纪初典型的结肠癌区域淋巴结清除及一期吻合术才被建立。1908 年英国的 William Miles 创立了直肠癌经腹、会阴联合切除技术，该术式被作为经典的直肠癌根治术沿用至今，其理论基础是：直肠癌的淋巴转移途径不仅向上，同时也向侧方及下方转移。1926 年美国的 Rankin 医师报道了 387 例腹会阴联合的直肠癌切除，手术死亡率为 8%。此外，美国的 Alexander Brunschwig 于 1948 年创建了盆腔多个脏器一并整块切除治疗晚期盆腔肿瘤的技术，对于个别仍局限于盆腔，但局部难以切除的直肠癌甚至考虑行半体切除术（hemicorporectomy）。结直肠癌手术方式及切除范围的改变不仅大大改善了结直肠肿瘤的手术切除率，也有效地延长了该类肿瘤患者的生存时间，并改善了患者的术后生存质量。

美国的 Wangensteen（时间难于考证）观察到胃肠道恶性肿瘤常因术后局部复发而导致手术失败，因而其建议在术后 6～9 个月尚未见明显复发前，常规进行再探手术（secondlook laparotomy）以切除可能存在的复发灶。美国的 Allen O. Whipple 于 1935 年开始对 3 例壶腹癌患者施行了分期的胰十二指肠根治术，并于 1940 年完成此手术。

在 20 世纪初期，不仅胃肠道等体腔内肿瘤的外科术式得到不断的发展与完善，而且体表肿瘤如皮肤癌的外科治疗方法也有了巨大的发展。1907 年，Handley 观察到黑色素瘤细胞可通过皮下淋巴管转移，因此其建议对此类癌肿的皮肤切缘至少距病灶 1 英寸，皮下切缘应更广，达 2 英寸，直到深筋膜一并切除。其后，他又建议对肢端的恶性黑色素瘤做截肢及区域淋巴结清扫，而此观点被沿用多年。

从历史的整体观点来看，单纯以解剖学为基础、主张广泛切除肿瘤的观念的建立，无疑是肿瘤外科由传统向现代迈进的一大步，也为现代肿瘤外科学奠定了坚实的基础。但是，随着对肿瘤各种生物学行为研究的不断深入，以及放疗、化疗、内分泌治疗学等交叉学科的发展，人们逐渐认识到肿瘤外科治疗的不仅仅是局部的肿瘤，而是患有癌症的患者。因此，人们开始反思扩大根治术后可能发生的并发症及其对患者生活质量、精神、心理及功能方面带来的影响。综合客观地评价根治术的社会效果，要求肿瘤外科不仅能够延长患者的生存时间，而且要最大限度地改善患者的术后生活质量。因而，在这种思想的指导下，关于肿瘤外科治疗方式的认识也有了巨大的转变。

20 世纪中期，美国的 Bemard Fishes 医师修正了 Halsted 的观点，指出乳癌在早期就已经是一种全身性疾病，目前此观点已被广泛接受。另外，关于头颈部肿瘤单纯广泛根治性切除术也有了更新的认识。即对于头颈部肿瘤即便单纯施行更为广泛的根治性切除手术，也常因淋巴结外的播散而导致手术失败；而多学科的综合治疗效果往往比单纯手术或放疗效果更佳，从而出现了各种保留功能的颈淋巴结清扫术。现已证实在甲状腺癌或某些病情较轻的颈部肿瘤施行保留副神经、胸锁乳突肌及颈内静脉的预防性颈淋巴结清扫，其结果与经典的颈淋巴结清扫同样有效，甚至考虑到对外观及功能的影响，主张对某些头颈部肿瘤不必进行颈淋巴结清扫。

1939 年美国的外科医师 Dixon 注意到在 Hartmann 手术后遗留的直肠远端很少见肿瘤局部复发，因而报道了直肠癌的低位前切除术。其后，他又观察到直肠癌主要向近侧发生淋巴结转移，且其沿肠壁浸润很少超过 2 cm，从而使多数直肠癌患者可安全地保留肛门，并减少膀胱及性功能障碍。随后，自动吻合器的发明又克服了因保留肛门手术而受限于盆腔过狭等制约因素。到 80 年代初期，对于肛管癌的治疗已经明确氟尿嘧啶、丝裂霉素及放射治疗的疗效优于经腹会阴联合切除术的疗效。目前，除了癌肿已经侵及肛周皮肤及肛缘时首选手术治疗外，放化疗联合治疗已成为肛管癌的第一线治疗方案。

综上，肿瘤外科的发展虽然已经历了将近三个世纪的发展，对于多种实体瘤的单纯手术治疗已经发展成为如今的多学科综合治疗；但是有一点是不容置疑的，即在未来肿瘤外科医师依然是为肿瘤患者提供治疗的主要执行者，因此追寻更新合理的治疗观念，不断完善改进治疗方法应该是每一个肿瘤外科医师责无旁贷的工作核心。

第二节　肿瘤外科的概念

一个多世纪以来，肿瘤外科在历经了单纯肿瘤切除阶段及广泛切除阶段后迈向了功能保全型肿瘤外科阶段。尤其在近年来，随着对肿瘤本质及生物学特性认识的不断深入，以及肿瘤治疗技术和设备的不断创新与完善，肿瘤外科的基本概念，也随之发生了巨大的变化。目前，建立在以解剖学、病理生物学和免疫学基础上的现代肿瘤外科学，已经替代了以解剖学为基础的传统肿瘤外科学概念。

1. 掌握肿瘤外科解剖学概念，是科学实施肿瘤手术治疗的基础

由于实体肿瘤是以局部病变表现为主的全身性疾病，因此，目前在实体肿瘤的治疗上外科手术仍然为首选治疗方法，在大多数情况下只有外科手术才能比较彻底地根除局部的病灶，而局部病灶的根治或者良好的控制是减少全身转移、达到治愈目的的最首要措施。而放疗和化疗在理论上尚达不到这一个水平，这是外科最具特色之处，也是其总的治愈率最高的原因所在，因而外科手术仍然是治疗肿瘤的重要手段。那么，作为一名肿瘤外科医师，首先应明确肿瘤的外科治疗是一种局部治疗，是使用手术刀在尽可能完整切除肿瘤组织的同时，尽量保护正常组织不受到损伤；同时，还应明确癌肿和正常组织共存于同一机体中，它们之间的关系不是简单的机械组合，而是通过血管、淋巴、神经密切结合，各自按照其本身的生物学规律生长、增殖，同时又在同一机体中互相依存、互相斗争。因此，肿瘤外科医师不仅要将正常人体解剖学知识烂熟于心，还必须对癌浸润后引起的解剖学变异及淋巴结转移的特点及规律有深刻的了解。譬如，在胃癌手术时要掌握胃动、静脉血管的正常位置与异常走行，胃周围淋巴结的分组分站及其准确的范围界限，胃周围脏器受癌浸润后的位置变异等。又如，在直肠癌手术时要了解淋巴结转移的三条途径及各组淋巴结与血管的关系；直肠与膀胱、子宫、输尿管之间的位置关系及受癌浸润时的异常变化。只有这样才能将肿瘤的根治性手术建立在合理的解剖学基础上，达到整块切除肿瘤并避免手术并发症的目的。

2. 明确肿瘤外科的病理生物学概念、掌握肿瘤的生物学特性和扩散规律，是改善肿瘤预后和治疗效果的必要条件

虽然外科手术是治疗肿瘤的重要手段，但是外科手术仅可用于肿瘤发展过程中的某些阶段，如在癌前期（诱发期）及时行癌前期病变切除术，可防止肿瘤的发生；又如在原位癌时期，若处理及时肿瘤也将得到治愈。然而事实上，在临床治疗中肿瘤一旦确诊，大多数已进入浸润期和播散期，此时癌细胞可以蔓延到区域淋巴结，也可以有血源性转移。因此，手术治疗肿瘤的自然病程中可能出现 2 种结局：①治疗后可获得长期生存，最终可死于非肿瘤性疾病；②在一个明显缓解期后出现新的病灶，即出现复发或转移。因此，随着对肿瘤生物学特性研究的深入，越来越多的肿瘤医师认识到：肿瘤外科作为一种治疗方法既有它解剖上的局限性，又有肿瘤发展上的时限性。因而作为肿瘤外科医师，应明确肿瘤外科的生物学概念、掌握肿瘤生物学特性和扩散规律，才是确保肿瘤治疗效果及改善预后的必要条件。

恶性肿瘤本身的病理生物学表现，包括肿瘤的大体类型、组织学类型、分化程度、浸润深度、生长方式、转移规律等。这是决定肿瘤发生、发展规律和临床病理特点的重要依据。生长在不同器官上的肿瘤，有不同的生物学特征，例如：胃癌与直肠癌虽然同属消化道肿瘤，但胃癌以浸润型、低分化及未分化型为主，恶性程度高；而直肠癌以局限型、高分化型为主，恶性程度低。所以，直肠癌的预后较胃癌好。生长在同一器官的肿瘤，其恶性程度也不尽相同，例如：甲状腺癌分为乳头状腺癌、滤泡状腺癌、髓样癌及未分化癌四种，其中未分化癌恶性程度极高，很快发生血行转移，预后极差。而乳头状腺癌恶性程度低，即使出现了颈部淋巴结的明显转移，手术效果也是很满意的。绝大多数的癌肿都是以淋巴结为主要转移途径的，但转移的淋巴结大小与预后好坏并不是呈平行关系，即不是转移淋巴结越大，预后越差，在临床实际工作中可见，大结节融合型转移的淋巴结，多为局限型，手术后的效果较好。而小结节孤立型转移的淋巴结，多为广泛型，预后较差。外科医师决不能因转移淋巴结较大而放弃根治手术的机会。因此，掌握肿瘤的病理生物学特征是决定治疗方针的一个重要依据。

另外，肿瘤的发生是一个多阶段发展过程，大致可分为四个阶段：诱发期，原位癌，侵袭期和播散期。在诱发期和原位癌期，单纯外科手术治疗不仅可以预防肿瘤的发生，还有可能达到治愈肿瘤的可能。但是随着肿瘤进入侵袭期，其淋巴结和血道转移增多，并进一步进展至失去手术根治可能的播散期。一般在手术时发现肿瘤侵袭组织周围，即意味着术后有很大可能发生远处转移。此时，若只是一味地扩大手术范围，不仅不能够获得满意的治疗效果，甚至可能使患者的预后更为恶化，加速患者的死亡。这就是为什么肿瘤的外科治疗要遵循多学科综合治疗这一理念，在手术尽可能完整切除肿瘤的基础上，配合化疗、放疗、生物治疗等多种手段，控制肿瘤的局部复发和远处转移。

3. 注重肿瘤外科的免疫学概念，使肿瘤的外科治疗具有更强的目的性和准确性

免疫力是人体对外来刺激的抵抗能力。在肿瘤的发生发展过程中，机体的免疫反应具有重要的作用，正常的免疫组织被破坏，可能是肿瘤发生的重要因素。机体的免疫功能一方面能抵御病原的侵袭，另一方面可防止体细胞由于基因突变向恶性转化。在肿瘤的发生、发展过程中，机体的免疫反应也经历了非常复杂的变化。机体免疫功能正常时，即使存在致癌因子，也未必一定发生恶性肿瘤；即便是已经发生了肿瘤，免疫功能也能够限制其生长，不至于短期内发生侵袭和转移。而当机体免疫功能有缺陷或减弱时，肿瘤的生长和转移则难以受到有效抑制，癌肿迅速变大并扩散，进一步打击机体的免疫系统。因此，肿瘤的逐步发展可以使机体的免疫功能降低，而手术切除肿瘤和有效的放疗、化疗可使病情得到缓解，免疫功能则获得不同程度的改善和恢复。Fisher 等认为手术切除肿瘤的目的是，为了提高机体的免疫功能。这与我国金元时期张从正"祛邪即是扶正"的观点吻合。

另外，有学者曾做过这样的研究：将恶性肿瘤手术切除的淋巴结分别做免疫学测定，结果证明有癌转移的淋巴结或靠近肿瘤的淋巴结免疫功能是低下的，而远离肿瘤的没有癌转移的淋巴结免疫功能是正常的。根据淋巴结距离肿瘤的远近及转移的难易，将肿瘤周围淋巴结分为一、二、三站，第一、二站淋巴结靠近瘤，免疫功能低下，应随同肿瘤整块切除。第三站及其以远的淋巴结，如果手术中发现有癌转移，应该切除。外科手术对淋巴结广泛的切除，虽然能够防止肿瘤的淋巴结转移，但对免疫系统造成的损伤使肿瘤很容易复发和转移，并不能取得很好的远期手术效果。同时，外科手术也不可能完全清除体内所有癌细胞，少量的癌细胞最终还是靠机体的免疫功能来杀伤。在切除肿瘤后，改变了机体与肿瘤的比势，只有在免疫功能恢复的情况下，才能将残留的癌细胞杀灭。因此，手术时必须权衡肿瘤的进展程度、手术侵袭范围及机体免疫状态三者间的关系，以达到最大限度地切除肿瘤的同时保护机体免疫状态的目的。

综上，肿瘤外科治疗已从单纯解剖学模式，逐步转变为与生物学、免疫学相结合的观念。设计合理的手术不单切除肿瘤，同时还是提高机体免疫力的一种手段；在决定手术治疗时，不仅要依据肿瘤的期别和不同肿瘤的生物学特性，还要符合根治性、安全性、功能性的三条基本原则，注重综合治疗，保护机体的免疫功能，以达到防止肿瘤发生、转移、复发的目的，最终才能取得理想的效果。

第三节　外科手术治疗的原则

实施肿瘤外科手术除遵循外科学一般原则（如无菌原则等）外，还应遵循肿瘤外科的基本原则。肿瘤手术必须遵循无瘤原则，采用无瘤技术。恶性肿瘤的生物学特性决定了肿瘤手术不同于一般外科手术，任何检查或不当的操作都有可能造成肿瘤的扩散。医源性肿瘤扩散和转移是造成手术失败的一个重要环节，如术前皮肤准备时的摩擦、手术时的挤压、触摸肿瘤均可以使肿瘤细胞转移和污染手术创面。因此，人们提出了无瘤技术的观念，自 1894 年 Halsted 发明经典的乳腺癌根治术以来就已奠定，逐渐发展为"无瘤原则"和"无瘤技术"。肿瘤外科手术的基本原则有：

1. 不切割原则：手术中不直接切割癌肿组织，由四周向中央解剖，一切操作均应在远离肿瘤的正常组织中进行，同时尽可能先结扎进出肿瘤组织的血管。

2. 整块切除原则：将原发病灶和所属区域淋巴结作连续性的整块切除，而不应将其分别切除。

3. 无瘤技术原则：目的是防止术前和术中肿瘤细胞的种植或转移，包括防止肿瘤细胞扩散和防止肿瘤细胞种植两个方面。

防止肿瘤细胞扩散的措施有：①术前检查应轻柔，尽量减少检查次数。②尽量缩短活检手术与根治手术之间的时间间隔；若能通过术中快速病理切片检查，将两次手术合并一次完成则更为理想。③术前皮肤准备应轻柔，尽量减少局部摩擦，以防止癌细胞的扩散。④尽量不用局麻药，因为局部麻醉药注射后导致组织水肿，造成解剖困难，局麻药还可使局部压力增高，容易造成肿瘤细胞的扩散，如乳房肿块的活检可以在肋间神经阻滞麻醉下进行。此外，除了抗癌药物外，不应在肿瘤内注射任何药物。⑤手术切口要充分，暴露要清楚，以利于手术操作。⑥手术时应尽量采用锐性分离，少用钝性分离。用电刀切割不仅可以减少出血，还可以封闭小血管及淋巴管，而且高频电刀也有杀灭癌细胞的作用，所以可以减少血行和淋巴途径的播散与局部种植。⑦手术时先结扎静脉，再结扎动脉，可能减少癌细胞的扩散。⑧先处理区域引流淋巴结，再处理邻近淋巴结；先处理手术切除的周围部分，再处理肿瘤的邻近部分，一般与原发灶一齐作整体切除。⑨手术操作要稳、准、轻、巧，避免挤、压、轧、损坏。⑩需要截肢者不采用抬高患肢以减少出血的办法。

防止肿瘤细胞种植的措施有：①活检后要重新消毒铺巾，更换手套和手术器械。②应用纱布垫保护创面、切缘及正常脏器。③肿瘤如果有溃疡和菜花样外翻时，可用手术巾保护，或者用塑料布、纱布将其包扎，使其与正常组织及创面隔离。④切除的范围要充分，包括病变周围一定的正常组织。⑤勤更换手术器械，用过的器械应用蒸馏水或 1 ：1 000 的氯化汞液冲洗后再用。⑥手术者手套不直接接触肿瘤，术中遇到肿瘤破裂或切开时，须彻底吸除干净，用纱布垫紧密遮盖或包裹，并更换手套和手术器械。⑦探查胸、腹、盆腔时，应以癌肿为中心，先远后近地探查。⑧结肠癌、直肠癌术后局部复发，常常发生在吻合口及切口附近，因此，手术时在搬动肿瘤前先用纱布条结扎肿瘤的上、下端肠管，可于结扎间肠管内注入 5-Fu 等抗癌药，防止癌细胞种植于创面及沿肠管播散。在吻合肠管前，先用 1 ：500 的氯化汞或 5-Fu 液冲洗两端肠管。⑨手术结束时，可以用抗癌药物如氮芥、噻替哌、顺铂等冲洗创面，然后再依次缝合。⑩结、直肠癌手术前用泻药准备肠道而不用灌肠。

尽管严格遵循无瘤原则，仍然有肿瘤的转移，这主要决定于肿瘤的扩散途径和生物学特性，也与机体的免疫状况有关。

第四节　外科手术治疗的方式

外科手术是治疗实体肿瘤最有效的方法，也是癌症治愈的唯一可能方法。但肿瘤外科医生在进行肿瘤手术前应考虑到许多因素的影响：①正确选择单纯手术治疗的患者。②正确判断患者的疗效、预后。③考虑手术后局部控制与功能损伤间的关系，最大限度地保留器官功能；④具体情况具体分析，选择最佳的综合治疗方案。肿瘤外科手术按其目的可以分为预防性手术、诊断性手术、探查性手术、根治性手术、姑息性手术、辅助性手术、重建与康复手术、远处转移癌和复发性癌瘤切除术、减瘤手术和介入治疗等。术前要做好整体评估，根据不同的情况，考虑患者的生理状况、肿瘤的位置和分级、肿瘤治愈和缓解的可能性以及肿瘤的病理组织学特征和分期，采取相应的手术方式，并且一定要和家属沟通好，说明病情、手术目的、手术方式、手术效果、术前术后所需的综合治疗、可能的并发症、费用及预后等，取得家属的理解和同意后再作手术，以避免误解和不必要的医疗纠纷。

（一）预防性手术

有些疾病或先天性病变在发展到一定程度时，可以引起恶变（表7-1）。

表7-1　可能引起恶变的常见疾病

症状	可能发生的恶性病变
睾丸未降	睾丸癌
溃疡性结肠炎	结肠癌
家族性多发性结肠息肉病	结肠癌
大肠腺瘤	大肠癌
多发性内分泌增生症	甲状腺髓样癌
白斑	鳞形细胞癌
小叶增生（有上皮高度或不典型增生）	乳腺癌
黑痣	恶性黑色素瘤
胃溃疡	胃癌
胃息肉	胃癌
胃上皮化生	胃癌
胆囊腺瘤性息肉	胆囊癌
胆总管囊状扩张	胆管癌
子宫颈上皮不典型增生	子宫颈癌
乳头状瘤	乳头状癌
甲状腺瘤	甲状腺癌
骨软骨瘤	软骨肉瘤、骨肉瘤或恶性组织细胞瘤

肿瘤外科医生有义务向患者说明其疾病发展规律，及时治疗一些有恶变可能的病变，以防止恶性肿瘤的发生。

临床常采用的预防性手术有：先天性多发性结肠息肉瘤作全结肠切除术，因为到40岁时约有一半发展成结肠癌，70岁以后几乎100%发展成结肠癌；溃疡性结肠炎患者作结肠切除术；隐睾或睾丸下降不良作睾丸复位术或睾丸切除术，在幼年行睾丸复位术可使睾丸癌发生的可能性减少；口腔、外阴白斑患者作白斑切除术；易摩擦部位的黑痣作黑痣切除术；重度乳腺小叶增生伴有乳腺癌高危患者作乳房病灶切除术等。

（二）诊断性手术

正确的诊断是治疗肿瘤的基础，而正确诊断必须依据组织学检查，需要有代表性的组织标本。诊断性手术能为正确的诊断、精确的分期，进而采取合理的治疗提供可靠的依据。获取组织标本的外科技术如下：

1. 细针吸取

通过用细针头对可疑肿块进行穿刺做细胞学检查。方法简单易行，诊断准确率因操作技术、病理科医生经验和肿块所在部位而异，一般在80%以上。本方法存在一定的假阴性和假阳性，偶见有针道转移的病例。

2. 针穿活检

一般在局部麻醉下应用较粗针头或特殊的穿刺针头（如True-Cut，Core-Cut），对可疑肿块进行穿刺并获得少许组织做病理检查。如果取得足够组织，诊断准确率高，如果取得组织太少，诊断较困难。

同时，由于针穿活检亦可造成创伤出血，甚或引起癌细胞播散、针道转移等，因此务必严格掌握适应证。

3. 咬取活检

一般用于表浅的溃疡型肿块，用活检钳咬取组织做病理检查。诊断准确率高，但咬取时应注意咬取部位和防止咬取后大出血。

4. 切取活检

常在局部麻醉下，切取一小块肿瘤组织做病理检查以明确诊断。有时在探查术中，因肿块巨大或侵及周围器官无法切除，为了明确其病理性质，也常作切取活检。施行切取活检时必须注意手术切口及进入途径，要考虑到活检切口及进入间隙必须在以后手术切除时能一并切除，不要造成癌瘤的播散。切取活检与第二次手术切除间隔的时间应越短越好，最好是在准备彻底切除情况下行冰冻切片检查。

5. 切除活检

在可能的情况下，可以切除整个肿瘤送病理检查以明确诊断。这样诊断准确率最高，如果是良性肿瘤也就不必再作第二次手术，如果是恶性肿瘤也不至于引起太多播散。但是，切除活检常在麻醉下进行，切口较大，所以活检手术切口选择必须考虑到第二次手术能否将其切除，同时也需要十分注意不要污染手术创面，以免造成肿瘤接种。

如果临床上拟诊为恶性黑色素瘤时，则不应作针穿、咬取或切取活检，应该在准备彻底切除时作切除活检。

（三）探查性手术

探查性手术目的：一是明确诊断；二是了解肿瘤范围并争取肿瘤切除；三是早期发现复发以便及时作切除术，即所谓二次探查术。它不同于上述的诊断性手术，探查性手术往往需做好大手术的准备，一旦探查明确诊断而又能彻底切除时，及时作肿瘤的根治性手术，所以术前准备要充分，备有术中冰冻切片检查。探查时动作轻柔，细致解剖。也应遵循由远及近和不接触隔离技术的原则。

（四）根治性手术

根治性手术指手术切除了全部肿瘤组织及肿瘤可能累及的周围组织和区域淋巴结，以求达到彻底治愈的目的，是实体肿瘤治疗的关键。凡肿瘤局限于原发部位和邻近区域淋巴结，或肿瘤虽已侵犯邻近脏器但尚能与原发灶整块切除者皆应施行根治性手术。根治性手术最低要求是切缘在肉眼和显微镜下未见肿瘤，切除范围视肿瘤类型不同和具体侵犯情况而定，对恶性肿瘤而言，一般要求切除范围应尽可能大，在达到根治的前提下才考虑尽可能多地保留功能（表7-2）。

表7-2　常见根治手术治疗最少切缘

原发肿瘤	切缘	原发肿瘤	切缘
基底细胞癌	2～5 mm	甲状腺癌	全腺叶
恶性黑色素瘤		乳腺癌	3 cm
厚度<0.75 mm	1 cm	软组织肉瘤	全部肌肉
>1.0 mm	3 cm	下咽及食管癌	3～5 cm
舌癌	1～2 cm	胃癌	6cm
喉癌	2～5 mm	结肠、直肠癌	3～5 cm

根治性手术对上皮癌瘤而言为根治术，根治性手术对肉瘤而言为广泛切除术。根治术是指肿瘤所在器官的大部分或全部连同区域淋巴结作整块切除，如癌瘤侵犯其他脏器，则被侵犯的器官亦作部分或全部切除，例如胃癌侵及胰腺尾部，除作胃次全或全胃切除及胃周围区域淋巴结清除外，尚须切除胰尾及脾脏。若切除的淋巴结扩大到习惯范围以外，则称为扩大根治术，如乳腺癌扩大根治术除根治术切除范围外，还包括胸骨旁淋巴结清扫。所谓广泛切除术是指广泛整块切除肉瘤所在组织的全部或大部分以及部分邻近深层软组织，例如肢体的横纹肌肉瘤应将受累肌肉的起止点及其深层筋膜一起切除，有时需将一组肌肉全部切除，因肉瘤易于沿肌间隙扩散，若为骨肉瘤常需超关节截肢。

（五）姑息性手术

姑息性手术是相对于根治性手术而言的，适用于恶性肿瘤已超越根治性手术切除的范围，无法彻底清除体内全部病灶的患者。因此，姑息性手术的目的是为了缓解症状、减轻痛苦、改善生存质量、延长生存期、减少和防止并发症。适用于晚期恶性癌瘤已失去手术治愈的机会或由于其他原因不宜行根治性手术者。姑息性手术包括姑息性肿瘤切除术和减瘤手术。前者是指对原发灶或其转移灶部分或大部分切除，肉眼尚可见肿瘤残留；后者则根本未切除肿瘤而仅仅解除肿瘤引起的症状。常用的姑息性手术如下。

1. 癌姑息切除术

如晚期乳腺癌溃烂出血，行单纯乳房切除术以解除症状。胃大部分切除或肠段切除术以解除晚期胃肠道癌瘤梗阻，防止出血、穿孔等，术后再配合其他治疗。肺癌、食管癌、上颌窦癌有时也作姑息性切除手术，术后再添加放疗或化疗。当转移瘤引起致命的并发症时，可行转移瘤切除以缓解症状。

2. 空腔脏器梗阻时行捷径转流或造口术

为了解除消化道梗阻、胆道梗阻，临床上常需作食管胃吻合、胃空肠吻合、胆囊空肠吻合、小肠结肠侧侧吻合等内吻合转流术。有时为了解除食管梗阻、肠梗阻、尿道梗阻、喉梗阻须作胃造口、肠造口、膀胱造口、气管造口等。利用手术或内镜在因肿瘤而发生梗阻的生理腔道内置入内支架也可解除梗阻。

3. 供应血管结扎或栓塞术

晚期肿瘤可引起大出血，临床常须结扎或栓塞供应肿瘤部位的动脉以达到止血目的，例如：鼻咽癌、口腔癌合并大出血，若填塞无效，则须结扎或栓塞颈外动脉；恶性葡萄胎、绒毛膜上皮癌、宫体癌、直肠癌合并大出血而肿瘤难以切除，常须作髂内动脉结扎或栓塞。

4. 内分泌腺切除术

对激素依赖性肿瘤通过切除内分泌腺体，使肿瘤退缩缓解，如卵巢切除治疗绝经前晚期乳腺癌或复发病例，尤其是雌激素受体阳性者；晚期男性乳腺癌、前列腺癌行双侧睾丸切除等。

（六）减瘤手术

当肿瘤体积较大，或累及邻近重要器官、结构，手术无法将其完全切除的恶性肿瘤，可作肿瘤大部切除，术后进行化疗、放疗、免疫治疗、激素治疗、中医中药治疗、逆转录治疗等综合治疗，以控制残留的癌细胞，争取较好的姑息性治疗效果，称为减瘤手术或减量手术。但减瘤手术仅适用于原发病灶大部切除后，残余肿瘤能用其他治疗方法有效控制者，否则单用减瘤手术对延长患者生命的作用不大，相反增加患者的创伤和痛苦，加重患者及家属的负担，浪费医疗资源。

不过应该指出的是，经减瘤手术后，体内瘤负荷减少，大量 G_0 期细胞进入增殖期，有利于采用化疗或放疗等综合治疗措施杀伤残余的肿瘤细胞，这与常规的辅助性化疗或放疗有本质上的区别。

（七）远处转移癌和复发性癌瘤切除术

转移瘤则指原发瘤以外的部位出现的与其生物学类型相同的肿瘤。肿瘤术后复发是指根治性手术后获临床治愈，经一段时间后又发生与原切除肿瘤生物学类型相同的肿瘤。临床所指的肿瘤复发多指局部复发，如残余器官、手术野、受累毗邻器官的复发。肿瘤术后复发的诊断需排除多中心起源和多原发恶性肿瘤。

转移和复发肿瘤的治疗比原发肿瘤更为困难，疗效也较差。但近年来对复发和转移肿瘤的手术治疗已受到重视。不过，转移癌瘤和复发癌瘤手术效果总的来说较差，必须与其他治疗配合进行。

远处转移癌属于晚期癌瘤，难以手术治愈，但临床上确有部分转移癌患者手术后获得长期生存，故此对转移癌手术不能一概否定。转移癌手术适合于原发灶已得到较好的控制，而仅有单个转移性病灶者，如孤立性肺、脑、骨转移，施行切除术后再配合其他综合治疗可获得良好效果。肺转移癌术后 5 年生存率 15% ~ 44%；肝转移癌术后 5 年生存率为 20% ~ 30%；肺癌脑转移术后 5 年生存率为 13%。有时多达 3 个转移灶，但局限于肺叶或肝叶，仍可施行切除术。若为皮下多个转移，则无手术指征。

复发性癌瘤应根据具体情况及手术、化疗、放疗对其疗效而定，凡能手术者应考虑再行手术，配合其他综合治疗，仍可获得一定疗效。例如皮肤隆突性纤维肉瘤，术后反复复发，但反复切除，也获得延长寿命的效果；乳腺癌术后复发可再行局部切除术；软组织肉瘤术后复发可再行扩大切除乃至关节离断术、截肢术；肢体黑色素瘤术后复发可以截肢，以挽救部分患者生命；直肠癌保肛手术后复发可以再作 Miles 手术。

部分肿瘤在少数情况下切除原发瘤后转移瘤会自动消失，如切除原发性甲状腺腺癌或子宫绒毛膜细胞癌可导致肺部广泛血行转移的癌结节消退。临床医生应有这样的认知并努力争取这样的治疗。

（八）辅助性手术

为了配合其他治疗，需要做辅助性手术，例如喉癌放疗，为了防止放疗中呼吸困难，有时需作放疗前气管切开术；直肠癌放疗有时亦需先做人工肛门术，以免放疗中肠梗阻；乳腺癌和前列腺癌内分泌治疗常需作去势手术。此外，各部位晚期癌瘤局部灌注化疗时常需作动脉插管术等。

（九）重建与康复手术

为了提高肿瘤病患者的生存质量，重建和康复手术越来越受到重视。由于外科技术，特别是显微外科技术的进步，使肿瘤切除术后的器官重建有很大的进展。头面部肿瘤切除术后常用带血管皮瓣进行修复取得成功。舌再造术、口颊和口底重建使患者生活质量大大提高。乳腺癌根治术后乳房重建、巨大肿瘤切除后胸壁重建、腹壁重建等已广泛开展。

（十）介入治疗

是指在 X 线等设备的监视下将肿瘤药物和（或）栓塞剂经动脉导管或直接注入肿瘤组织，对肿瘤进行治疗。常用的有：肿瘤的介入放射学治疗和超声波导向的介入治疗。由于介入设备的不断完善，技术不断提高，各类栓塞剂的广泛应用，进一步提高了此疗法的有效率和患者生活质量。

第五节　外科手术治疗的优缺点与注意事项

外科治疗有很多优点：肿瘤对外科切除没有生物抵抗性，外科手术没有潜在致癌作用，其治疗效果也不受肿瘤异质性的影响；大多数尚未扩散的实体瘤均可行外科治疗，而且手术可为肿瘤组织学检查和病理分期提供组织来源。外科治疗也有其缺点：切除术对肿瘤组织并无特异性，即正常组织和肿瘤组织同样受到破坏；外科治疗可能出现危及生命的并发症，并可造成畸形和功能丧失；如果肿瘤已超越局部及区域淋巴结时则不能用手术治愈。

肿瘤外科是外科学的一个分支，既具有外科学的共同特点，如无菌操作、选择适应证、尽量少损伤正常组织等，也具有其特殊性，还要注意以下几点：

（1）准确性：正确的诊断对正确的治疗是非常必要的，对肿瘤患者获得有关病理组织并进行病理学检查，了解相关疾病信息（包括诊断、分期、病理类型、预后判断）是肿瘤外科医生的基本任务之一。肿瘤外科手术不同于一般手术，其手术范围广、创伤大、组织器官损伤多，不少情况下甚至终身残疾。假若不以准确的诊断为依据而草率地贸然实施肿瘤根治切除术，有时会丧失患者的劳动能力、终身幸福甚至造成残疾，例如不该截肢的截了肢，不该肛门改道的作了肛门改道等。更多的情况则是实为肿瘤而未能正确确定，未能获得正确恰当的外科手术治疗或其他治疗，给患者造成不应有的损失而过早地失去生命。术前要尽可能做出准确的诊断和正确的分期，选择恰当的治疗方法，要充分估计手术切除的可能性，是根治性切除还是姑息性切除，手术与其他治疗方法的配合等，注意手术后肿瘤的控制与功能损伤的关系。为了保证肿瘤诊治工作的准确性，肿瘤外科医生不仅要有丰富的病理学知识，尤其是肿瘤病理学知识，而且要与病理学医师保持密切联系，反复进行磋商，深入了解肿瘤性质、癌细胞的生物学特性，联合有关科室会诊，共同制订合理治疗方案，以便更好地发挥外科手术在综合治疗中的重要作用，为患者实施合理治疗。

（2）及时性恶性肿瘤：一旦进入进展期，发展往往很快，常在数月或一二年之内即可致患者死亡。所以要坚持早期发现、早期诊断、早期治疗的原则，对适合外科手术的癌症患者抓紧时机，赶在癌肿尚未蔓延播散或尚未明显蔓延播散之前，及时进行外科手术，多能收到良好的效果。反之，如果错过良机，让癌瘤病灶超越了手术能够肃清的范围，手术治疗的效果就会大大降低。不少患者由于就诊不及时、延误诊断或其他原因，使手术不及时，造成本来能够外科治疗的病变失去手术治疗机会，是十分令人惋惜的。

（3）彻底性与功能性：由于癌肿切除手术易有残留，肿瘤细胞易发生种植和播散，而一旦有残留、种植或播散，就极易发生复发和转移，其后果不堪设想。所以外科手术治疗肿瘤一定要坚持完全、彻底、全部、干净消灭之。除非某种肿瘤对放疗或化疗特别敏感且手术后有条件辅助进行放疗或化疗，不要实行"削切"手术。当然，彻底干净切除也是相对而言，不能要求外科医生的手术刀切净最后一个肿瘤细胞，也不能为了彻底干净切除而超越限制地扩大手术切除范围，造成组织器官和功能的过分损失。另外，不同期别的癌肿对手术切除彻底性的要求也不尽相同。对早期和病变局限的肿瘤应特别强调手术切除的彻底性，同时最大限度地保留组织器官功能，尽量做到器官功能保全性根治术；对较晚期的肿瘤，则不宜过分强调彻底性而片面扩大切除范围，而应把着眼点放在综合治疗上。此外，由于肿瘤的恶性程度不同和瘤细胞的生物学特性不同，对手术切除彻底性和切除的范围也不尽相同，应根据不同情况制定实施个体化的手术治疗方案。

（4）综合性：由于目前已认识到恶性肿瘤是全身性疾病，外科手术属局部治疗，而局部治疗难以完全解决全身性问题，所以应重视和强调多学科治疗，恰当、合理、有计划地实施综合治疗已成为肿瘤学工作者的共识。肿瘤外科医生要正确认识肿瘤外科在综合治疗中的地位和作用，恰当运用外科手术这一重要而锐利的武器，发挥其优势与特点，辨清其局限与不足，积极参与肿瘤诊断、分期、制定治疗方案等工作，搞好外科手术与放疗、化疗、新辅助放疗、新辅助化疗、生物治疗及其他治疗的衔接与联合，多科协作、联合作战，共同为恶性肿瘤患者提供最佳治疗，争取最佳治疗效果。其综合治疗的最终目的是：使原本不能手术的患者能接受手术，降低复发和播散，提高治愈率，提高疗效和生活质量。

（5）关于前哨淋巴结和前哨淋巴结活检的采用：在长期随访结果出来之前，前哨淋巴结活检尚不能成为标准的治疗措施。前哨淋巴结和前哨淋巴结活检的概念必须符合以下条件：①淋巴流向是有序和可预测的。②癌细胞的淋巴结播散是渐进的。③前哨淋巴结是最先遭受肿瘤细胞侵犯的淋巴结。④前哨淋巴结活检的组织学检查结果应代表整个区域淋巴结的组织学状态。很显然，要全部满足这些条件是很难的，甚至是不可能的，所以要谨慎采用之。

（6）心理因素：随着心身医学研究的进展，肿瘤患者心理状况已备受关注。人的精神因素与全身机能活动有密切关系。心理状况能影响免疫功能，如恐惧、悲观、失望、紧张可使机体免疫监视作用减轻，相反医务人员的鼓励、关心、尊重、信心有利于患者免疫功能的稳定，增强抗病能力，调动内在积极因素，配合治疗，提高生活质量。因此，科学地掌握癌症患者的心理状况，及时有效地给予心理照顾，对患者的治疗、康复、预后能起积极作用。

第六节　肿瘤外科的手术分类及应用

肿瘤外科的手术方式包括很多种，对于不同类型的肿瘤其作用也有所不同，例如，对于呼吸、消化、泌尿等一些系统的早期肿瘤外科主要起根治作用；对于淋巴系统的淋巴瘤主要是诊断作用。所以肿瘤外科手术有些意在预防，有些旨在诊断，有些为了达到根治，而有些仅以缓解症状、解除生命威胁为目的。总之，我们应根据患者个体化的病情和不同的治疗目的而采用最适合的手术方式。以下是最常见的几类肿瘤外科手术方式。

一、预防性手术（preventivesurgery）

所谓的预防性手术不是用于治疗肿瘤，而是用于预防肿瘤的发生。有些先天性或遗传性疾病发展到一定程度时，可能会恶变，如能提早手术，则可以防止其向恶性发展。肿瘤外科医师有责任教育患者及时治疗一些有恶变可能的病变，以防止肿瘤的发生。例如，隐睾症是睾丸癌相关的危险因素，在幼年行睾丸复位术可使睾丸癌发生的可能性减小；家族性结肠息肉病的患者，到40岁时约有一半将发展成结肠癌，而70岁以后几乎100%发展成结肠癌，行预防性结肠切除，可有效地防止本病患者发生结肠癌；多发性内分泌增生症常伴有发生甲状腺髓样癌的风险，对这些患者定期检测血清降钙素水平，如降钙素水平增高，应做预防性甲状腺切除，以防止甲状腺髓样癌的发生；在经常易受摩擦部位的黑痣，如位于指甲下、足底、外阴等部位的黑痣，尤其是交界痣，有发展成为恶性黑色素瘤的危险，应考虑行手术切除；此外，为包茎者及早做包皮环切术也是预防阴茎癌的有效措施。临床较为常见的预防性手术还有溃疡性结肠炎的患者做结肠切除术；口腔、外阴白斑者行白斑切除术；重度乳腺囊性增生且有多项乳腺癌高危因素者做乳房切除术。此外，成年人的声带乳头状瘤、膀胱乳头状瘤、卵巢皮样囊肿、结直肠腺瘤等均有潜在的恶性趋势或已属低度恶性肿瘤，都需做彻底的预防性切除。因此，肿瘤外科医师必须非常熟悉哪些疾病具有恶性倾向或为癌前病变，恰当掌握预防性手术原则，从而防止肿瘤进一步发展。

二、诊断性手术（diagnostic surgery）

为获得检查用的组织样品而进行的手术称为诊断性手术。诊断性手术能为确定诊断、明确分期，进而采取合理的治疗提供可靠的依据。诊断性手术的主要目的在于诊断，所以应尽量选择创伤和风险较小的术式。近年来腔镜技术逐渐用于肿瘤诊断。如电视胸腔镜下胸膜病变活检术、纵隔镜下纵隔淋巴结活检术等。但是，无论选择何种术式，如需第二次手术，则两次手术时间的间隔越短越好。常用的诊断性手术方法有细针吸取、针穿活体组织检查、切取活检及切除活检等。

1. 针吸活检术（fine-needle biopsy）、针穿活检术（needle biopsy）

对于体表一些肿块可考虑行细针穿刺吸取来做诊断，主要是对被怀疑的组织活检来获取一些组织细胞，以确定是否为肿瘤细胞。此种方法相对简单可靠，但由于取材有限，故存在一定的假阳性或假阴性。为了取得更多的组织，一些较为特殊的穿刺针如 Turle-Cut、Core-Cut 被应用于临床，穿刺针的结构可分为针芯和套管，针芯上带有倒钩，这样就可以取出细条状组织用于病检，活检的准确性较高。因为上述两种方法都存在肿瘤随针道转移的可能，故较少用于要行手术治疗的内脏肿瘤患者。除体表肿瘤可直接穿刺外，对于较深的肿瘤组织或淋巴结，临床常在 B 超或是 CT 定位下行穿刺诊断。目前，还有一些方法如经支气管镜针吸活检术（TBNA）、支气管镜超声引导下针吸活检术（EBUS-TBNA）等相继用于临床的诊断和分期，方法简单易行，效果切实可靠。

2. 咬取活检（bite biopsy）

用活检钳通过内镜或其他器械来咬取或钳取病变组织做组织病理学诊断，如鼻咽癌、胃、宫颈等处的活体组织检查。

3. 切取活检（incisional biopsy）

指在病变部位切取一块组织做组织学检查以明确诊断。切取活检可用于体表肿瘤，也可用于内脏肿瘤。对体表肿瘤如骨肿瘤行活检时应注意在止血带的远端进行。而在一些内脏肿瘤的手术中，因肿瘤较大或切除困难时可通常先切取部分肿瘤组织以明确诊断，然后根据术中快速冰冻病理决定下一步手术方案。切取时应注意保护周围组织和脏器，以避免发生肿瘤的转移和播散。同时应注意活检部位最好能选在肿瘤和正常组织交界处，以便能够观察到从正常向异常过渡的变化过程。做切取活检时必须注意手术的切口和进入途径，要考虑到活检切口即进入的间隙必须在以后手术时能一并切除，不要造成肿瘤的播散。

4. 切除活检（excisional biopsy）

指将肿瘤完整切除进行组织学检查。切除活检主要适用于一些体积较小、位置较浅的肿块或淋巴结，既达到活检目的，同时也达到了切除肿瘤的治疗目的，是肿瘤活检的首选方式。肿块切除的范围应包括肿瘤组织及周边的少许正常组织，淋巴结的活检测要求必须切除整个完整的淋巴结。还有一些皮肤肿瘤如黑色素瘤的活检需要慎重，不当的活检方式会造成其扩散，必须行切除活检术，并且切除范围需要相对扩大。切除活检的切口须仔细设计，以适合再次扩大手术之需要。

三、根治性手术（radical surgery）

肿瘤根治性手术的原则是指将原发肿瘤行广泛切除的同时连同区域淋巴结一并作整块切除，即遵循 Htalsted 原则。一般来说，对局限于原发部位及区域淋巴结而未发现有远处转移的肿瘤，在患者全身状况能耐受手术的情况下，均可行根治性手术。

原发灶的切除主要是切除原发病灶及可能受累的周围组织，并且必须保证足够的切除范围。如胃癌侵及肝左叶需联合切除部分肝左叶、食管癌侵及心包需切除部分心包，纵隔肿瘤侵及肺需联合切除部分肺组织、腹膜后肿瘤侵及结肠需联合切除部分结肠等。当然，手术切除的范围还需要考虑到肿瘤的生物学特性及病理组织学类型等因素。例如，皮肤基底细胞癌主要表现为局部浸润，很少发生淋巴道转移及血行转移，所以不必行区域淋巴结清扫，局部切除即可，而皮肤黑色素瘤则需要根据病变大小、深度决定切除范围以及是否行淋巴结清扫。根治性切除对肉瘤而言为广泛切除术，所谓的广泛切除术指广泛切除肉瘤所在组织的全部及大部分邻近深层软组织。例如，肢体横纹肌肉瘤应将受累的肌肉起止点及深层筋膜一并切除，有时甚至须将一组肌肉全部切除，以免肉瘤沿肌间隙扩散。

区域淋巴结清扫在肿瘤治疗过程中的作用主要有二：一是清除转移的淋巴结，避免残留，以提高治疗的效果；二是清扫下来的淋巴结术后做病理可帮助明确分期，为下一步治疗的评定提供依据。淋巴结的清扫范围一般依据其解剖和引流情况而定，如胃癌需清扫到第 2、第 3 站淋巴结，肺癌需常规清扫 6 站淋巴结。理论上，区域淋巴结清扫对临床未触及肿大淋巴结，但病理上已有转移的患者意义最大，而对于临床淋巴结未有明确转移的患者，是否清扫则需要根据肿瘤的生物学特性、病理类型、部位及扩散情况。如皮肤的基底细胞癌无须行预防性清扫，而乳腺癌在临床上未触及淋巴结者，术后病理检查却发现 30% 有肿瘤转移，并已有报道证实淋巴结内存在微小转移灶（直径 <0.2 cm），对其预后影响有显著差异。所以，在肿瘤的治疗中，清扫区域淋巴结的地位相当重要，对预后会产生很大的影响。随着对淋巴结清扫的认识不断加深，近些年来有人提出“前哨淋巴结活检”（sentinel lymph nodebiopsy）的概念，并逐渐应用于临床。肿瘤细胞随着淋巴管首先回流到某一个淋巴结或某站特定的淋巴结，此淋巴结被称之为“前哨淋巴结”。前哨淋巴结无转移，从理论上来说更远一站的淋巴结出现转移的可能性很小，可考虑不行广泛的淋巴结清扫；而如果前哨淋巴结出现转移，则更远一些的淋巴结转移的可能性很大，则需进一步扩大清扫范围，明确淋巴结转移情况并加强局部控制。前哨淋巴结的检测方法有染色法和核素标记两种，各有优缺点，如果两种方法能同时应用，则准确率更高。但前哨淋巴结的检测仍存在假阴性的可能，故目前尚未作为判断淋巴结转移的常规检查手段。

从 20 世纪 50 年代以后，随着肿瘤综合治疗水平的不断提高，一些外科医师对手术方案也做了相应的改进，缩小了切除范围，保存了器官功能，在不影响根治原则的基础上，提高了患者治疗后的生活质量。这一方法，我们称之为功能保全性肿瘤根治术。例如，乳腺癌以往根治手术要求在肿瘤外 3 ~ 5 cm 切除肿瘤，手术将全乳腺、胸大肌、胸小肌切除，加上腋下淋巴结清扫术，现在已常规行乳腺癌改良根治术，不用再切除胸大肌及胸小肌，对整个胸部外形和功能的保留都有了很大的提高，现在针对单一病灶的早期乳腺癌（肿瘤直径 ≤ 3 cm，术前临床检查腋窝淋巴结无转移），可行局部区域性切除，然后再加上放疗和化疗，既保留了乳房又达到了根治的目的，并且与经典根治术的预后基本相同。肝癌的不规则切除替代了以往的肝规则切除；喉癌的喉部分切除替代全喉切除术；低位直肠癌的保留肛门手术随着低位吻合技术的提高也逐渐替代了一些腹壁人工肛门的术式；四肢肉瘤的局部切除结合放化疗，既保全了肢体又提高了疗效。

四、姑息性手术（palliative surgery）

姑息性手术是指对原发病灶无法彻底切除，难以达到根治的目的。姑息切除肿瘤的目的主要是为了缓解某些无法耐受的症状、减轻痛苦、防止一些可能发生的严重并发症以及提高患者的生活质量。例如，对于很多消化道肿瘤，姑息性切除虽不能根治，但能在一定程度上防止消化道的出血、穿孔及梗阻的发生。

五、减瘤性手术（cytoreductive surgery）

对于有些肿瘤体积较大、外侵犯严重的肿瘤，手术已不能达到根治，肿瘤无法完全切除，手术切除大部分原发病灶后以便于应用其他方法来控制残存的瘤细胞，此类手术称为减瘤性手术。这种手术仅适合于原发病灶大部分手术切除后，残留肿瘤能用其他治疗方法控制的病例。临床上适合做减瘤性手术的肿瘤有卵巢癌、软组织肉瘤及 Burkitt 淋巴瘤等。卵巢肿瘤及 Burkitt 淋巴瘤在巨大的肿瘤被切除后，残存的肿瘤需应用放疗或化疗达到有效的治疗目的。而软组织恶性肿瘤如恶性纤维组织细胞瘤、横纹肌肉

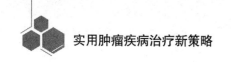

瘤等在手术将大的肿瘤切除后，怀疑残存的部位可以用后装或体外照射等方法来进行局部控制。

六、复发或转移病变的外科治疗

转移性肿瘤属晚期肿瘤，难以手术治愈，但转移性肿瘤并非手术治疗的绝对禁忌证，转移瘤是否行手术治疗需要根据原发性肿瘤的生物学特征以及原发肿瘤经手术或其他治疗后的效果来决定。一般来说，转移性肿瘤的手术适应证包括：①原发灶控制良好。②肿瘤转移灶为单发。③无其他转移灶。④除手术外无其他有效的治疗方法。⑤患者一般状况良好，能耐受手术。临床上常见的孤立性肺、肝、脑、骨转移，施行切除术后可获得良好效果。肺的孤立性转移病灶应用手术切除效果较为肯定，而在病例选择上从手术时间到复发时间间隔越长效果越好，间隔一年以上效果最佳，此外肿瘤生长越缓慢、倍增时间越长手术效果越好。肝脏的转移瘤对生命威胁较大，其中以消化道肿瘤来源最多，原发灶最常见的是结肠或直肠癌。若肝转移与原发灶同时发现，可在切除原发灶的同时局部楔形切除肝转移灶，若在原发灶切除后发现肝转移（通常表现为术后 CEA 水平急剧升高），但只要转移灶为单发或局限在一叶内也可考虑手术切除。脑转移的风险最大，严重威胁着生命，单发转移是手术指征，最常见的原发灶来源于肺。肺转移癌术后 5 年生存率 15% ~ 44%；肝转移癌术后 5 年生存率 20% ~ 30%；肺癌脑转移术后 5 年生存率 13%，有时可多达两到三个转移灶，如果局限在同一肺叶或是同一肝叶上也可考虑手术切除。但是，如果皮下出现多发转移灶，则无手术指征。

复发性肿瘤的治疗效果也较差，手术切除配合其他治疗也能达到一定的治疗效果。如食管癌术后吻合口复发可根据病变的位置行空肠或结肠代食管术；胸壁的纤维肉瘤术后常反复复发，可反复手术切除；直肠癌保肛手术后局部复发可考虑再次行 Miles 手术。

总之，转移性肿瘤和复发性肿瘤均属晚期肿瘤，预后较差，再次手术效果欠佳，需配合其他治疗进行。

七、重建与康复

肿瘤患者治疗后的生存质量非常重要，肿瘤外科医师应尽可能地使手术后的外形和功能接近正常。随着外科显微技术的不断进步，肿瘤切除后修复、重建的水平也不断提高，特别是在一些头颈部肿瘤和体表肿瘤中更为常见。如：口腔部肿瘤侵犯下颌骨后需用游离腓骨肌皮瓣来修补；舌癌行舌切除术后应用带状肌肌皮瓣行舌再造术；乳腺癌根治术后应用腹直肌或背阔肌皮瓣行乳房重建；胸壁巨大肿瘤切除术后用钛合金板行胸壁修复等。当然，修复和重建术是能很好地保存其外形和功能，但必须注意的是，首先得满足肿瘤根治性切除范围的要求，决不能因为重建困难而缩小肿瘤切除范围。

八、内分泌器官切除治疗激素依赖性肿瘤

激素依赖性肿瘤通过切除内分泌器官，使其退缩缓解或减少复发。临床上常用内分泌器官切除的方法，通过切除卵巢治疗绝经前的晚期乳腺癌。1896 年，Beatson 首先报道 2 例晚期乳腺癌患者应用切除卵巢的方法，使肿瘤得以缓解，此种方法对那些激素依赖性的乳腺癌可达到 50% 左右的有效率。近年来，随着激素拮抗剂的发展和应用，此式式也只在个别病例中采用。此外，晚期男性乳腺癌应用双侧睾丸切除可获得良好效果。在 Crichlow1972 年收集的文献中，261 例晚期男性乳腺癌切除双侧睾丸后有效率达 55%；前列腺癌的发生和发展与内分泌有着密切的关系。对晚期不适合手术以及年龄较大无法耐受根治性手术者，可考虑行双侧睾丸切除术。术后配合放疗及药物治疗，有时也可达到满意的效果。目前已经发现，很多肿瘤和内分泌有着一定的关系。随着激素受体测定的不断发展，内分泌治疗肿瘤将会更为广泛地应用于临床。

九、肿瘤外科急症

肿瘤外科急症是指肿瘤在发生、发展以及治疗过程中出现一些紧急情况需要应用外科手术予以解决的急症，因其可突然导致严重并发症甚至死亡，故较癌症本身更需紧急处理。这些常见的急症有憋气、呼吸困难、出血、消化道梗阻、空腔脏器穿孔、破裂以及肿瘤引起的继发感染等。如喉癌、甲状腺癌侵犯、压迫气道导致憋气时需紧急气管切开解除气道梗阻；较大的气管肿瘤堵塞气道导致呼吸困难时需紧急行

手术切除；胃肠道肿瘤引起消化道大出血、肺癌侵犯血管导致大咯血都需急诊手术切除肿瘤；消化道肿瘤引起梗阻时也需及时处理，患者一般状况良好时可考虑一期手术切除肿瘤，对于那些不能耐受一期切除的患者，可一期先行造瘘术解决症状，待情况好转后再行二期手术切除；空腔脏器穿孔亦为肿瘤急症，胃肠道肿瘤引起穿孔需急诊手术，如一期无法切除肿瘤也可先行修补或引流术；中心型肺癌堵塞支气管导致肺叶不张、肺部感染，出现高热时，需急诊行手术切除；还有一些颅内肿瘤或脑转移瘤引起颅内压增高威胁生命时，可考虑急诊行颅骨开窗减压术以解除紧急状况。肿瘤外科的急症常出现在一些病期较晚的肿瘤患者中，乃肿瘤发展到一定程度所致。然而，有些肿瘤由于生长的部位较为特殊，早期就有出现急症的可能。在手术解除紧急症状后，再配合一些其他的根治性治疗的手段，仍可以达到较好的治疗效果。

微信扫码
◆ 临床科研
◆ 医学前沿
◆ 临床资讯
◆ 临床笔记

第八章　肿瘤的内科治疗

第一节　概述

　　肿瘤内科学（medical oncology）是在肿瘤治疗中逐渐发展起来的较新的学科，是研究用化学药物治疗恶性肿瘤，以达到治愈、好转或延长生存期和提高生存质量的治疗方法的学科。以化疗为主的抗肿瘤药物治疗在肿瘤综合治疗中的地位已被确立，形成了内科学的一个分支，即肿瘤内科学。

　　人类用药物治疗肿瘤的历史已有上下数千年。在第一次世界大战时，德军曾使用一种毒气－芥子气（硫芥），发现它有骨髓抑制作用。1935 年，为了战争的需要又合成了氮芥，数年后发现它有损伤淋巴组织的作用。之后，耶鲁大学的 Gilman 等研究了它对小鼠淋巴瘤的治疗作用，证明有效。于是，1942 年 10 月他开始第一次临床试用治疗淋巴瘤，结果肿瘤明显缩小，这揭示了化学药物用于治疗恶性肿瘤的可能性。然而，现代肿瘤内科的概念，一般以 1946 年 Gilman 和 Philips 发表氮芥用于治疗淋巴瘤的文章。这篇综述标志着现代肿瘤化疗的开始，即烷化剂的临床应用为开端。

　　1948 年 Farber 应用抗叶酸药——甲氨蝶呤（MTX）治疗急性白血病有效；1950 年 MTX 成功的治疗绒癌；1952 年又合成了嘌呤拮抗剂 6- 巯基嘌呤（6-MP），开始了抗代谢药物治疗恶性肿瘤的历史。1955 年长春碱类药物用于临床，开创了植物类药物。

　　1956 年放线菌素 D（ACTD）治疗肾母细胞瘤和绒毛膜癌取得疗效，开创了抗生素治疗恶性肿瘤的历史。1957 年按设想合成了环磷酰胺（CTX）和 5- 氟尿嘧啶（5-FU），直至目前仍为临床常用的抗癌药。20 世纪 60 年代以后，逐步建立和完善抗癌药物研究的发展体系，从而使新的、有效的抗癌药物不断涌现。

　　1967 年分离出阿霉素（ADM），扩大了抗肿瘤适应证。1971 年顺铂（DDP）进入临床后逐渐扩展其使用范围，对多种肿瘤取得了较好疗效。而且，开始注意到正确使用抗癌药物的临床研究，包括合理地确定剂量、用药时间，毒副反应的监测及防治，抗癌药物的联合使用等。人们开始认识肿瘤细胞动力学及抗癌药物药代动力学，这就促进了临床肿瘤化疗学科的发展，并已有少数恶性肿瘤可经化疗治愈，如急性淋巴细胞白血病、霍奇金病（Hodgkindisease）、睾丸肿瘤等。Elion 和 Hitchings 因研究核酸合成对细胞生长的重要性，以及研制抗嘌呤类抗癌药的贡献，于 1988 年获得了诺贝尔奖。

　　20 世纪 70 年代从植物中提取并半合成的长春瑞滨（NVB）和紫杉醇（PTX），在 80 年代后期用于临床，并对乳腺癌和卵巢癌取得了较突出的疗效，成为当前最受关注的抗癌药物。

　　80 年代后期在肿瘤化疗不良反应方面，即针对化疗引起患者严重呕吐及骨髓抑制的对策方面取得了突破性进展，开发出新型的止吐药物 5-HT$_3$ 受体拮抗剂（如昂丹司琼、格雷司琼等）、化疗保护剂（美司钠、氨磷汀等）、粒细胞集落刺激因子（G-CSF）和白介素 -2（IL-2）等。在止吐及升白细胞和血小板方面发挥其独特的疗效，为解决这些不良反应及推动肿瘤内科治疗的进步起了重要作用。随着临床药理学、细胞增殖动力学、分子生物学和免疫学的发展，临床肿瘤化疗学科也获得进一步发展，1968年 Kamofsky 正式提出的肿瘤内科学这一名称，逐步形成了内科学分支的专门学科，确立了肿瘤内科治疗在肿瘤治疗中的地位。

近年来，新型抗癌药物如抑制微管蛋白解聚的紫杉醇类、拓扑异构酶抑制剂喜树碱衍生物、抗肿瘤单抗（如 Rituximab 和 Herceptin 等）和诱导分化药物（维甲酸类）相继用于临床，而且分子靶向性药物、肿瘤基因治疗、抗肿瘤转移、抗血管生成等方面也已取得了一些进展，成为医学界最为活跃的一个研究领域。

第二节 肿瘤化疗的基础理论

一、肿瘤细胞增殖动力学

肿瘤细胞增殖动力学是研究肿瘤细胞群体生长、增殖、分化、丢失和死亡变化规律的学科。和正常体细胞相同，肿瘤细胞由 1 个细胞分裂成 2 个子代细胞所经历的规律性过程称为细胞增殖周期，简称细胞周期，这一过程始于一次有丝分裂结束时，直至下一次有丝分裂结束。经历一个细胞周期所需的时间称为细胞周期时间。细胞周期时间短的肿瘤，单位时间内肿瘤细胞分裂的次数更多。处在细胞周期中的肿瘤细胞依次经历 4 个时相，即 G_1 期、S 期、G_2 期和 M 期。部分细胞有增殖能力而暂不进行分裂，称为静止期（G_0 期）细胞。G_0 期的细胞并不是死细胞，它们不但可以继续合成 DNA 和蛋白质，完成某一特殊细胞类型的分化功能，还可以作为储备细胞，一旦有合适的条件，即可重新进入细胞周期。这一期的细胞对正常启动 DNA 合成的信号无反应，对化放疗的反应性也差。G_0 期细胞的存在是肿瘤耐药的原因之一。

处于细胞增殖周期的肿瘤细胞占整个肿瘤组织恶性细胞的比值称为肿瘤的生长分数。恶性程度高，生长较快的肿瘤一般生长分数较高，对化放疗的反应较好；而恶性程度低，生长缓慢的肿瘤的生长分数较低，对化疗不敏感，反应性差。

二、生长曲线分析

细胞增殖是肿瘤生长的主要因素，内科治疗通过杀灭肿瘤细胞或延缓其生长而发挥作用。生长曲线分析通过数学模型描述肿瘤细胞在自然生长或接受治疗时数量随时间变化的规律。

1. Skipper-Schabel-Wilcox 生长模型

20 世纪 60 年代，Skipper 等为肿瘤细胞增殖动力学做出了影响深远的开创性工作，建立了肿瘤细胞的指数生长模型和 Log-kill 模型（对数杀伤模型）。他们对小鼠 $L12^{10}$ 白血病移植瘤进行研究，观察到几乎所有肿瘤细胞都在进行有丝分裂，并且细胞周期时间是恒定的，细胞数目以指数形式增长，直至 10^9（体积约为 1 cm^3）时引起小鼠死亡。在 $L12^{10}$ 白血病细胞的生长过程中，无论其大小如何，倍增时间是不变的。假设 $L12^{10}$ 白血病细胞的细胞周期时间为 11 个小时，则 100 个细胞变为 200 个细胞大约需要 11 个小时，同样用 11 个小时，10^5 个细胞可以增长至 2×10^5 个，而 10^7 个细胞可以增长至 2×10^7 个。类似地，如果 10^3 个细胞用 40 h 增长到 10^4 个细胞，则用同样的时间 10^7 个细胞可以增长为 10^8 个细胞。

在 Skipper-Schabel-Wilcox 模型中，肿瘤细胞数目呈指数增长，其生长分数和倍增时间恒定，不受细胞绝对数和肿瘤体积大小的影响。如果用图形表示肿瘤细胞数目随时间的变化，在半对数图上是一条直线（图 8-1A）；而纵坐标取肿瘤细胞绝对数时，得到的是一条对数曲线（图 8-1B）。这条对数曲线形象地说明了恶性肿瘤细胞在相对短的时间内迅速增殖的巨大潜力。

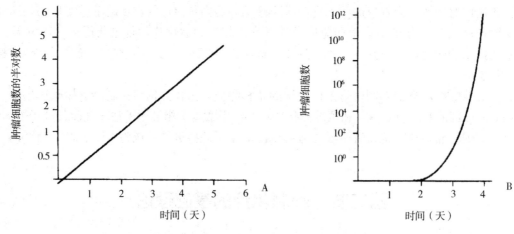

图 8-1 Skipper-Schabel-Wilcox 模型

Log-kill 模型提示，对于呈指数生长的肿瘤，细胞毒类药物的细胞杀伤是按照一级动力学进行的，即对于特定的肿瘤，一定的药物剂量能够杀死细胞的比例是个常数，而无论肿瘤负荷大小如何。如果一周期药物治疗能将肿瘤细胞数目由 10^6 减少至 10^4，则同样的治疗能够使肿瘤负荷从 10^5 变成 10^3。研究还表明，对数杀伤的比例与药物的剂量相关（图 8-2）。

2. Goldie-Coldman 模型

Log-kill 模型提示，只要给予足够周期的化疗，肿瘤细胞的数目终将降到 1 个以下，而治愈肿瘤。但实际上，很多肿瘤不能治愈。这是由于肿瘤细胞存在异质性，部分细胞对化疗耐药。

肿瘤细胞具有遗传不稳定性，在增殖过程中可以自发突变，由对特定剂量的某种药物敏感变为不敏感。Goldie 和 Coldman 对基因突变和耐药发生之间的关系做出了定量的阐释，提出耐药发生率与肿瘤大小（或肿瘤细胞数）以及肿瘤细胞自发突变率呈一定的函数关系。Goldie-Coldman 模型指出了肿瘤负荷对于疗效的重要性，为体积大的肿瘤难以治愈提供了生物学解释。

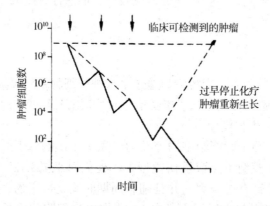

图 8-2 Log-kill 模型，化疗杀伤恒定比例的肿瘤细胞

图中每周期化疗细胞杀伤 3 个对数级细胞，化疗间期肿瘤细胞增殖 1 个对数级。虚线表示每周期化疗净杀伤 2 个对数级细胞

3. Gompertzian 生长模型

实验数据和临床观察表明，多数人类肿瘤的生长并不符合指数生长模型，而符合 Gompertzian 生长曲线（图 8-3）。这一曲线的起始端近于指数增长，但随着时间的推移和细胞数量的增加，其生长分数减小，倍增时间变长，最终细胞数量达到平台。在 Gompertzian 的起始端，肿瘤体积小，虽然生长分数高，肿瘤倍增时间短，但肿瘤细胞绝对数量增加较少；在曲线的中部，尽管总的细胞数和生长分数都不是最大的，但是它们的乘积达到最大，因此肿瘤数量增长的绝对值最大；在曲线的末端，肿瘤细胞数量很大，但是生长分数很小。

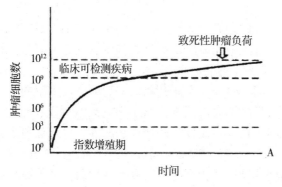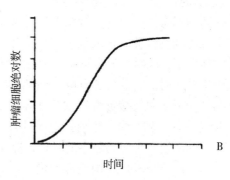

图 8-3　Gompertzian 生长曲线

Compertzian 生长曲线显示当早期肿瘤数量少的情况下肿瘤细胞呈指数性快速生长，随着肿瘤体积
的增大，生长速度相对变慢，出现相对的平台期。A. 纵坐标为对数；B. 纵坐标为绝对数

在 Gompertzian 模型中，肿瘤细胞的生长速度与肿瘤负荷相关。当有效治疗使肿瘤负荷减小后，肿瘤细胞的生长会加速。

4. Norton–Simon 模型

根据 Norton–Simon 模型，化疗杀伤肿瘤细胞的比例是随时间变化的，与此时 Gompertzian 生长曲线上的生长速率成正比。在 Gompenzian 生长曲线中，生长速率随着肿瘤的长大而逐渐变小，因此在 Norton–Simon 模型中，化疗对大肿瘤的杀伤比例低于小肿瘤，大肿瘤的缓解率较低。当肿瘤负荷减小后，分裂较慢的细胞将加速增殖，对化疗将更加敏感。

5. 动力学模型研究的新领域

上述动力学模型对于理解肿瘤生长规律和探索有效治疗方案具有重要意义，但并未涵盖所有肿瘤的生长特性，也不能指导所有药物的使用。例如，生物治疗不是成比例杀伤肿瘤细胞，而是定量杀伤，这样，如果残留的细胞数量较少，则可以通过免疫治疗提高抗肿瘤效应，达到治愈。

前述模型都是在研究细胞毒类药物的过程中建立起来的。细胞毒类药物对肿瘤细胞有一定的杀伤作用，并且对处于有丝分裂中的细胞效果更好。而分子靶向药物可以通过信号调控和使细胞稳定发挥作用，不一定需要杀灭肿瘤细胞，这为肿瘤细胞增殖动力学研究提出了新的课题。

三、肿瘤内科治疗的原则和策略

1. 联合化疗

联合化疗是肿瘤内科治疗最重要的原则之一。目前大多数肿瘤的标准化疗方案中都包括两种或多种抗肿瘤药。

联合化疗的依据在于：①由于肿瘤细胞的异质性，在治疗开始前就存在对某种化疗药物耐药的细胞，单一药物对这些耐药细胞是无效的，这些细胞会继续生长，成为肿瘤进展的根源；②根据 Goldie–Coldman 模型，随着肿瘤细胞的增殖，由于基因的不稳定性，会产生随机突变，使得原来对某种药物敏感的肿瘤细胞产生耐药，并且肿瘤负荷越大，耐药的发生率越高。因此当治疗时应及早应用多种有效药物，尽快减少肿瘤负荷，降低或延缓对一种药物耐药的肿瘤发展为对其他药物耐药，以提高治愈率，延长生存期。

设计多药联合方案时，需要遵循一定的原则。这些原则包括：①选择的药物已证实在单独使用时确实有效；②联合使用的药物具有不同的作用机制；③联合使用的药物之间毒性尽量不相重叠；④联合使用的药物疗效具有协同或相加效应，而不能相互拮抗；⑤联合化疗方案经临床试验证实有效。

2. 多周期治疗

根据对数杀伤理论，化疗按比例杀灭肿瘤细胞，鉴于目前化疗药物的有效率，即使对于较小的肿瘤，单个周期的化疗也很难将肿瘤细胞数目减少到可治愈的数量级，并且化疗后残存的细胞将继续增殖。通过定期给予的多次用药，实现肿瘤细胞数目的持续逐级递减，可以提高疗效。

3. 合适的剂量、时程和给药途径

化疗药物的毒性明显，多数情况下治疗窗狭窄，因此必需十分注意剂量的确定。临床研究确定了化疗方案中各种药物推荐的标准剂量，在治疗前和治疗过程中还需要根据患者的耐受性进行调整。在患者能耐受的前提下，应给予充足剂量的治疗，随意减少剂量会降低疗效。

在应用药物时，需要注意药物给药的持续时间、间隔时间和不同药物的先后顺序。细胞周期非特异性药物的剂量反应曲线接近直线，药物峰浓度是决定疗效的关键因素；对于细胞周期特异性药物，其剂量反应曲线是一条渐近线，达到一定剂量后，疗效不再提高，而延长药物作用时间，可以让更大比例的细胞进入细胞周期中对药物敏感的时相，提高疗效。因此，细胞周期非特异性药物常常一次性静脉推注，在短时间内一次给予本周期内全部剂量；而细胞周期特异性药物则通过缓慢滴注、肌内注射或口服来延长药物的作用时间。

4. 不同化疗周期的合理安排

序贯、交替、维持和巩固治疗，如前所述，根据 Goldie-Coldman 模型，避免肿瘤细胞发生耐药的最佳策略是尽早给予足够强度的多药联合治疗，最大限度地杀灭肿瘤细胞。交替化疗是将非交叉耐药的药物或联合化疗方案交替使用。序贯化疗指先后给予一定周期数的非交叉耐药的药物或化疗方案。维持治疗和巩固治疗都是在完成初始化疗既定的周期数并达到最大的肿瘤缓解疗效后，继续进行的延续性治疗，其中维持治疗采用初始治疗中包括的药物，而巩固治疗采用与初始治疗不同的药物。

第三节　抗肿瘤药物

一、药物分类及作用机制

（一）根据药物的化学结构、来源及作用机制分类

依此将抗肿瘤药物分为 6 大类。

1. 烷化剂

主要有氮芥（HN2），环磷酰胺（CTX），异环磷酰胺（IFO），消瘤芥（AT-1258），苯丁酸氮芥（CB-1348），苯丙氨酸氮芥（LPAM），N-甲酰溶肉瘤素（N-甲），卡氮芥（BCNU），环己亚硝脲（CCNU），甲环亚硝脲（Me-CCNU），白消安（马利兰，BUS），噻替派（TSPA），二溴甘露醇（DBM）等。

作用机制：这类化合物具有活泼的烷化基因，能与生物细胞中核酸、蛋白质及肽的亲核基团作用（如羧基、氨基、巯基、羟基、磷酸基团的氢原子等），以烷基取代亲核基团的氢原子。烷化剂的主要作用部位在 DNA。结果使 DNA 分子的双螺旋链发生交叉联结反应，还可形成异常的碱基配对，导致细胞的变异；也可引起核酸脱失或 DNA 断裂，从而造成细胞的严重损伤，导致细胞的死亡。

2. 抗代谢类

叶酸拮抗剂类，主要有甲氨蝶呤（MTX）；嘧啶拮抗剂类，有 5-氟尿嘧啶（5-FU）、替加氟（FT207）、阿糖胞苷（Ara-C）、羟基脲（HU）、卡莫氟（HCFU）、优氟啶（uFr）。嘌呤拮抗剂类，主要有 6-巯基嘌呤（6-MP），6-巯鸟嘌呤（6-TG）等。

作用机制：此类药物为细胞生理代谢药物的结构类似物，能干扰细胞正常代谢物的生成和作用发挥，抑制细胞增殖，进而导致细胞死亡。抗代谢物的作用机制各不相同，但均作用于细胞增殖周期中的某一特定的时相，故属于细胞周期特异性药物。

3. 抗生素类

醌类（蒽环类），主要有阿霉素（ADM），柔红霉素（DNR），表柔比星（EPI），吡柔比星（THP-ADM），米托蒽醌（MTT）；糖肽类，如博莱霉素（BLM），平阳霉素（PYM）；放线菌素类，如放线菌素 D（ACTD）；丝裂霉素类，如丝裂霉素 C（MMC）；糖苷类，如光辉霉素（MTM）；亚硝脲类，如链脲霉素（STZ）。

作用机制：抗肿瘤抗生素主要抑制 DNA、RNA 及蛋白质的合成。直接作用于 DNA，如丝裂霉素、博莱霉素、链脲霉素，它们可直接与 DNA 结合而干扰 DNA 的复制；抑制 RNA 的合成：如放线菌素 D，

柔红霉素、阿霉素、光辉霉素等，这些化合物可与 DNA 发生嵌入作用，阻断依赖 DNA 的 RNA 产生，抑制转录过程，从而抑制蛋白质的合成；嘌呤霉素类，它们作用于核糖体水平，干扰遗传信息的翻译，从而抑制蛋白质的合成。

4. 植物类

①生物碱类：长春新碱（VCR），长春花碱（VLB），长春地辛（长春花碱酰胺，VDS），长春瑞滨（去甲长春花碱，NVB），秋水仙碱（COLC），羟基喜树碱（HCPT），三尖杉酯碱（HRT）；②木脂体类：依托泊苷（鬼臼乙叉苷，VP-16），替尼泊苷（VM-26）；③紫杉醇类：紫杉醇（PTX），泰素帝（Taxotere）。

作用机制：植物类药物可抑制 RNA 合成，与细胞微管蛋白结合，阻止微小管的蛋白装配，干扰增殖细胞的纺锤体的生成，从而抑制有丝分裂，导致细胞死亡。

5. 激素类

①雌激素类：己烯雌酚（DES），溴醋己烷雌酚（HL-286）；②雌激素受体阻断剂及抑制雌激素合成药物：三苯氧胺（TMX），氯三苯氧胺（toremifen）；③雄激素类：苯丙酸睾丸酮，甲基睾丸酮，氟羟甲睾酮；④抗雄激素类：氟他胺（Fugerel）；⑤孕酮类：甲孕酮（MPA），甲地孕酮（MA）；⑥芳香化酶抑制剂：氨鲁米特（AG），福美司坦（FMT），瑞宁得（Arimjdex）；⑦肾上腺皮质激素：泼尼松，地塞米松；⑧甲状腺素类：甲状腺素。

作用机制：肿瘤的生长与某种激素水平相关，通过应用某种激素或抗激素与某一受体竞争性结合，从而阻断激素作用；另一作用通过抑制激素的合成来改变肿瘤生长所依赖的内分泌环境，从而达到抑制肿瘤生长之目的。

6. 杂类

①金属类：抗癌锑（sb-71），顺铂（顺氯氨铂，DDP），卡铂（CBP）；②酶类：L-门冬酰胺酶（L-ASP）；③抗转移类：丙亚胺（ICRF-159）；④其他：丙卡巴肼（甲基苄肼，PCZ），达卡巴嗪（氮烯咪胺，DTIC），羟基脲（HU），去甲斑蝥素（norcan-tharidin）等。

作用机制：这类药物来源、化学结构及作用机制均不相同。①铂类：主要具有烷化剂样作用，与细胞亲核基因结合，引起 DNA 的交叉联结，导致 DNA 复制障碍，从而抑制癌细胞的分裂，为细胞周期非特异性药物；②酶类：L-门冬酰胺酶，能将肿瘤组织周围的门冬酰胺水解为门冬氨酸及氨，造成门冬酰胺减少，而肿瘤组织中无门冬酰胺合成酶，完全依赖外源性门冬酰胺供应，干扰了肿瘤细胞蛋白质的合成，肿瘤细胞生长受到抑制，导致肿瘤死亡；③丙亚胺：其双内酰亚胺键在体内可解开与核酸、蛋白质中的氨基、巯基等发生酰化反应，从而抑制 DNA、RNA 和蛋白质合成。

（二）按抗肿瘤药物对各期肿瘤细胞的敏感性不同分类

依此分为 2 大类。

1. 细胞周期非特异性药物（cell cycle nonspecific agents，CCNSA）

CCNSA 能杀死增殖周期中各时相的肿瘤细胞甚至包括 Go 期细胞，这类药物可直接作用 DNA，或与 DNA 形成复合物，影响 DNA 的功能，从而杀死癌细胞。这类药物包括全部的烷化剂、大部分抗癌抗生素及铂类药物。

2. 细胞周期特异性药物（cell cycle specific agents，CCSA）

CCSA 主要杀伤处于增殖周期的某一时相细胞，G_0 期细胞对其不敏感，S 期和 M 期细胞对其敏感。这类药物包括抗代谢药（S 期）和植物药（M 期）。

抗代谢药中的阿糖胞苷（Ara-C）和羟基脲（HU），主要干扰 DNA 的合成，而不抑制 RNA 和蛋白质的合成，因此是典型的 S 期药物，有的称之为 S 期时相特异性药物。抗代谢药中的 6-巯基嘌呤、5-氟尿嘧啶和甲氨蝶呤在干扰生物大分子 DNA 合成的同时，也抑制 RNA 和蛋白质的合成，使细胞分裂速度减慢，因而使处于 S 期的细胞减少，故不是典型的 S 期药物。

植物药中的 VCR、VLB 等能干扰微管蛋白的装配，从而阻断纺锤丝的形成，使恶性细胞处于中期而不继续增殖，称之为 M 期时相特异性药物。

二、细胞周期非特异性药物和周期特异性药物与疗效的关系

1. CCNSA

对肿瘤细胞的作用较强而快，能迅速杀灭癌细胞，其作用特点呈剂量依赖性（dose dependent）。其杀伤肿瘤细胞的疗效和剂量成正比，即增加剂量，疗效也增强，其剂量-反应曲线接近直线。这提示，在使用 CCNSA 时，只要机体能耐受，应大剂量给药，但考虑大剂量给药时毒性也增加，因此大剂量间歇给药是最佳选择。

2. CCSA

药效作用缓慢且较弱，其剂量-反应曲线是一条渐近线，即在开始小剂量类似于直线，达到一定剂量后不再升高，而形成一个坪，即使再增加剂量也无济于事，除 S 期或 M 期细胞外，其他细胞时相对其不敏感，在治疗策略上应小剂量持续给药。

第四节　常见的抗肿瘤药物相关毒性

随着抗肿瘤药物种类的迅速增多以及作用靶点的日益丰富，其相关的毒性反应正变得越来越复杂。充分地了解、监控和预防毒性反应的发生，不仅可以更加有效地利用药物的治疗作用，减少或避免药物毒性造成的损害，还有助于更好地理解药物的药理学作用。

一、消化系统毒性

1. 恶心和呕吐

恶心和呕吐是常见的化疗相关不良反应。化疗药物诱发呕吐的机制包括：①直接作用于呕吐中枢；②刺激消化道黏膜内的嗜铬细胞释放大量的 5- 羟色胺和多巴胺等神经递质，激活中枢的化学感受器，并进一步将信号传导至呕吐中枢引起呕吐。已知参与恶心、呕吐反射的神经递质有 5- 羟色胺、多巴胺、组胺、阿片类物质、P 物质和乙酰胆碱等。化疗引起的恶心、呕吐可分为三种形式：急性、迟发性和预期性。急性是指恶心、呕吐发生于给药后的 24 h 以内，高峰期在 5 ~ 6 h。迟发性指给药 24 h 后发生的呕吐。预期性呕吐指未经历用药或发生于给药前的呕吐，与心理作用有关。

2. 口腔黏膜炎

口腔黏膜炎与细胞毒性药物对细胞分裂旺盛的口腔黏膜细胞的直接损伤和继发性感染等因素有关。典型的临床表现是在化疗后 1 ~ 2 周左右，口腔内出现伴有烧灼样疼痛的黏膜萎缩、红肿，甚至深浅不一的溃疡，严重者可形成大片的白色伪膜。黏膜炎可因感染或其他损伤加重，也可随着化疗药物的停止应用而逐渐修复。

3. 腹泻

化疗相关性腹泻的主要原因是药物对肠道黏膜的急性损伤所导致的肠道吸收和分泌失衡。腹泻的程度可以从轻度到生命威胁，并可严重影响患者的生活质量和对治疗的依从性。

二、骨髓抑制

化疗药物可以诱导骨髓中分裂旺盛的造血细胞凋亡，并导致不同功能分化阶段的血细胞，主要包括白细胞、血小板和红细胞数量的减少。除博莱霉素和左旋门冬酰胺酶外，大多数细胞毒性药物均有不同程度的骨髓抑制。不同药物对白细胞、血小板和红细胞的影响程度有所不同。粒细胞单核细胞集落刺激因子、粒细胞集落刺激因子、促血小板生成因子和促红细胞生成素等可以通过诱导造血干祖细胞向不同血细胞的分化和增殖，一定程度上降低药物对骨髓抑制的程度和持续时间。

三、肺毒性

多种化疗药物可以导致肺、气道、胸膜和肺循环系统的损伤。导致药物性肺损伤的机制目前认为主要有以下几种：①药物或其在肺内的代谢产物对肺的直接损伤；②超敏反应；③药物代谢的个体差异，某些个体可表现为对药物的高吸收、低代谢和高蓄积。最常见的药物性肺损伤为间质性肺病和肺纤维化。临床症状主要为隐匿性发病的呼吸困难和咳嗽，可伴有发热。在病变初期，胸片检查可无异常征象，以后逐渐出现典型的弥漫性肺间质浸润的表现。

四、心脏毒性

心肌细胞属于有限再生细胞，因此心脏的毒性可表现为慢性和长期性，临床表现可包括充血性心力衰竭、心肌缺血、心律失常和心包炎等。心脏毒性的发生，可与药物的累积剂量有关。

五、神经毒性

化疗药物可以造成中枢和外周神经毒性。中枢神经毒性可表现为急性的非细菌性脑膜炎以及慢性进展的偏瘫、失语、认知功能障碍和痴呆。外周神经毒性是因药物对缺少血–脑屏障保护的外周神经细胞的损伤，包括感觉和运动神经损伤。感觉神经损伤可表现为四肢末端的感觉异常、感觉迟钝、烧灼感、疼痛和麻木，运动神经损伤可表现为肌无力和肌萎缩。

六、皮肤毒性

化疗药物所致的皮肤损伤多种多样，随着药物种类的迅速增多，皮肤损伤的临床表现越来越复杂和多样。主要的皮肤毒性包括手足综合征、放射回忆反应、痤疮样皮疹、色素沉着、甲沟炎和指甲改变等。

七、脱发

正常人体的毛囊生发过程十分旺盛，化疗药物或放疗可以使毛囊的生发功能受到抑制甚至破坏，可以导致暂时性或永久性脱发。脱发可发生于化疗后的数天至数周内，其程度与化疗药物的种类、剂量、化疗间期长短和给药途径等相关。脱发主要表现为头发脱落，也可有眉毛、睫毛、阴毛等其他部位毛发的脱落。因多数化疗药物对毛囊干细胞没有损伤，脱发通常是暂时性，但如果毛囊干细胞损伤，则可能导致永久性脱发。

八、肾和膀胱毒性

化疗药物可以直接损伤肾小球、肾小管、肾间质或肾的微循环系统，导致无症状的血清尿素氮、肌酐升高，甚至急性肾衰竭，也可因药物在肾小管液中的溶解度饱和导致的排泄障碍和肿瘤溶解综合征等间接因素导致损伤。预防和治疗肾脏毒性的方法主要有根据肾小球滤过率调整药物剂量、水化利尿以及碱化尿液等。

大剂量环磷酰胺和异环磷酰胺可引起出血性膀胱炎，主要与其代谢产物对膀胱黏膜的损伤有关，同时应用巯乙磺酸钠可预防出血性膀胱炎的发生。

九、肝脏毒性

化疗药物引起的肝脏毒性可以是急性肝损害，包括药物性肝炎、静脉闭塞性肝病，也可以因长期用药引起肝慢性损伤，如纤维化、脂肪变性、肉芽肿形成和嗜酸粒细胞浸润等。药物性肝炎通常与个体特异性的超敏反应和代谢特点相关。化疗药物也因可对免疫系统的抑制作用，激活潜伏的乙型和丙型肝炎病毒，导致肝损伤。

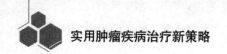

十、其他

一些抗癌药物也可以引起过敏反应、不同程度的血栓性静脉炎，有些药物一旦外渗，可导致局部组织坏死。

十一、远期毒性

化疗药物的远期毒性主要包括生殖毒性和第二肿瘤的发生。前者包括致畸和不育等。化疗可引发第二肿瘤，主要为非淋巴细胞性白血病，烷化剂类药物引起的白血病通常发生于初次治疗的两年以后，5～10年是高峰期。

微信扫码
- ◆临床科研
- ◆医学前沿
- ◆临床资讯
- ◆临床笔记

第九章　头颈部肿瘤

第一节　中耳外耳道癌

中耳外耳道癌是一种少见的恶性肿瘤。原发于中耳外耳道的肿瘤统称为颞骨肿瘤。外耳道癌好发于 50 ~ 60 岁，女性多于男性。中耳癌好发于 50 ~ 60 岁，男性发病比例和女性基本相同。

一、病因

尚不明确。可能与长期阳光照射、从事放射专业的人员或与慢性炎症的长期刺激有关。

二、病理

鳞状细胞癌占 90% 以上，腺样囊性癌、耵聍腺腺癌及基底细胞癌少见。

三、诊断

（一）临床表现

1. 症状

①耳漏：流出的分泌物稀薄如水或有臭味。②出血：早期耳道分泌物带血，晚期破坏大血管，可发生大出血。③耳痛：早期疼痛多不明显，病情发展则出现持续性耳道深部刺痛和跳痛。④早期有耳鸣，听力下降，晚期为神经性耳聋。

2. 体征

①外耳道及中耳腔肿物，呈结节样或菜花状，或溃疡状，易出血。②耳道内有脓血性分泌物。③耳前或颈上淋巴结转移。晚期为双侧颈淋巴结转移，血行转移可至肺、肝、骨等部位。

（二）特殊检查

1. 影像学检查

①X 线检查。可见外耳道、乳突及颞颌关节有骨质破坏。目前已被 CT 或 MRI 取代。② CT 检查。可精确估计肿瘤的大小、位置及侵犯范围。③ MRI 检查。可行血管成像，对术前评估有肯定效用。

2. 组织学病理检查是确诊的最终方法。

（三）诊断与分期

1. 诊断要点

本病的早期易被忽视，待至症状明显，肿瘤已累及范围较广泛。因此，凡遇下列情况者必须严密观察：①中耳或外耳道内的肉芽、息肉样组织，经切除后迅速复发者，有血性分泌物者。②影像检查有骨质破坏。

③慢性化脓性中耳炎突然出现多组脑神经麻痹者。

2. 分期（Stell 等于 1985 年提出）

T_1　肿瘤局限在鼓室腔，并无面神经麻痹或骨破坏。

T_2　肿瘤向外扩展伴有面神经麻痹或 X 线片上骨破坏，但局限于中耳乳突。

T_3　临床或 X 线片上示扩展到周围组织，如硬脑膜、颅底骨、腮腺、颞颌关节。

T_X　病人缺乏分期资料，包括病人在其他单位诊疗。

（四）鉴别诊断

需与中耳或外耳道肉芽、乳头状瘤、慢性化脓性中耳炎等鉴别。

四、治疗

（一）治疗原则

中耳外耳道癌的治疗，主要为外科手术和放射治疗。

（二）治疗方法

1. 手术治疗

2. 放射治疗。乳突根治术并非肿瘤根治术，单纯手术难以切除彻底。放疗一般用外照射，可采用钴 –60（^{60}Co）和高能 X 线、电子束照射。主要用于配合手术行术前或术后放疗及不宜手术或术后复发病例的姑息放疗。二维照射常规每周 5 次。①中耳癌：采用耳前、耳后两野交叉照射，同时加楔形板，照射剂量单纯放疗和术后放疗为 6 000 ~ 7 000 cGy/6 ~ 7 周，术前放疗为 5 000 ~ 6 000 cGy/5 ~ 6 周。②外耳道癌：可用垂直单野照射或耳前、耳后两野交叉照射。照射剂量同中耳癌。

3. 化学药物治疗　用于晚期无手术指征或术后放疗后复发病例。药物以顺铂、氟尿嘧啶为主（PF 方案）。

五、预后

与治疗模式、肿瘤部位、有无转移、病理类型有关，局部复发多发生于治疗后 2 年左右。

第二节　鼻腔癌

鼻腔癌是头颈部较为少见的癌，约占整个头颈部恶性肿瘤的 9 ~ 11%，占全身恶性肿瘤的 1%。好发于 50 ~ 60 岁年龄，男性发病明显多于女性，比例 2：1。

一、病因

发病原因尚不清楚。调查发现从事木器加工者处于木尘环境中，发病机会增加。

二、病理

病理类型以鳞状细胞癌最多见，占 50% 以上，其他为腺样囊性癌、肉瘤、恶性黑色素瘤等。

三、诊断

（一）临床表现

1. 症状

①血涕，伴有感染者为脓血涕。②鼻塞，一般为单侧，常为进行性堵塞伴嗅觉障碍。③疼痛，包括偏头痛、鼻内痛、眼或面颊部痛。④溢泪，因鼻泪管堵塞引起。⑤眼球移位、复视、视力下降、面部麻木、耳鸣等。

2. 体征

①鼻腔肿物，多发生于鼻腔外侧壁，呈菜花状，常有坏死、易出血。②鼻外形改变及眼球移位。由

于肿瘤挤压，可使鼻外形改变；肿瘤经纸样板侵入眼眶，可挤压患侧眼球向外移位、外突。③同侧颈、颌下淋巴结转移。

（二）特殊检查

1. 影像学检查

CT 和 MRI 增强扫描已取代了常规 X 线片，可显示肿瘤部位，明确肿瘤范围与周围结构关系以及骨质破坏情况。

2. 细胞学检查

包括脱落细胞学检查，鼻腔黏膜下肿瘤穿刺细胞学检查。

3. 组织病理学检查

肿物活检是确诊方式。

（三）诊断与分期

1. 诊断要点

凡原因不明的鼻塞，合并血涕或脓性分泌物，年龄在 40 岁以上，均需仔细检查以排除本病，如有鼻腔肿瘤，应取活检确认。

2. 分期（2002 年 UICC TNM 分类）

TNM 分类

T_1 肿瘤局限于鼻腔任一部位，伴或不伴骨质破坏。

T_2 肿瘤侵犯鼻腔一个区域的两个部位或侵及相邻区域，但局限于筛窦复合体，伴或不伴骨质破坏。

T_3 肿瘤超出鼻腔内侧壁或侵犯眶底、上颌窦、翼板、筛板或腭。

T_{4a} 肿瘤侵犯以下任何部位：眶内容物、鼻部或面颊皮肤，少数扩展到颅前窝、翼板，蝶窦或额窦。

T_{4b} 肿瘤侵犯以下任何部位：眶顶、硬脑膜、脑实质、颅中窝、脑神经（不包括 v2）、鼻咽或斜坡。

N 区域淋巴结。

N_1 同侧单个淋巴结转移，最大直径 ≤ 3 cm。

N_{2a} 同侧单个淋巴结转移，最大直径 > 3 cm， ≤ 6 cm。

N_{2b} 同侧多个淋巴结转移，但其中最大直径 ≤ 6 cm。

N_{2c} 双侧或对侧淋巴结转移，但其中最大直径 ≤ 6 cm。

N_3 转移淋巴结 > 6 cm。

M 远处转移。

M_0 无远处转移。

分期

0 期 T_{is}, N_0, M_0

Ⅰ期 T_1, N_0, M_0

Ⅱ期 T_2, N_0, M_0

Ⅲ期 T_3, N_0, M_0; T_1, N_1, M_0; T_2, N_1, M_0; T_3, N_1, M_0

Ⅳa 期 T_{4a}, N_0, M_0; T_{4a}, N_1, M_0; T_1, N_2, M_0; T_2, N_2, M_0; T_3, N_2, M_0; T_{4a}, N_2, M_0

Ⅳb 期 任何 T, $N_{2\sim3}$, M_0

Ⅳc 期 任何 T, 任何 N, M_1

（四）鉴别诊断

1. 恶性肉芽肿

是好发于鼻腔或口腔中线部位的进行性坏死性病症。男性较多，多伴有全身症状，如发热、全身不适等。

2. 内翻乳头状瘤

为良性肿瘤，但其生物学行为有恶性表现。好发鼻腔外侧壁、中鼻甲或鼻窦，常为多发、弥漫。最常见症状为鼻塞，术后复发率极高，常有手术史。常需病理活检以助鉴别。

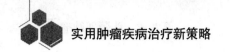

四、治疗

（一）治疗原则

对早期癌单纯放射治疗可获得较好效果，已累及鼻窦的晚期癌宜采用术前放疗加手术的综合治疗。

（二）治疗方法

1. 手术治疗

适用于分化较好的鳞状细胞癌、腺癌以及分化较差、经放疗后的残余肿瘤。

2. 放射治疗

①单纯放疗适应鼻腔肿瘤浅表、放疗敏感的未分化癌和低分化癌。选用 ^{60}Co 或 6 ~ 10 MVX 线为主要放射源，并用深部 X 线、高能电子束补充照射增加局部剂量。照射野通常选用鼻前单野照射，包括鼻前"矩"形野、"凸"字形野及方形野，亦可用正侧矩形野。先大野照射 4 000 cGy/4 周，然后缩野照至总量 6 000 ~ 7 000 cGy/6 ~ 7 周。

②术前放疗：适用于病变已累及鼻窦晚期癌。放射源及照射野同单纯放疗，照射总量 4 000 ~ 6 000 cGy/4 ~ 6 周，放疗结束后 2 ~ 4 周手术。需注意的是，腺样囊性癌侵袭强，手术不易切净，宜术后放疗。

3. 化疗

鼻腔癌的化疗敏感性较差，化疗常作为辅助治疗和姑息治疗手段。有效药物包括氟尿嘧啶、顺铂等。

五、预后

国内报道 5 年生存率大约在 42.1%。

第三节　上颌窦癌

上颌窦癌来源于上颌窦腔黏膜组织，是较常见的头颈恶性肿瘤，占耳鼻喉科恶性肿瘤的第二位。好发年龄为 50 ~ 60 岁，男性多见。

一、病因

病因不明，可能与空气污染及上颌窦的长期慢性炎症刺激有关。长期接触镍及铬被认为是致癌因素。

二、病理

以鳞状细胞癌为多，其他类型有腺癌、囊性腺样癌、血管肉瘤等。

三、诊断

（一）临床表现

1. 症状

早期因肿瘤限于窦腔内，症状多不明显，待症状明显时多已属中、晚期。常见症状如下：①血涕：侵及内侧壁或鼻腔。②鼻堵：多由鼻侧壁受压所致。③疼痛：包括面颊部疼痛、牙痛以及偏头痛，侵及底壁或前壁。④眼球移位、突出或有复视：侵及顶壁。⑤颞部疼痛或张口困难：侵及后壁。⑥头痛，听力下降：侵及颅底。

2. 体征

①上颌肿块，为边界不清的隆起，呈橡皮样硬度、固定。亦可出现于牙槽突或硬腭。②鼻腔肿物，触之易出血，并见有脓血性分泌物。③眼球移位或突出，眶下壁隆起，饱满。④齿槽或硬腭肿胀、牙齿松动或脱落。⑤颈淋巴结肿大。

（二）特殊检查

1. 影像学检查

常用 CT 或 MRI 增强扫描。① CT 检查，能显示组织密度的细微差别，尤其是可显示一般 x 线片难以发现的上颌窦后壁骨质破坏和累及范围，能确定病变与周围关系。② MRI 检查，有良好的软组织分辨效果，有助于鉴别病变性质，准确了解病变范围。

2. 细胞学检查

包括鼻腔脱落细胞学、上颌窦穿刺冲洗液细胞学检查。

3. 病理学检查

上颌窦开窗术活检及肿瘤穿破表面破溃处的直接活检。

（三）诊断与分期

1. 诊断要点

上颌窦癌早期诊断困难。注意临床早期症状，如血涕或鼻腔异常分泌物、牙痛或局部知觉减退等具有早期诊断意义。因此，凡遇 40 岁以上原因不明的上牙痛、鼻塞、血涕或鼻腔分泌物增多等症，经对症处理无效时，均应详细检查。

2. 分期（UICC，2002）

TNM 分类

T 原发肿瘤。

T_1 肿瘤限于窦黏膜，骨质无侵蚀或破坏。

T_2 肿瘤破坏骨质，包括侵犯至硬腭和（或）中鼻道，不包括侵犯上颌窦后壁和翼板。

T_3 肿瘤侵及下列任何部位：颊部皮下组织、上颌窦后壁、眶底或眶内壁、筛窦。

T_{4a} 肿瘤侵及下列任何部位：前部眶内物，颊部皮肤，翼板，颞下窝，筛窦或额窦。

T_{4b} 肿瘤侵及下列任何部位：眶尖，脑膜，脑，中颅窝，颅神经（三叉神经上颌支除外），鼻咽，斜坡。

N 区域淋巴结。

N_1 同侧单个淋巴结转移，最大直径 ≤ 3 cm。

N_{2a} 同侧单个淋巴结转移，最大直径 >3 cm，≤ 6 cm。

N_{2b} 同侧多个淋巴结转移，但其中最大直径 ≤ 6 cm。

N_{2c} 双侧或对侧淋巴结转移，但其中最大直径 ≤ 6 cm。

N_3 转移淋巴结 >6 cm。

M 远处转移。

M_0 无远处转移。

M_1 有远处转移。

分期

0 期 T_{is}，N_0，M_0

Ⅰ期 T_1，N_0，M_0

Ⅱ期 T_2，N_0，M_0

Ⅲ期 T_3，N_0，M_0；T_1，N_1，M_0；T_2，N_1，M_0；T_3，N_1，M_0

Ⅳ a 期 T_{4a}，N_0，M_0；T_{4a}，N_1，M_0；T_1，N_2，M_0；T_2，N_2，M_0；T_3，N_2，M_0；T_{4a}，N_2，M_0

Ⅳ b 期 T_{4b}，任何 N，M_0；任何 T，N_3，M_0

Ⅳ c 期 任何 T，任何 N，M_1

（四）鉴别诊断

应与慢性化脓性上颌窦炎、鼻内翻乳头状瘤及上龈癌、筛窦癌等相鉴别。

四、治疗

（一）治疗原则

上颌窦癌的治疗方法有外科、放射、化疗等，但任何一种方法单独使用均难对此病变发挥满意效果。因此，先外照射然后手术，综合治疗是目前采用的最好方法。

（二）治疗方法

1. 手术治疗

2. 放射治疗

放疗前需行上颌窦开窗术以减少乏氧细胞，提高敏感性。

（1）单纯放射治疗：多采用上颌窦正、侧野照射，照射野范围主要根据肿瘤侵犯范围设立。为了使照射剂量均匀分布，需采用楔形滤过板照射方法。照射野开始时要大，当肿瘤量达 4 000 cGy 后，缩小照射野，增加总量至 7 000 cGy。每周 5 次，200 cCy/ 次。

（2）术前放疗：按上述方法设野，照射总量 4 000 ～ 6 000 cGy/4 ～ 6 周，放疗结束后 2 ～ 4 周手术。

（3）术后放疗：一是术前已行放疗，但术中切除不彻底，有肿瘤残存，剂量 6 000 ～ 7 000 cCy。需注意的是，腺样囊性癌侵袭强，手术不易切净，宜术后放疗。

五、预后

上颌窦癌的预后，取决于肿瘤的性质、范围大小和治疗方式。5 年生存率为 32.5% ～ 43.6%。

六、随诊

上颌窦癌治疗后应长时间地定期随诊，以观察有否局部复发或远处转移。随诊内容包括局部以及颌、淋巴结的检查、增强 CT 和 MRI 检查等。

微信扫码
◆临床科研
◆医学前沿
◆临床资讯
◆临床笔记

第十章 食管恶性肿瘤

第一节 食管小细胞未分化癌

一、概述

小细胞未分化癌（简称小细胞癌）除好发于肺外，尚可见于食管、气管、胰腺、子宫颈及前列腺等肺外器官，临床表现与常见的鳞癌和腺癌相似，多发生于中老年人。关于食管小细胞未分化癌的组织发生问题至今尚未统一，有人认为来源于体内各器官的神经内分泌细胞，即所谓 APUD 细胞，即胺前体摄取与脱羧细胞，此类细胞具有共同的细胞化学和超微结构，弥散分布于全身，可合成结构类似的肽，具有激素和递质的功能，作用于邻近或远处细胞引起局部或全身激素功能改变；也有人认为来自多向分化能力的全能干细胞，在受到致癌因素的刺激后，由于内环境的不同，大部分形成鳞癌，小部分形成腺癌，极少部分保持小细胞形态，形成具有神经内分泌颗粒的燕麦细胞癌和缺乏此颗粒的储备细胞癌。其恶性程度高，侵袭性强，淋巴及血行转移早，患者的预后极差。

二、病因及发病机制

对食管小细胞未分化癌的属性和组织发生一直存有争议。Ibrahim 等认为，PESC 与肺小细胞未分化癌一样，来源于弥散神经内分泌系统，即所谓的 APUD 细胞，而组织学上也证实食管黏膜中存在 APUD 细胞。HoKJ 等认为，PESC 和食管鳞癌及腺癌一样，均来源于食管黏膜的多能原始干细胞，为多向干细胞恶变后向不同方向分化的结果。近年来也有学者认为，胃肠道的 APUD 细胞并非来自神经嵴，而来源于内胚层，与胃肠腺上皮可能同源，即全能干细胞来源。其发病机制目前尚不明白。

三、病理与分型

食管小细胞未分化癌好发于食管的中段和下段，发生率相近，这与嗜银细胞在食管的分布情况一致。发生于食管上段的小细胞癌不足 4%，有时可见分布于食管各段的多发性小细胞癌。

小细胞癌多表现为向腔内突出生长，主要表现为息肉状或蕈伞样，有些可呈髓质型或缩窄型。由于肿瘤生长较快，表面常出现深浅不等的溃疡。瘤体长径以 4 ~ 7 cm 者居多，最长可达 14 cm。多发性小细胞癌的瘤体较小，多数为仅数毫米的小瘤。与肺小细胞癌一样，食管小细胞癌的恶性程度高，手术切除标本中食管引流淋巴结有转移者约占 55% ~ 80%，因此死亡病例全身广泛转移者多见。

组织学形态食管小细胞未分化癌的细胞体积小，似淋巴细胞，核深染，呈圆形、卵圆形，胞浆稀少，

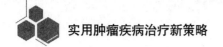

主要呈弥漫性排列。

食管小细胞未分化癌分为：①纯小细胞癌，约占 80%，组织学特征与肺小细胞癌相似，细胞呈小圆或椭圆形，胞浆少或裸核，核深染，分裂象多见，细胞排列密集成片巢状、条索状或出现玫瑰花结。肿瘤组织常见坏死。瘤细胞常被富含血管的纤维间质所分隔；②混合型小细胞癌，约占 20%，多数为小细胞癌伴鳞癌，较少伴腺癌。综合文献报道，癌细胞嗜银染色阳性者约 57%，电镜下癌细胞内有神经分泌颗粒者约占 68%。

食管小细胞未分化癌好发于食管的中段和下段，发生率相近，这与嗜银细胞在食管的分布情况一致。发生于食管上段的小细胞癌不足 4%，有时可见分布于食管各段的多发性小细胞癌。

小细胞癌多表现为向腔内突出生长，主要表现为息肉状或蕈伞样，有些可呈髓质型或缩窄型。由于肿瘤生长较快，表面常出现深浅不等的溃疡。瘤体长径以 4 ~ 7 cm 者居多，最长可达 14 cm。多发性小细胞癌的瘤体较小，多数为仅数毫米的小瘤。与肺小细胞癌一样，食管小细胞癌的恶性程度高，手术切除标本中食管引流淋巴结有转移者约占 55% ~ 80%，因此死亡病例全身广泛转移者多见。

电镜下于部分瘤细胞胞浆中见到膜包绕的电子密度高的神经分泌颗粒。壁圆形或椭圆形，边界清楚。免疫组化方面，ⅡtA、Keratin、NSE、S-100 蛋白均不同程度增高。ⅡtA 和 Keratin 阳性主要定位于胞膜和胞浆，不论中等大细胞或小细胞，均有片状或散在阳性，但以中等大细胞阳性为多。NSE 阳性不仅见于瘤细胞胞浆，而且多见于小细胞内。以上情况提示食管小细胞未分化癌具有双向（上皮和神经内分泌性）分化的潜能。根据光镜所见，将其分为 3 型：①单纯小细胞型；②中等大细胞型；③混合细胞型。食管小细胞未分化癌的生物学特点与肺的小细胞未分化癌相似，同样表现为生长快，恶性度高，因而就诊时多已发生淋巴结转移，且术后迅速恶化食管小细胞未分化癌的 X 线表现分型与常见的食管鳞癌、腺癌相同。食管钡餐检查多数表现为黏膜破坏，充盈缺损，管腔狭窄，管壁僵硬。少数呈溃疡型表现，最后需病理确诊。纤维内镜检查是重要手段，螺旋 CT 和 MR 三维成像技术的发展，对了解食管癌的轴向范围及肿瘤对纵隔的侵犯和淋巴结转移情况，以及其他部位有无转移提供了更多更可靠的影像学资料，有助于临床分期和掌握手术适应证。由于小细胞未分化癌易复发、易转移的生物学特点，应在手术后和放、化疗过程中及其以后，定期复查，时间不易太长。钡餐检查对观察食管癌放、化疗过程中的演变及术后复发作用明显，CT、MR 在判定术后复发及远隔转移亦很重要。因此，对食管小细胞未分化癌应合理恰当的应用。

四、临床表现

食管小细胞癌临床表现与常见的鳞癌和腺癌相似，多发生于中老年人，且以老年人为主，症状多为进食噎感或吞咽困难，但完全梗阻者少见。可伴有呕吐、胃灼热、明显消瘦、胸骨后及背部疼痛。由于肿瘤进展速度快，初诊时已发生远处转移者高达 56%，故临床上常可见肿瘤转移引起的症状。

X 线钡餐检查及内镜检查均能明确肿瘤部位、状态和大小，内镜下活检尚能取得癌组织，其中绝大多数能明确病理诊断。食管拉网涂片检查可发现癌细胞，部分患者因此而确诊为小细胞癌。

五、治疗

（一）外科治疗

在肿瘤尚未血行转移之前应行原发癌切除及其区域淋巴结清扫术。由于小细胞癌血行转移早，单纯手术治愈者不多。有资料表明，单纯手术探查者平均生存 5 个月，姑息性切除者生存 8 个月，根治性切除者生存 13.9 个月，生存最长者为术后 45 个月。

（二）放射治疗

小细胞癌对放射治疗不敏感，单纯放射治疗者中位生存期仅为 3 个月，患者半年内均死于广泛转移。

（三）化疗

化疗对食管小细胞癌有一定疗效，其有效率为 63%（CR 为 25%，PR 为 38%），CR 的缓解期为 2 ~ 15 个月，PR 的缓解期为 3 ~ 9 个月。用于化疗的常用药物有环磷酰胺、多柔比星、长春新碱、博来霉素、顺铂等多种，所组合的化疗方案也甚多，但因化疗报告多数为个案或少数病例，难以总结出较有效的化疗方案。尽管大多数食管小细胞未分化癌的化疗效果并不令人满意，但由于食管小细胞未分化癌患者淋巴及血行转移早，很容易成为全身性疾病而使手术、放射治疗等局部治疗难以奏效，故仍应强调综合治疗。因此，努力筛选有效药物、探索更有效的综合治疗措施，是今后治疗食管小细胞未分化癌的方向。综合治疗应是治疗该病的发展趋势。食管小细胞未分化癌的生物学特性及对化疗敏感性较高与小细胞肺癌相似，化疗方案也应与小细胞肺癌相类似，故本组采用了 EP 方案。

六、预后

McFadden 等（1989）回顾总结了文献报道的 130 例食管小细胞未分化癌，能分析预后的 85 例中 9 例未治疗者中位生存期为 14 天，45 例手术切除者中位生存期为 8 个月，5 例单纯化疗者中位生存期为 7.8 个月；8 例仅放射治疗者中位生存期为 4.1 个月。综合治疗因情况复杂而难以评价。

第二节　食管腺样囊性癌

一、概述

腺样囊性癌（adenoid cystic carcinoma，ACC）常发生于涎腺、气管、支气管，偶可发生于乳腺、泪腺、子宫颈等部位，食管原发性 ACC 临床上罕见。1954 年 Gregg 等首次报道，近年来国内陆续有报道。食管 ACC 约占食管肿瘤 0.1%，占食管非鳞癌的 2.3%，至今为止国内外报道的食管腺样囊性癌仅 60 例左右。

二、病理类型

食管腺样囊性癌肉眼病理表现为隆起性肿物，表面不平，中间有凹陷，较少为溃疡性或环形缩窄。早期癌均位于食管黏膜下层，直径大小约 1 ~ 3 cm，瘤体表面食管黏膜完全正常，瘤体表面中央部可见红色的浅凹陷。因瘤体位于黏膜下层，未侵犯肌层或食管黏膜，故多数学者主张此瘤来源于食管黏膜下的黏液腺。至今为止所报道的食管腺样囊性癌多数为中晚期癌，除累及黏膜层外尚侵犯肌层，甚至穿透外膜侵犯周围器官和组织，故所见瘤体较大，一般为 5 ~ 7 cm，最长者达 12 cm。食管腺样囊性癌好发于食管中段、中下段或下段，累及食管上段者不足 5%。镜下癌细胞呈多形性，排列成筛状、腺管状或实性巢状。癌细胞可分为肌上皮细胞和腺管上皮细胞两类，可混杂于巢状细胞团中，或在腺样结构或筛状结构内形成 2 层排列。在瘤体旁常见血管内或神经周围癌细胞浸润或瘤栓。血管内瘤栓在表浅早期癌中亦不少见。

三、临床表现

食管腺样囊性癌起始症状常与食管鳞状细胞癌相似，表现为进行性吞咽困难，亦有以上腹疼痛为首发症状者。早期表浅型癌可无任何症状，因体检行胃镜检查而无意发现。其最常发生于食管中段（63%），其次为食管下段（30%），发生于食管上段者很少（7%）。食管组织黏膜见一息肉状隆起型肿物，大小约 3×2×2 cm，质韧，切面灰白，包膜完整。光镜检查：肿瘤组织由深染、较小的多边形细胞排列成大小不等团状、小管状或索状，大部分形成筛状腺样腔隙，其中很多腔隙较大呈囊状，腔隙中充满均匀粉红染物质。

四、诊断

现有资料表明食管腺样囊性癌男性多发，男女之比为 4：3。发病年龄 36 ~ 83 岁，中位数 64 岁。早期腺囊癌可无任何症状，因体检行 X 线钡餐或内镜检查而无意发现。晚期癌与食管鳞癌的症状完全相同，以进行性吞咽困难为主，有部分患者伴胸骨后或背部疼痛，完全梗阻症状者少。诊断主要依赖食管钡餐检查及内镜检查，术前通过内镜活检病理检查确诊为腺囊癌者甚少，多数诊断为低分化鳞癌。

食管腺样囊性癌的确诊主要依赖于光镜检查，但术前纤维内镜活检诊断准确率却很低，其原因主要是经内镜活检的小块肿瘤组织样本难以反映肿瘤组织的特征性结构。Morisrka 报道的 37 例食管腺样囊性癌患者中仅有 8 例术前诊断为食管腺样囊性癌，17 例被误诊为鳞状细胞癌，2 例误诊为腺癌，10 例误诊为其他。

食管腺样囊性癌主要由腺管细胞和肌上皮细胞所组成，瘤细胞呈多型性，排列成筛状、腺管状或者实性巢状，囊腔或腺腔内可见 Alcian 蓝或者 PAS 阳性黏液性物质。由于食管基底细胞样鳞状细胞癌（basaloid squamous cell carcinoma BSCC）亦可呈假腺样（筛网状）、条索状生长，因此两者极易混淆。BSCC 为 Wain 等在 1986 年首次报道，对其认识近几年才逐渐明朗，因此 Tsang 等认为以前很多诊断为 ACC 的病例实际应诊断为 BSCC。关于两者的鉴别诊断，目前普遍的观点是：BSCC 由密集的小细胞构成，细胞核深染，胞浆少，核分裂象多见，常 >10 个 /10HPF，并伴有不同分化程度的鳞状细胞癌，包括原位癌、浸润癌等，其常呈实体小叶状，中央见粉刺样坏死，癌巢周边细胞呈栅栏状排列；癌巢间可见基底膜样物质沉积及玻璃样变性；囊腔样结构内可见 AB 或 PAS 阳性物质。食管腺样囊性癌可见腺上皮与肌上皮两种成分，无明显鳞状细胞分化，缺乏特征性的中央粉刺状坏死，核分裂象少。当两者病理形态非常相似而不易确诊时，Morisaki 等指出，对组织标本进行肌动蛋白及 S-100 免疫组化检查将有助于鉴别。

五、治疗

对食管腺样囊性癌的治疗，手术切除仍属首选，手术原则与食管癌基本一致。放射治疗及化疗对于食管 ACC 的治疗作用仍存在争议。有作者报道放射治疗能够使肿瘤消失，而有作者则认为 ACC 对放射治疗不敏感。Petursson 等报道采用环磷酰胺 + 长春新碱 + 多柔比星 + 顺铂联合化疗方案使 ACC 完全缓解。

六、预后

食管腺样囊性癌由于易发生淋巴结转移及远处转移，因此预后欠佳。临床确诊后平均生存期仅为 7 个月，手术切除后平均生存期也仅为 9 个月。个别患者可获得长期生存，其原因可能是：①病变局限于黏膜下；②无淋巴结转移、出血、脉管侵犯；③细胞分化好，病理分裂象少。因此早期发现、早期治疗能够提高食管腺样囊性癌患者的生存率。

第三节　食管恶性黑色素瘤

一、概述

恶性黑色素瘤是一种以组织内含有黑色素为特征的高度恶性肿瘤，多发于皮肤及近于皮肤的黏膜，四肢大的肌腱，还可发生于阴茎、眼脉络膜及软脑膜处，消化系统中偶见小肠的原发恶性黑色素瘤。而原发于食管的恶性黑色素瘤非常罕见，约占食管恶性肿瘤的 0.1% ~ 0.5%。肿瘤可发生食管的任何部位，但以食管下 1/3 段最为常见。一般无特殊的临床症状，大多表现为进行性吞咽困难，部分患者可伴有放射痛或胸骨后疼痛。

二、病理类型

食管黑色素瘤的组织学特征包括：①肿瘤细胞含有经特殊染色证实的黑色素颗粒；②肿瘤来自鳞状上皮交界痣的恶变；③镜下见黏膜与黏膜下层间瘤细胞呈放射状生长。瘤细胞主要由 3 种细胞组成，大上皮样细胞呈多边形，边界清楚，彼此松散，黑色素小而均匀，胞核大，核仁大而清楚；小上皮样细胞体积小，胞浆和黑色素颗粒皆较少，核较大，染色质分布不均而深染；梭形细胞含有不等量的黑色素，胞核大，染色质密集，核仁清楚。瘤细胞可排列成巢状、片块状、条索状或弥漫分布，较少浸润覆盖的鳞状上皮或肌层。肉眼下肿瘤多为突入管腔生长的息肉状、结节分叶样肿物，有粗细不等的蒂，无蒂者亦为广基性。覆被瘤体的黏膜可正常、糜烂或溃疡。约有23%的手术标本食管正常黏膜有黑色素沉着病，其中1/5为弥漫性，余为灶性。

三、临床表现

食管恶性黑色素瘤男性多发，男女之比为2∶1。发病年龄7～86岁，平均60.5岁。常见临床症状为吞咽不畅（91.6%）、进食胸骨后疼痛（27.6%）及反酸、乏力和消瘦等；影像学检查表现为轮廓比较光滑规则的充盈缺损（62.9%）及局部食管扩张（45.7%），也可见黏膜中断破坏征象；内镜下多见腔内息肉状肿物。食管钡餐造影特点：向食管腔内生长的息肉状或团块状肿物，食管腔呈非阻塞性改变。纤维胃镜检查：突入食管腔内的息肉状新生物。有时镜下呈黑褐色，而误诊为血管瘤。

四、诊断

原发性食管恶性黑色素瘤的诊断标准应严格掌握，目前诊断原发性食管恶性黑色素瘤应具有4个条件：①有典型的黑色素瘤组织学图像，用特殊染色和免疫组织化学染色或电镜证实瘤细胞内有黑色素颗粒存在；②肿瘤来自邻近的鳞状上皮；③肿瘤附近正常黏膜鳞状上皮基底层含有黑色素颗粒细胞；④排除身体其他部位恶性黑色素瘤转移。文献尚有皮肤恶性黑色素瘤转移至食管和胃黏膜的报道，因此应注意鉴别。原发于食管的恶性黑色素瘤罕见，其起源是食管内黑色素母细胞。迄今为止国内外报道的食管恶性黑色素瘤仅150例左右。

五、治疗

原发性食管恶性黑色素瘤以手术广泛切除肿瘤及消化道重建为首选，术后辅以放、化疗，但目前没有充分证据说明放、化疗的疗效。不能手术者，为了缓解吞咽困难症状，可予以放置食管支架。近年国外文献报道一些新的化疗、放射治疗方案，可能延长患者生命。Su-zuki等报道给1例术后11个月复发的患者进行化疗，采用静脉给药：DITC（氮烯米胺）、AC-NU（甲环亚硝脲）、CDDP<顺铂），口服TAM（三苯氧胺），患者生存近4年半。Patonay等报道1例68岁患者，不能施行手术，采用管腔内与经皮放射治疗同时联合化疗（CDDP，5-FU），吞咽困难症状明显缓解，生存期18个月。因此放射治疗与手术结合在一定程度上可延长患者存活期。目前尚无对食管恶性黑色素瘤真正有效的化疗方案，文献记载单纯化疗者均于5个月内死亡。

六、预后

原发性食管恶性黑色素瘤早期即可发生血液或淋巴转移，因此其预后远比其他食管恶性肿瘤差，大多数在诊断后1年内死亡。外科手术治疗为主要手段。病变局限，无转移应行食管切除，疗效最好，术后平均生存9个月，根治性切除平均生存14.2个月，术后5年生存率4.2%，采用非手术方法治疗的5年生存率为0。术后结合放、化疗可能提高手术疗效。总之，早期诊断及选择以手术治疗为主的综合治疗，是改善预后的关键。

第四节　食管肉瘤

一、概述

食管肉瘤（sarcomatoid carcinoma，SC）均起源于间叶组织，其中以起源于纤维细胞的纤维肉瘤最为多见，占食管肉瘤的50%，起源于平滑肌细胞的平滑肌肉瘤次之，起源于横纹肌细胞的横纹肌肉瘤最少见。文献报道肉瘤占食管恶性肿瘤的0.1%～0.5%，故发病率甚低。在AIDS流行之后，Kaposi肉瘤的发病率增高，也可发生在食管，并常伴发口腔和皮肤病灶，食管病灶常是偶然发现食管肉瘤多呈膨胀型生长，

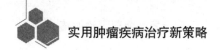

表面无包膜或呈不完整假包膜，瘤体表面可见糜烂或溃疡。少数肿瘤呈浸润性生长，可沿管壁侵入黏膜或向外侵出食管壁，从而出现淋巴或血行转移。肉瘤的类型镜下组织学检查有时难以确定，深部组织活检可以提高诊断率。EUS 和其引导下的 FNA 有助于诊断，但针吸活检细胞学检查有时也很难区分良恶性。

二、病理特点

食管肉瘤样癌具有以下病理特征：①大体肿瘤呈息肉样、蕈伞样或结节分叶状向腔内生长，有蒂与食管壁相连。②镜下肿瘤有明确的癌和肉瘤两种组织成分，癌成分大多数为分化型鳞癌，偶见腺癌、腺样囊性癌、小细胞癌。肉瘤成分多为纤维肉瘤，少数为平滑肌肉瘤、横纹肌肉瘤，偶见恶性纤维组织细胞瘤、骨和软骨肉瘤。③癌与肉瘤两种组织成分截然分开或混合存在。④肿瘤组织多局限于黏膜固有层或黏膜下层，极少侵及肌层。⑤肉瘤样细胞可同时表达 Keratin 和 Vimentin。

三、临床表现

该肿瘤发病年龄多在 50 岁以上，男性明显多于女性。由于肿瘤生长缓慢，患者可无自觉症状，而在体检时无意发现。有症状者其症状期，可持续 7 年之久，主要表现为进行性吞咽困难，可伴有消瘦，胸骨后疼痛。食管上段肉瘤可压迫气管，从而出现吸气性喘鸣。食管吞钡检查及内镜检查可明确肿瘤的部位及累及范围。内镜下多为息肉状肿物，表面有时可见深浅不等的糜烂或溃疡。病变部位以食管下段多见，中段次之，上段少见。食管 X 线钡剂造影常显示充盈缺损及梭形膨大性扩张。

四、诊断

癌与肉瘤样双向成分，肉瘤样成分占优势，两者之间有明显过渡；完全单一肉瘤样成分，但肉瘤样成分上有上皮表型，所以食管肉瘤具有呈息肉样或蕈伞样向食管腔内凸起性生长的特点，患者常较早出现吞咽梗阻症状而及时就诊，且易被食管镜检查所发现。

五、治疗

食管肉瘤的治疗，目前较好的方法仍然是手术加辅助化疗或放射治疗综合治疗，但肿瘤对化疗和放射治疗的敏感性较差，手术切除治疗失败的原因为局部复发和血行转移，淋巴结转移者少见。

六、预后

影响预后的主要因素是肿瘤的生长方式，食管肉瘤肿瘤组织浸润较浅、发生转移的概率较低、手术易于根治性切除，因此，食管肉瘤的预后明显好于其他型食管癌，5 年生存率达 50% 以上。

第五节　食管淋巴瘤

淋巴瘤分为霍奇金病和非霍奇金病（NHL）两大类。霍奇金病很少侵犯胃肠道，但胃肠道是结外 NHL 最常累及的部位。胃肠道 NHL 占所有 NHL 的 4% ~ 20%，占结外 NHL 的 30% ~ 40%。除 AIDS 患者外，原发性淋巴瘤很少侵犯食管，侵犯食管者通常表现压迫症状或因直接侵犯纵隔淋巴结而表现症状，患者常因吞咽困难和消瘦而就诊。食管瘘较常见。治疗方式取决于症状、疾病分期和患者的一般状况，放射治疗及化疗通常有效。

第十一章 乳腺肿瘤

第一节 乳腺癌临床分期与预后

一、乳腺癌的临床分期

1. 目前应用较广的乳腺癌临床分期是美国癌症联合委员会（AJCC）和国际抗癌联盟（UICC）制定的 TNM 国际分期法。第 7 版 AJCC 乳腺癌 TNM 分期于 2010 年出版，具体见（表 11-1）。

表 11-1 乳腺癌临床 TNM 分期

T—原发肿瘤

 T_x 原发病灶无法评估（已被切除）

 T_0 无原发病灶证据

 T_{is} 原位癌（导管内癌，小叶原位癌，无肿块的乳头 Paget 病）

 注：Paget 病如扪及肿块者，依照肿块大小分类

  T_1 原发病灶最大直径 ≤ 2 cm

  $T_{1\,mic}$ 微小浸润性癌，最大径 ≤ 0.1 cm

  T_{1a} 肿瘤最大径 ≥ 0.1 cm，≤ 0.5 cm

  T_{1b} 肿瘤最大径 ≥ 0.5 cm，≤ 1.0 cm

  T_{1c} 肿瘤最大径 ≥ 1.0 cm，≤ 2.0 cm

 T_2 肿瘤最大径 ≥ 2.0 cm，但 ≤ 5.0 cm

 T_3 肿瘤最大径 ≥ 5.0 cm

 T_4 肿瘤任何大小，但直接侵犯胸壁或皮肤

  T_{4a} 肿瘤直接侵犯胸壁（包括肋骨、肋间肌、前锯肌，但不包括胸肌）

  T_{4b} 肿瘤表面皮肤水肿（包括橘皮征），乳房皮肤溃疡或卫星结节，限于同侧乳房

  T_{4c} 包括 T_{4a} 及 T_{4b}

  T_{4d} 炎性乳腺癌

注：①$T_{1\,mic}$ 指肿瘤超过基底膜，但最大径不超 0.1 cm.如有多个微小浸润灶 .则以最大浸润灶的最大直径计算。②T_{4d} 指皮肤广泛浸润，表面红肿，但不一定能摸到其下的肿块，如皮肤活检时未发现癌细胞则 T 可定为 pTX，如活检发现癌细胞，临床分期即为 T_{4d}。③皮肤粘连、酒窝征、乳头回缩、皮肤改变除了 T_{4b} 及 T_{4c} 外，可以出现在 T_1、T_2、T_3 中但不影响分期。

续保

N—区域淋巴结

N_x 区域淋巴结无法评估（已被切除）

N_0 无区域淋巴结转移。

N_1 同侧腋淋巴结转移．可活动

N_2 同侧腋淋巴结转移，互相融合，或与其他组织固定；或无临床证据显示腋淋巴结转移的情况下，存在临床明显的内乳淋巴结转移

N_{2a} 同侧腋淋巴结转移、互相融合，或与其他组织固定

N_{2b} 无临床证据显示腋淋巴结转移的情况下，存在临床明显的内乳淋巴结转移

N_3 同侧锁骨下淋巴结转移；或有临床证据显示腋淋巴结转移的情况下，存在临床明显的内乳淋巴结转移；或同侧锁骨上淋巴结转移，伴或不伴腋淋巴结或内乳淋巴结转移

N_{3a} 同侧锁骨下淋巴结转移

N_{3b} 同侧腋淋巴结及内乳淋巴结转移

N_{3c} 同侧锁骨上淋巴结转移

M—远处转移

M_0 临床及影像学检查未见远处转移

$cM_0(i+)$ 临床及影像学检查未见远处转移证据及征象，而组织学或分子技术检测到骨髓、血液或其他器官中发现 ≤ 0.2 mm 的转移灶

M_1 临床及影像学检查有远处转移，或组织学发现 ≥ 0.2 mm 的转移灶

根据以上不同的 TNM，可以组成临床不同的临床分期

0 期	T_{is}	N_0	M_0
Ⅰ A 期	T_1	N_0	M_0
Ⅰ B 期	$T_{0\sim1}$	$N_{1\ mic}$	M_0
Ⅱ A 期	T_0	N_1	M_0
	T_1	N_1	M_0
	T_2	N_0	M_0
Ⅱ B 期	T_2	N_1	M_0
	T_3	N_0	M_0
Ⅲ A 期	T_0	N_2	M_0
	$T_{1\sim2}$	N_2	M_0
	T_3	$N_{1\sim2}$	M_0
Ⅲ B 期	T_4	$N_{0\sim2}$	M_0
Ⅲ C 期	任何 T	N_3	M_0
Ⅳ期	任何 T	任何 N	M_1

注：M_0 包括 cMD（i+），T1 包括 $T_{1\ mte}$

二、乳腺癌的预后指标

与乳腺癌预后因素相关的因素很多，其中主要包括传统意义上的肿瘤侵犯范围、病理生物学特性、临床分期及激素受体，以及新近研究较多的乳腺癌分子分型、21 基因检测和 70 基因检测等。

传统的肿瘤解剖病理分期（如 TNM 分期，包括肿瘤大小、淋巴结转移数目、远处转移情况）对于预测肿瘤的复发转移价值不可低估，是临床上较成熟的风险评估指标。但由于乳腺癌是一种异质性肿瘤，其在组织形态、免疫表型、生物学行为及治疗反应上存在着极大的差异，传统病理 TNM 分期相同的患者对临床治疗的反应及预后可能会有很大差别。近年来，基于 DNA 微阵列技术和多基因 RT-PCR 定量检测的方法对乳腺癌进行的分子分型来预测乳腺癌的复发转移风险及其对治疗的反应，目前常将基因芯片技术的分子亚型和免疫组织化学结合起来，临床上通常应用 ER、PR、HER-2 及 Ki-67 可将乳腺癌划

分为 4 类分子亚型（表 11-2）。由于不同分子亚型乳腺癌的临床治疗反应和生存截然不同，研究乳腺癌分子标志及分子分型对于指导临床治疗与判断预后有重要意义。比如临床上处理起来比较棘手的"三阴乳腺癌"（指 ER、PR 及 HFR-2 均阴性；Triplenegative breast cancer）的乳腺癌，相当于分子分型的 Basal-like 型分子表达（特征为基底上皮分子标志物 CK5/6 或 17，EGFR 高表达，以及 FR 或 ER 相关基因及 HER-2 或 I-IER-2 相关基因低表达），占全部乳腺癌的 10% ~ 15%。三阴乳腺癌 5 年生存率不到 15%，临床上往往作为一种预后差的乳腺癌类型代表。三阴乳腺癌多见于绝经前年轻患者，内脏转移、脑转移概率较高，病理组织学分级较差，多为 3 级，细胞增殖比例较高，且多伴 p53 突变，p53、EGFR 表达多为阳性，基底细胞标志物 CK5/6、CK17 也多为阳性。三阴乳腺癌预后与肿瘤大小和淋巴结状况关系不大，复发迅速，1 ~ 3 年是复发高峰，5 年内是死亡高峰，脑转移发生率高，迅速出现远处转移而导致死亡。

自 2000 年人类基因组研究成果公布以来，人类已经完成对生命起源进行的深入探索。同年，Pcrou 等首次针对乳腺癌基因分型进行分析，预示肿瘤本质研究的开始。3 年之后，2003 年 St Gallen 专家共识即推荐基因分析用于遗传性乳腺癌，并针对乳腺癌易感基因（BRCA1 和 BRCA2）阳性表达具有高危险因素患者选择预防性对侧乳腺切除以降低乳癌风险。2007 年，乳腺癌领域全球网络调查显示，筛选化疗获益适应证人群是乳腺癌专家最关注的热点问题。在乳腺癌相关基因检测中，多基因分子分析技术，包括 21 基因检测和 70 基因检测已经被确认可以提供准确和可重复的预后信息，并在某些情况下，还可以预测对化疗的反应。当前，在许多情况下，南于其昂贵的成本与技术层面的限制阻碍了这些技术的推广运用。

21 基因检测和 70 基因检测从基因水平对乳腺癌进行危险分层，分子分型从病理学角度对乳腺癌进行预后评估。尽管检测方法不同，两者对预后预测都表现出较好的相关性。

（一）肿瘤侵犯范围

1. 肿瘤大小

在没有区域淋巴结转移及远处转移的情况下，原发灶越大和局部浸润越严重，预后越差。

2. 腋淋巴结转移

腋淋巴结无转移时预后好，有转移时预后差。且转移数目越多预后越差。

3. 远处转移

多于 1 年左右死亡。

（二）肿瘤的病理类型和分化程度

肿瘤的病理类型、分化程度，肿瘤的侵袭性以及宿主对肿瘤的免疫能力是影响预后的重要因素。特殊型乳腺癌的预后较非特殊型好，非特殊型癌中非浸润性癌比浸润性癌预后好，分化好的肿瘤预后比分化差的好。有些肿瘤恶性程度高，在生长迅速时可出现坏死，肿瘤坏死严重说明肿瘤的侵袭性强，预后较差。

（三）临床分期

TNM 分期为临床医师所熟悉，期别高预后差。但需认识两点，其一，从分期来讲同属一个期别的病例，腋淋巴结有无转移较肿瘤大小更为重要；其二，临床腋淋巴结检查有无转移常有误差。

癌症的治疗在不断地进步，患者的预后也在不断地改善，由于很多新的治疗尚无对长期生存期影响的具体数据，以下给出的结果是根据现有的统计资料，以供参考。网站 www.adjuvantonline.com 可根据早期乳腺癌患者的实际情况，准确预测患者的预后。

Ⅰ 期：5 年平均生存率为 95% 左右，绝大多数患者都会被治愈。

Ⅱ A 期：5 年平均生存率为 90% 左右，绝大多数患者都会被治愈。

Ⅱ B 期：5 年平均生存率为 80% 左右，大多数患者都会被治愈。

Ⅲ A 期：5 年平均生存率为 50% ~ 70%，很多患者都有可能被治愈。

Ⅲ B 和Ⅲ C 期：5 年平均生存率为 40% ~ 50%，有些患者有可能被治愈。

Ⅳ 期：平均生存期为 2 年左右，极少数患者有可能被治愈。

（四）激素受体与预后

激素受体测定不仅可作为选择激素治疗的参考，也可作为估计预后的一个指标，受体阳性患者的预后较阴性者好，两者的预后相差约 10%，尤其在淋巴结转移阳性的病例中更明显。在雌激素受体和黄体酮受体中，黄体酮受体更为重要，两项都是阳性者的预后较单一项阳性或两项都是阴性者预后好。

（五）乳腺癌分子分型见（表 11-2）。

表 11-2　乳腺癌分子亚型的简易分类

亚型	临床—病理替代分类	备注
Luminal A	LuminalA—like 具备以下所有条件： ER 与 PR 阳性 HER2 阴性 Ki-67 "低表达" 多基因表达分析提示复发风险低	不同实验室之间 Ki67 "高表达" 与 "低表达" 的切割点并不一致。<14% 这个切割点是基于一个实验室运用基因表达定义的 luminalA 型相关性分析得出的结果。与此相似的还有补充 PgR 在区分 Lurminal A-like 与 Lumina IB-like 中的价值，Prat 等发现 PgR ≥ 20% 为切割点来定义 Lumin-al A-like 与原生 Luminal A 亚型符合度最好。对于实验室来说，这些指标报告的质量控制非常重要
Luminal B	Luminal B—like（HER2 阴性） ER 阳性 HER2 阴性 且至少具备以下条件之一： Ki-67 "高表达" P R 阴性或低表达 多基因表达分析提示复发风险高 Luminal B-like（HER2 阳性） ER 阳性 HER2 过表达或扩增 任何 Ki—67 任何 PR	Luminal B-like 乳腺癌包括那些不具备上述 Lu-minal A-like 乳腺癌特征的 luminal 型乳腺癌。因此，无论是高的 Ki-67 值或低 PR 值都可以用来区分 Lurminal A-like 乳腺癌与 Lu-minal B-ike（HER2 阴性）乳腺癌
Erb— B2 过表达	HER2 阳性（非 luminal 型） HER2 过表达或扩增 ER 与 PgR 阴性	原生 basal-like 型中有 80% 是三阴性乳腺癌。某些低 ER 阳性染色乳腺癌如果运用多基因表达分析则会发现可能聚集着非 luminal 亚型乳腺癌。"三阴性" 还包括一些特殊的组织学类型，如腺样囊性癌
Basal—like	三阴性（导管型） ER 与 PR 阴性 HER2 阴性	

1. Luminal A 型

此型是乳腺癌最常见的分子亚型，预后最好。内分泌治疗效果最佳。常采用内分泌治疗（±化疗）。绝经前常选择三苯氧胺，药物性去势药物诺雷德，绝经后常选择芳香化酶抑制药如阿那曲唑、来曲唑等。

2. Luminal B 型

此型内分泌治疗仍有效，预后较好。部分 Luminal B 型乳腺癌由于 HER2 表达阳性，对他莫昔芬的反应性低于 luminal A 型，但改用其他作用机制的内分泌治疗仍有效。治疗常采用化疗 + 内分泌治疗 + 靶向治疗。

3. Hcr-2 过表达型

此型内分泌无效，化疗效果较好，并且是 HER2 靶向治疗药赫赛汀治疗的适应病例，HER2（+）型乳腺癌对于环磷酰胺联合蒽环类（AC）化疗方案的疗效明显优于 luminal 型，前者的临床缓解率可达 70%，而后者为 47%。该型虽然对化疗较为敏感，临床预后较差。常采用化疗 + 靶向治疗，使用 1 年赫赛汀治疗能使复发相对风险降低 52%，3 年无病生存增加 12%。

4. Basal-like 型

此型内分泌无效，化疗效果好，预后最差。三阴性乳腺癌患者无论淋巴结状态如何，均更易出现早期复发，三阴性乳腺癌的复发高峰出现于最初 3 年，并且尽管三阴性乳腺癌组有更多患者接受了化疗，无论是入组至随访阶段，还是随访的最初 5 年内，其远处转移、死亡、乳腺癌特异死亡风险都显著高于非三阴性乳腺癌患者，但在 5 年后差异不明显。其转移多发生于内脏及中枢神经系统。基底样乳腺癌（三阴性居多）相对于其他亚型，对含蒽环类的 AC 方案的近期疗效较好，但并没有转化为总生存期获益，在乳腺癌的分子分型中，其预后仍最差。

（六）乳腺癌 21 基因检测（Oncotype DX）

2004 年 Paik 等首先提出乳腺癌 21 基因检测概念，以美国乳腺与肠道外科辅助治疗研究组（NSABP）B-14 研究入组的乳腺癌标本为对象，经福尔马林固定和石蜡包埋处理后，进行逆转录聚合酶链式反应（RT-PCR），选择与肿瘤复发相关的 21 个基因，研究基因表达与预后和治疗获益的价值。21 个基因中包括增殖相关基因、侵袭相关基因、HER2 相关基因、激素相关基因等。根据肿瘤 21 个基因表达程度进行复发风险评分（recurrencescore，RS），分值为 0～100。分析 RS 得分与 10 年复发风险之间关系，将乳腺癌分为低度复发风险组（RSC18）、中度复发风险组（RS18～31），高度复发风险组（RS≥31）。

（七）乳腺癌 70 基因检测

2002 年 van Veer 等提出 70 基因检测，运用 cDNA 微阵列技术，检测 78 例 $T_{1～2}N_0$ 期乳腺癌新鲜冰冻组织的核糖核酸（RNA），随访至少 5 年，筛选与预后最相关的 70 个基因组成的检测系统。包括肿瘤浸润、转移、间质侵犯、血管生成相关基因等。根据基因表达情况，在 10% 允许分组误差内将乳腺癌患者分为预后良好组（5 年内无复发转移）和预后不良组（5 年内出现复发转移）。70 基因检测技术是第一个通过美国 F-DA 批准，用于预测 61 岁以下雌激素受体（ER）阳性或阴性、腋窝淋巴结阳性乳腺癌患者预后的基因检测技术。

1. 乳腺癌 70 基因检测预测淋巴结阴性患者预后的价值

Van Veer 等对 78 例淋巴结阴性乳腺癌患者进行 70 基因检测，根据基因表达情况分为预后良好组和预后不良组，观察 5 年远处转移发生率。结果发现，预后不良组 5 年远处转移率明显高于预后良好组，OR 值为后者的 15 倍（P<0.01）。同时，预后不良组对化疗获益，辅助化疗显著降低远处转移率（HR0.375，P<0.01）。与组织学分级高、T>2 cm、脉管侵犯、ER 阴性等预后不良因素相比，70 基因检测是预测疾病进展的重要因素。因此，推荐淋巴结阴性患者选择 70 基因检测，若提示预后不良，有必要接受细胞毒辅助化疗。RAS'rER 试验是针对 70 基因检测进行的首个前瞻性Ⅲ期临床试验，并与 AOL 评分比较预测价值。共 427 例 cT1～4N0 M0 乳腺癌患者入组，应用 70 基因检测和 AOL 评分，观察不同危险度患者 5 年无复发转移率。中位随访 61.6 个月的结果发现，70 基因检测预后良好、AOL 评分高危的 124 例 5 年无远处转移者占 98.4%，94 例未接受辅助化疗患者，5 年无远处复发转移率为 98.9%。说明 70 基因检测提示预后良好者无论 AOL 评价危险程度如何，5 年远处转移发生率的差异无统计学意义。与 AOL 相比，70 基因检测对低危患者预测能力更有价值。

2. 乳腺癌 70 基因检测预测淋巴结阳性患者预后的价值

Mook 等对 241 例 T1～3N1 M0 乳腺癌患者进行 70 基因检测，预测预后良好组 99 例（41%），预后不良组 142 例（59%），分别接受手术和全身辅助治疗，中位随访 7.8 年。结果发现，预后良好组 5 年、10 年存活率明显高于预后不良组。提示 70 基因预测乳腺癌淋巴结阳性患者预后具有良好价值，多因素分析结论提示 70 基因对乳腺癌患者存活率的预测价值优于淋巴结转移个数、组织学分级、雌激素受体状态等因素。

3. 乳腺癌 70 基因检测预测远期进展情况的价值

70 基因检测对乳腺癌远期疾病进展情况（>5 年）具有良好预测价值。Vi-jver 等对 295 例新发乳腺癌患者进行 70 基因检测，其中预后不良组 180 例、预后良好组 115 例。经过 10 年随访，预后不良组和预后良好组 10 年平均存活率为 54.6% 和 94.5%，10 年无病存活率为 50.6% 和 85.2%，远处转移 HR 值为 5.1（P<0.01）。预后良好组即使不接受辅助化疗，仍有 90% 的患者在 10 年随访过程中未发生远处转移，证实 70 基因检测危险度评价（远期预测）的准确性。

第二节 乳腺癌的外科治疗概述

乳腺癌是严重危害妇女生命和健康的恶性肿瘤之一。过去的数十年间，随着医学生物学研究的不断深入，人类对乳腺癌的认识有了全新的概念。而与此同时，20世纪80年代兴起发展的循证医学及大量重要的临床研究报道，则为乳腺癌患者采用合理的个体化治疗提供了科学的依据，乳腺癌的治疗理念从应用"可耐受的最大治疗"向应用"有效的最小治疗"转变，外科治疗方式的变迁是这一转变的最好写照：从以局部解剖学为基础的追求手术彻底性的 Halted 根治术、扩大根治术，向全身生物学改变为指导理论的个体化、多学科综合治疗方向发展。

一、乳腺癌外科治疗的发展历史

早在公元前3000年古埃及医师的手稿里，就记载了对乳房肿瘤的描述。而古希腊的著名医学家、"西方医学之父" Hippocrates 提出的体液学说认为，乳腺癌是由"黑胆汁"过多引起的一种全身性疾病，切除原发肿瘤会使病情恶化。此后，Galen 发展了体液学说，他首次描述了"蟹足样"的癌肿生长方式，并认为乳腺癌是全身性的疾病，但却主张手术治疗乳腺癌。此后1 000多年，医学在中世纪的黑暗中艰难前行，直至进入18、19世纪。彼时，淋巴结的意义开始被发现。法国外科医师 Petit 与 Ledran 均提出乳腺癌是通过淋巴管播散的局部病变，淋巴结切除应作为乳腺癌手术治疗不可或缺的一部分。然而，由于体液学说的盛行，这些观点当时并没有被普遍接受。

100多年来，现代医学蓬勃发展，乳腺癌的手术方式经历了由随意至规范、由小到大、再由大到小的演变历程，外科治疗的发展大致经历了四个时期：Halsted 根治术、20世纪50年代的扩大根治术、70～80年代的改良根治术、90年代以来的保留乳房的术式。

1894年，Halstcd 创建了乳腺癌根治术：即包括全乳房，胸大、小肌和腋窝脂肪淋巴组织在内的整块切除，其理论依据即为当时盛行的 Virchow 学说：乳腺癌先为局部病变后发展为全身病变。在当时，乳腺癌被认为是一种局部病变，区域淋巴结是癌细胞通过的机械屏障，遵循时间与解剖学的规律按照"淋巴－血液"的传播途径进行，即乳腺癌先经原发灶转移至区域淋巴结，之后再出现血行播散，若在病灶扩散前能将其完整切除，就能获得治愈。基于这一理论的乳腺癌根治术，使乳腺癌的5年存活率由过去的10%～20%提高到35%～45%，被誉为是乳腺癌外科治疗的里程碑式的术式。

1918年，Stibbe 描述了内乳淋巴结的分布。随后的数十年，人们逐渐认识到乳腺癌除了腋淋巴结转移途径外，内乳淋巴结同样也是转移的第一站，锁骨上、纵隔淋巴结为第二站。此后，人们试图通过切除尽可能多的组织及区域淋巴结以治愈乳腺癌。Margotiu 报道的根治术＋胸膜外内乳淋巴结切除，Urban 报道的根治术＋胸膜内内乳淋巴结切除，Lewis 报道的超根治术＋内乳淋巴切除＋锁骨上淋巴结切除＋纵隔淋巴结切除，都是上述理念的有益探索。扩大根治术被迅速推广，但随后的观察表明疗效并未提高。试图通过扩大切除范围将局部蔓延的癌灶一网打尽的设想未能被证实。

1950年 Auchinclass 提出了保留胸大、小肌的乳腺癌改良根治 I 式，Party 提出切除胸小肌、保留胸大肌的乳腺癌改良根治 II 式。此后，NSABPB-04 临床试验在10年的随访计划完成后于1985年公布 B-04 的最终结果，该试验中临床淋巴结阳性的患者随机分为根治术组和全乳切除加放疗组，临床淋巴结阴性的乳腺癌患者随机接受 Halsted 手术、全乳切除＋腋淋巴结放疗或全乳切除＋后期淋巴结清扫，整体生存率和无病生存率无显著性差异，但改良根治术后形体效果和上肢功能占有优势。这项研究是乳腺癌治疗的另一个里程碑，从此改良根治术开始盛行。随着生物学、免疫学研究的深入，Fisher 提出：乳腺癌是全身性疾病，区域淋巴结虽然具有重要的生物学免疫作用，但不是癌细胞的有效屏障，血行转移更具临床意义，这为缩小手术范围提供理论依据。

在此之后，乳腺癌的术式从根治术逐渐趋向保留乳腺的术式。早期乳腺癌试验协作组（EBCTCG）对28 405例患者进行 Meta 分析，显示改良根治术及保乳术患者10年的局部复发率分别为6.2%和5.9%，两者无明显统计学差异。2002年公布的 NSABPB-06 与意大利米兰试验等两项随访长达20年的随机试验，均证实了早期乳腺癌行保乳手术加放疗取得了与乳房切除手术同样的疗效。正是基于以上临床试验结果的强有力支持，保留乳房的手术治疗由此成为早期乳腺癌患者的首选，乳腺癌外科治疗进入了"保乳时代"。

自 1894 年 Halsted 报道乳癌根治术以来，腋淋巴结清扫一直是乳腺癌手术治疗中不可或缺的重要组成部分。Fisher 认为处理腋淋巴结的目的是清除有转移的淋巴结，同时可以了解有无淋巴结转移来准确分期，以决定术后辅助治疗，对淋巴结转移者手术清除淋巴结是必须的，对腋淋巴结无转移的乳腺癌患者而言，腋淋巴结清扫本身并无任何治疗作用，反而会带来患侧上肢水肿、关节运动障碍、疼痛等并发症。20 世纪 90 年代初，Krag 和 Giuliano 等分别报道了前哨淋巴结活检在乳腺癌治疗中的成功应用。此后，大量关于前哨淋巴结活检的临床研究证实了前哨淋巴结活检技术对腋淋巴结评估的准确性，前哨淋巴结活检使 60% ~ 75% 的腋淋巴结阴性患者免于腋淋巴结清扫，进一步提高了乳腺癌患者的生活质量。

至此，在过去的 2500 年里，人们对乳腺癌特性的认识，在绕了一个大圈以后，又回到了乳腺癌在诊断时就是全身性疾病的起点。乳腺癌的外科治疗理念完成了从不可手术到可手术，从"可耐受的最大治疗"到"有效的最小治疗"的变迁。

二、乳腺癌外科治疗的现状

近十年来，医学生物学研究与大量循证医学证据的结果，使得乳腺癌的诊疗模式发生了巨大的改变。在外科治疗领域，最重要的进步则是乳腺癌保乳手术及腋前哨淋巴结活检技术的广泛应用。

1. 保乳手术的广泛开展

在过去的 20 年间，乳腺癌外科治疗的最大变化之一，就是保乳手术的开展和推广。

20 世纪 80 年代，Hsher 提出，乳腺癌是一种全身性的疾病，原发灶和区域淋巴结的处理方式都不影响患者的生存率，这为保乳手术提供了理论依据。而随着乳腺癌知识宣传和普查工作的开展以及乳腺 B 超和乳腺 X 线摄影广泛运用，越来越多的乳腺癌患者获得早期诊断。与此同时，化疗、内分泌治疗、靶向治疗等新药的不断问世，辅助治疗方案的改进，尤其是新辅助治疗的运用，使原发灶缩小，增加了保乳手术的机会。更重要的是，患者对乳腺癌术后生活质量及形体美观的需求，使要求保乳的患者不断增多。以上众多因素都为保乳手术的实施提供了充分的条件。

随后相关的大型前瞻性临床研究证实了保乳手术的可行性。早期乳腺癌试验协作组（EBCTCG）对 28405 例患者进行 Meta 分析，显示改良根治术及保乳术患者 10 年的局部复发率分别为 6.2% 和 5.9%，两者无明显统计学差异。更有意义的是 2002 年公布的两项随访长达 20 年的随机试验，Fisher 等再分析 NSABPB-06 的结果，发现保乳术和根治术两组患者的无病生存率和远处转移率、总生存率无明显差异。而 Veronesi 等在意大利米兰试验中发现保乳组和根治组患者的局部复发率是 8.8% 和 2.3%（P<0.01），而对侧乳腺癌发生率、远处转移率、第二原发肿瘤发生率均无显著差异，各种原因病死率分别为 41.7% 与 41.2%（P=1.07），乳腺癌所致病死率分别为 26.1% 和 24.3%（P=0.8）。

EBCTCG 的另一项 Meta 分析比较保乳手术联合放疗和单独保乳手术，结果显示：放疗能够降低 75% 的局部复发率，在淋巴结阴性患者中，15 年病死率由 31% 降至 26%，在淋巴结阳性患者中由 55% 降至 48%。因此，术后放疗是早期乳腺癌保乳综合治疗中的重要组成部分。

对于 Ⅰ、Ⅱ期乳腺癌患者，美国和西欧的乳腺癌保乳率为 50% 左右；在亚洲，新加坡为 60% 左右。我国现有的多中心前瞻性研究结果表明，2001—2004 年共完成保乳治疗 872 例，切除乳房治疗 3 589 例，若加上不符合保乳手术适应证的病例，同期所有经手术治疗的乳腺癌患者为 9 726 例，保乳治疗 872 例，占符合保乳手术适应证乳腺癌患者的 19.5%，占全部手术乳腺癌患者的 9.0%。来自上海交通大学医学院瑞金医院乳腺中心的数据显示，仅 2011 年全年，共完成保乳手术 180 例，占同期全部手术病例的 26%。

既往，乳腺癌外科治疗的同时，都是以切除乳房为代价的，这更加深了不幸罹患乳腺癌的患者内心的痛苦。而保乳手术在保留乳房外形完整性的同时，又兼顾了术后的功能恢复，具有创伤小、痛苦小的特点，提高了患者的生活质量，并可以获得与改良根治术的"传统"方法相同的长期生存率。随着我国经济、文化水平快速发展，乳腺癌知识的普及，患者对生活质量的要求提高，我国保乳手术比例将逐步增加。

2. 前哨淋巴结活检能有的放矢行腋淋巴结清扫

腋淋巴结状况是乳腺癌患者重要的预后因素。虽然腋淋巴结清扫（ALND）手术显著降低了乳腺癌腋淋巴结的复发，但也可能带来一些术后并发症。腋淋巴结清扫的主要目的是提供分期和预后信息以指导全身治疗；次要目的是减少局部复发及其可能带来的生存获益。

前哨淋巴结（SLN）活检减少了腋淋巴结清扫带来的诸多并发症，其价值被大量循证医学证据证实，应用日趋广泛。

目前，ASCO、NCC-N、St.Gallen 等有关乳腺癌的指南或专家共识均指出，SLN 活检技术简便、安全、可靠，可以避免 ALND 带来的各种并发症，对有 SLN 活检术适应证患者的腋淋巴结分期应首选 S14N 活检。对于前哨淋巴结活检结果阴性的患者，可以安全地避免腋淋巴结清扫。进一步的腋淋巴结清扫并不能改善患者的生存。CBCSG-001 是中国首个对临床早期乳腺癌患者进行前瞻性、多中心、大样本的 SLN 活检替代 ALND 的研究。2009 年的最新研究结果报告：中位随访 26 个月的结果表明，SLN 阴性仅行 SLN 切除可以替代 ALND，接受 SLN 活检的患者术后并发症明显少于行 AIJND 术的患者。

目前前哨淋巴结活检技术有活性染色示踪法和核素示踪法，研究表明，联合应用染料与核素示踪剂相比，单用一种可以提高前哨淋巴结检出率。而关于前哨淋巴结个数的讨论，研究结果显示，前哨淋巴结取 3 ~ 4 枚时，98% ~ 99% 的腋淋巴结转移可被检出，较为理想。

当然，前哨淋巴结活检的运用中仍存在诸多问题。对于前哨淋巴结假阴性率、导管内癌的前哨淋巴结活检、前哨淋巴结微转移，以及 1 ~ 2 枚前哨淋巴结转移的预后意义及采取何种适当的局部治疗与全身治疗（即 ACOSOG Z0011 描述之问题），目前尚存在争议。而新辅助化疗以后，部分患者腋淋巴结由阳性转为阴性、行前哨淋巴结活检的时机选择等问题，也有待进一步研究。

总之，随着对乳腺癌认识的进展及早期诊断技术的进步，使乳腺癌的治疗模式发生了变化。乳腺癌的治疗日益需要外科医师与病理科医师、影像诊断科医师、肿瘤放化疗科医师，以及整形美容科医师的通力协作，从而优化手术方案。保乳手术与 SLN 活检的广泛运用便是这一理念的良好诠释。

三、乳腺癌外科治疗的进展与展望

进入 21 世纪以来，人类对乳腺癌的认识不断加深，治疗理念向"有效的最小治疗"变迁，乳腺癌的手术范围继续呈现逐步缩小的趋势，但外科手术仍是乳腺癌治疗的重要手段。

近年来，外科治疗领域取得了巨大的进展。大量高质量的临床试验围绕着既往困扰外科医师许久的问题，如浸润性癌保乳手术的安全切缘、前哨淋巴结微转移及 1 ~ 2 枚前哨淋巴结转移的预后意义及导管内癌的保乳手术等，试图给出答案，这些基于大样本人群研究的临床试验和荟萃分析的循证医学证据，将会使外科治疗更加有据可依。

与此同时，乳腺癌诊治已从单一的外科解剖生物学模式，发展至今已涉及诸多领域的综合治疗模式，多学科协作的精神显得尤为重要。外科医师需要与来自肿瘤内科、放射诊断科、病理科、整形美容科、核医学科医师，以及统计学与遗传学领域的专业人员通力协作，制定更加合理的临床决策。

第三节　浸润性乳腺癌的外科治疗

浸润性乳腺癌的治疗中，手术是最重要的组成部分，按照治疗目标可分为预防性手术、诊断性手术和治疗性手术。后者又包括根治性手术、整形美容手术，以及以减少肿瘤负荷、缓解患者症状为目的的姑息性手术。除非存在明显的手术禁忌证，原发性乳腺癌患者的初始治疗均应包含外科治疗。对肿块较大的局部晚期乳腺癌，可先予新辅助治疗缩小肿瘤后再行手术。浸润性乳腺癌的根治性手术治疗包括乳房手术和腋窝手术两个部分，是本节讨论的重点内容。其中乳房的手术方式为保留乳房手术、全乳房切除术和全乳房切除加乳房重建手术三种。前哨淋巴结（SLN）活检可以准确地评估腋淋巴结的状况，SLN 阴性的患者不再需要进一步的腋窝处理。淋巴结清扫术目前仍作为 SLN 阳性患者的标准治疗手段。

乳腺癌根治术（Halsted 手术）和扩大根治术目前已很少应用，在此不再介绍。

一、适应证及手术方式的选择

（一）保留乳房手术

保乳手术加放疗获得了与乳房切除术相同的生存率，已经成为早期（Ⅰ、Ⅱ期）乳腺癌患者外科治疗的首选。较低的同侧乳房复发率和较好的美观效果是保留乳房手术两个重要的目标。保乳手术中，切缘状况不明或切缘阳性是引起术后同侧乳房复发的重要原因。只有切除足量的乳腺组织，才能保证肿瘤的完全切除，达到切缘阴性。然而，过多地切除周围正常的乳腺组织会降低所保留乳房的美观效果。因此，肿块相对于患侧乳房而言体积较小是保留乳房手术最重要的先决条件。只有这样，才能在保证切缘阴性的同时，获得良好的术后美观效果。此外，患者有较强的保留乳房的愿望、有条件接受术后放疗和定期随访也是进行保乳手术的重要前提。而患者的年龄和肿瘤的生物学特征，如激素受体状况、组织学分级和有无淋巴结转移等并不影响选择保留乳房的手术方式。过去曾一度认为病灶中存在广泛导管内癌成分（EIC）时不宜保乳，而现有的数据显示，此类患者手术切缘阳性率较高，只要能够达到切缘阴性，EIC本身并不增加保乳术后的局部复发率。

乳房内弥漫的微小钙化或经多次扩大切除后切缘仍为阳性是保乳手术的绝对禁忌证。多中心病灶因肿瘤位于乳房的不同象限，术后复发率较高且很难获得满意的美观效果，故不适合保留乳房手术。保留乳房手术的绝对禁忌证还包括患者不能接受术后放射治疗的情况，如既往因霍奇金淋巴瘤曾接受过乳房区域的斗篷野照射等，妊娠是乳房放疗的禁忌证，患者可于妊娠期后3个月行保乳手术，分娩后再行放疗。保留乳房的相对禁忌证为某些结缔组织疾病，如全身性硬皮病、系统性红斑狼疮、多发性肌炎和皮肌炎等，这些患者如接受放疗，发生后期并发症的风险加大。而已有研究显示，风湿性关节炎患者可以安全地接受放疗，并不在保乳禁忌证之列。

（二）乳腺癌改良根治术

虽然多数的早期浸润性乳腺癌患者可以选择保留乳房，仍有部分患者更适合行全乳房切除手术。这部分临床Ⅰ、Ⅱ期的乳腺癌患者中，如果前哨淋巴结活检显示腋窝阴性，单纯乳房切除术加前哨淋巴结活检是最常见的手术方式；而前哨淋巴结阳性者则应接受改良根治术，即全乳切除加腋淋巴结清扫。此外，改良根治术同样适用于临床Ⅲ期的乳腺癌患者。

常规腋淋巴结清扫只需清除 Level Ⅰ和Ⅱ的淋巴结，通常选用同时保留胸大、小肌的 Auchincloss 手术。若出现术中肉眼下发现 Level Ⅱ 淋巴结存在转移或者锁骨下（Level Ⅲ）淋巴结可扪及肿大的情况，则可采用切除胸小肌、保留胸大肌，从而使暴露更清晰的 Patey 术式或者分开胸大肌间沟，经前方锁骨下入路对 Levei Ⅲ 淋巴结进行清除。

（三）乳腺癌术后乳房重建术

对于因各种原因不适合行保乳手术的患者，在行全乳切除手术以后即刻或二期乳房再造多数是可行的。对行保留乳房手术的，如局部缺损大也可以进行乳房重建。乳房重建的方法包括假体植入及自体肌皮瓣移植。

（四）预防性对侧乳房切除

对于已患一侧浸润性乳腺癌的患者，预防性对侧乳房切除可减少对侧乳房癌症的发病率，其受益程度取决于患者的担心程度及所患疾病的因素。对已知携带 BRCA1 或 BRCA2 突变基因、存在高危家族史、多中心病灶或对侧乳房内高危病变，如不典型增生和小叶原位癌的患者，可以慎重考虑后实施。

二、浸润性乳腺癌手术的基本步骤和注意事项

1. 乳腺癌改良根治术

（1）设计切口：尽量取横梭形切口，必要时根据肿瘤的大小和位置也可选择斜行或纵行切口。原则上切口距离肿瘤边缘应超过 3 cm，并将原活检切口包含在拟切除的皮瓣内。切口的内侧缘不可超过前正中线，外侧止于腋前线。注意两面皮瓣宽度和皮缘长度应一致，皮肤张力适当，并可平缓对合。

（2）游离皮瓣：在保持皮瓣张力的情况下，直视下使用电刀于皮肤与浅筋膜层之间分离皮瓣。皮瓣的厚度应不留有任何乳腺组织，留下薄层的皮下脂肪和表浅的血管。游离范围内侧到胸骨缘，外侧达背阔肌缘，上至锁骨下，下达肋弓处腹直肌上缘。所留皮瓣上的脂肪层，从切口边缘向外 3~4 cm 后依次增厚为斜形，避免形成"台阶"，以利于术后美观。

（3）切除乳腺及胸肌筋膜：皮瓣剥离结束后，自锁骨部暴露胸大肌筋膜，沿肌纤维走行方向切离筋膜，注意不要切入肌肉。用力牵拉乳腺组织，使筋膜保持张力，将电刀放平，易于操作。靠近胸骨侧，切除胸大肌筋膜时，常可见 2~3 条胸骨内动脉的穿通支，应妥善处理，必要时予以分离后切断和结扎。注意确保彻底切除癌床附近的筋膜，筋膜已被切破或怀疑存在肌肉浸润的，应盆状切除部分胸大肌。下方在肋弓附近不要损伤腹直肌前鞘和腹外斜肌，切离腹直肌筋膜后，由此将乳腺向上方牵拉，再向外侧进行剥离。于外下份第4、5肋间腋中线位置寻找到背阔肌前缘作为外侧边界的标志。

切除胸肌筋膜到达胸大肌外缘时，应将胸大肌外缘向正巾侧牵引，避免损伤其下方的下胸肌神经和与其伴行的胸大肌外缘血管。当该血管周围淋巴结或胸肌间淋巴结有转移而不能予以保留时，需在胸大肌外侧缘血管和神经进入肌肉的部位切断结扎，中枢侧在腋动脉的高度切除。

（4）清扫胸肌间（Rotter）淋巴结：由助手使用两个肌肉拉钩向内上牵拉胸大肌外缘，分别沿胸小肌表面和胸大肌背面分离胸肌间的脂肪及淋巴组织后，用无齿镊子夹起，沿脂肪中的血管分两层进行分离廓清。注意保护穿过胸小肌，走行在胸大肌内面的 1~2 根神经即中胸肌神经。

（5）切除胸小肌清扫锁骨下淋巴结（限 Patey 术式）：分离胸小肌的内侧缘后，用示指伸入胸小肌的后方并挑起，在靠近喙突的附着部切断胸小肌。在中胸肌神经穿过胸小肌处辨认其末梢，切断胸小肌肌束游离出此神经。切断胸小肌的肋骨附着处，切断胸小肌。沿锁骨下动、静脉向下清扫锁骨下区的脂肪淋巴组织（即 Level Ⅲ 淋巴结），包括锁骨下脂肪的胸骨侧及腋窝尖部组织。

（6）清扫腋淋巴结：将乳房向外侧牵拉，沿前锯肌表面筋膜向背侧胸壁分离，保护胸背血管和胸长神经向前锯肌的分支，显露此间隙背侧深处的胸长神经。在其表面锐性切开筋膜，将胸长神经主干释放回胸壁。继续向头侧进一步切开此间隙，充分游离胸长神经。

将胸大、小肌向内上牵拉，在喙肱肌下缘切开喙锁胸筋膜，显露腋静脉的前面和下缘。小心切开腋静脉鞘，向外解剖分离周围脂肪淋巴组织，确认肩胛下动静脉后，切断结扎经胸小肌外缘下行的较粗的胸外侧动、静脉及腋静脉下方其余小的血管分支。注意切断、结扎腋前小血管应在腋静脉的前、下方进行，不要在腋静脉的上方切断血管。

沿腋静脉向内侧分离，剥离胸小肌的背面，注意不要损伤胸小肌内侧的胸肩峰动静脉的胸肌支和伴行的上胸肌神经，廓清 Level Ⅱ 腋淋巴结。在内侧经胸小肌后方，向深部继续解剖分离至腋静脉的高度，胸背神经和胸长神经以锐角相连接的腋窝顶部为止。

进一步显露旋肩胛动静脉，注意保护沿肩胛下肌向下斜行的胸背动静脉和胸背神经，显露大圆肌和肩胛下肌到胸壁侧。在肩胛下脉管束的主干外侧找到白色的背阔肌肌腱，在此处，保留肩胛下肌的筋膜，将腋窝深处的脂肪一并向下剥离。此过程中，除非腋窝多发淋巴结肿大而担心肿瘤的残余，否则原则上应尽量保留自胸小肌下方第2、3肋间发出至前臂下方横行的肋间臂神经。

注意辨认胸背动、静脉下份的"Y"形分支，主干进入背阔肌，而桥状血管分布到前锯肌。将外翻的乳房和腋淋巴结一并整块切除。

（7）创腔冲洗、止血、引流与缝合：42℃蒸馏水及生理盐水分别冲洗创腔，将创面上所有活动性出血点仔细结扎或电凝止血。创腔内胸骨旁和腋窝各置引流管一根，自手术切口外下方创腔的最低处另戳口引出。

将两侧皮瓣向中央牵拉，用1号丝线对位、间断缝合。皮下脂肪和表皮两层缝合，可预防皮缘张力过高而导致皮肤坏死和瘢痕形成。如张力过大，则植皮修复。关于植皮的来源，小的皮肤缺损可以取距肿块5 cm以上的乳房皮肤，大的皮肤缺损则取下腹壁全厚皮片。缝合结束后，可用无菌胶条贴平切口缘。吸引器抽吸引流管，吸尽创腔内的空气和冲洗液，使皮瓣紧贴胸壁。用无菌纱布填压腋窝，弹力绷带加压包扎。

2. 保留乳房手术

（1）乳房肿块切除：乳房上半部肿块可取平行于乳晕的横弧形切口，下半部则做放射状切口，一般不必切除乳房表面的皮肤。切开皮肤、皮下组织，切口两侧分别用纱布垫保护、固定。向两侧潜行分离皮肤至肿块周边正常组织处 1 cm 以上，向下切开正常腺体组织至胸肌，将肿块及部分周围腺体组织、胸大肌筋膜整块切除。标本离体前，对标本的各个方向用不同的方式进行标记。术中对切缘行冰冻病理检查，如有癌细胞残留则再扩大切除，再次送检，直至无癌细胞残留。蒸馏水冲洗残腔并仔细止血后，根据残余乳腺腺体情况决定是否缝合或刊用腺体瓣技术进行局部乳房重建。创腔内放置钛夹，以利术后放射治疗时瘤床定位。缝合皮下组织和皮肤，一般不放置引流管。

（2）腋淋巴结清除：腋窝处沿皮纹走向作弧形切口切开皮肤、皮下组织，上达胸大肌外缘，下至背阔肌外缘，其余手术操作步骤同改良根治术。术毕，腋窝放置一根引流管。

3. 浸润性乳腺癌外科治疗的注意事项

乳腺癌肿块切除术往往在行根治术之前施行，是以快速获取病理学诊断为目的的一种手术。肿块切除活检过程中，切口的大小与方向应兼顾根治性手术切口，包含在根治术切除的皮肤范围内。术中应注意无瘤原则，在周围正常乳腺组织中进行切割，避免切破腺体背面的胸肌筋膜，彻底止血，防止肿瘤脱落发生种植性转移。对拟行保留乳房手术的患者，肿瘤切除活检的手术操作应同保留乳房手术中的肿块切除部分。我们推荐术前通过粗针穿刺活检获得病理诊断。这样不仅可以缩短手术时间，亦可减少因肿块切除活检术中冰冻不能确诊病变性质而需二次手术的情况。

三、浸润性乳腺癌外科治疗的进展与展望

（一）保乳术后局部复发率下降

保乳治疗取得了与乳房切除术相同的生存率，但根据早期临床试验的结果，保乳治疗组患者的局部复发率略高于乳房切除组。NSABP B-06 临床试验中，经过 20 年的随访，保乳手术加放疗组乳房内复发率为 14.3%，而全乳切除组胸壁复发率为 10.2%，同时，米兰试验随访 20 年的结果显示，保乳治疗组乳房内复发与全乳切除组的胸壁复发率分别为 8.8% 和 2.3%。EBCTCG 荟萃分析了 4 125 例参加随机对照临床试验患者的数据，提示保乳治疗组的局部复发率为 10 年（13% 比 11%）和 15 年（17% 比 12%）均略高于乳房切除组。

然而，根据近年来的资料，保乳术后的局部复发率已呈现了逐渐下降的趋势。M.D. An-derson 癌症中心 2005 年报告了其保乳治疗 1355 例浸润性乳腺癌的经验。分析发现，1994—1996 年间接受保乳治疗患者的 5 年乳房内局部复发率显著低于 1994 年以前的患者（1.3% ：5.7%，P=0.000 1）。NSABP B-06 后续的一系列临床试验中，保乳治疗以后的 10 年局部复发率已低于 8%，与全乳切除组相当。保乳治疗后局部复发率的降低，主要归功于术前影像诊断技术改进、放射治疗水平提高以及辅助性全身治疗的常规应用。

现有证据清楚地表明，切缘阳性，即镜下在墨汁染色区查见肿瘤细胞，是保乳术后局部复发的高危风险因素。近年来病理检查水平提高，能够准确地评估手术切缘，切缘阳性或切缘状态不明的病例明显减少，也是降低局部复发率的重要因素。关于保留乳房手术中切缘的安全距离问题一直存在争议。通常把在距离切缘 2 mm 以内查见肿瘤细胞定义为切缘过近。此时应根据患者的年龄、肿瘤的分子分型、切缘附近残留肿瘤细胞的多少，以及是否进行化疗等进行综合评价，决定是否需要再次进行手术切除。值得注意的是，目前并无证据表明更远距离的切缘能够进一步降低局部复发。

（二）术后乳房的美观效果提高

乳腺癌发病率高，多数患者经规范化治疗后可长期存活。然而由于病损部位的特殊性，乳房手术本身对患者的精神心理层面容易产生不良影响，术后良好的美容效果可以部分地改善这种状况。除基本的乳腺外科技术以外，对于需要切除大量乳腺组织的患者，可应用肿瘤整形技术如局部乳房重建或带蒂肌皮瓣充填保乳手术导致的缺损以提高美观效果。对于乳房较大的患者，可通过对侧乳房缩乳术来实现双侧乳房对称。

肿瘤整形技术是肿瘤外科技术和整形技术的结合。当手术需要去除大面积的皮肤、预计会出现大块的组织缺损或肿瘤所在位置（如乳房下部）易导致切除以后美容效观不佳或者切除以后乳头发生移位等情况时，手术医师有必要根据患者的体型和乳房的大小、肿块的大小和位置来设计不同的手术切口和皮瓣。术中切除肿瘤及周围足够的正常组织来保证切缘阴性，然后利用所保留的乳房软组织，通过相应的皮瓣成形和转移进行局部乳房重建以达到双侧乳房的对称，术后不必再进行整形手术。

因可以切除比例高达 40% 的乳腺组织来保证切缘的阴性，而不必担心术后乳房的美观效果，肿瘤整形手术扩大了保留乳房手术的应用指征。然而，截至目前并没有长期随访的数据清楚地显示，肿瘤整形手术是否增加或降低了局部复发的风险。此外，由于进行了局部乳房重建，常导致瘤床加量放疗时难以确定瘤床的位置；且一旦最终病理证实切缘阳性，再次进行扩大切除将变得非常困难，而不得不切除整个乳房。

保留皮肤的乳房切除术，是指在乳房切除手术中，保留尽可能多的乳房皮肤，以利于此后的乳房再造。保留乳头乳晕复合体的乳房切除术是保留皮肤乳房切除术的自然演变，有利于进一步改善术后乳房重建的美观效果。近年来有研究报道了乳头乳晕的癌侵犯率，显示只有 1% 的乳晕查见癌，而乳头累及率为 10.6%。另一项研究在排除乳晕下病变和多中心病灶以后显示，在接受保留皮肤的乳房切除术的患者中，3% 存在乳头乳晕复合体癌累及。在此发现的基础上，很多机构开展了保留乳头和（或）乳晕的乳房切除术，并取得了不错的效果。然而，这些数据大多来自单中心的回顾性分析，目前尚未就此开展前瞻性随机试验。

手术切口的选择为包括环乳晕切口向外侧延伸、横穿乳晕切口向内侧或外侧延伸或乳房下皱襞切口。存在下列情况之一者不适此手术：肿块距离乳头乳晕复合体不超过 1 cm；从乳头乳晕复合体发出的区段钙化；肿块直径大于 3 cm 或术中活检发现乳头乳晕复合体癌侵犯。

虽然目前关于乳头乳晕区复发的报道极少，乳头乳晕复合体坏死的比例却高达 11%，且保留的乳头乳晕复合体感觉缺失在 75% 左右。迄今为止，保留乳头乳晕复合体的术式还远未达到理想的美观和功能效果，存在问题包括与对侧乳头位置不够对称、局部缺血、感觉缺失和乳头不能勃起等。未来需要选择更加适合的病例，针对此手术方法的安全性和乳头乳晕复合体功能的问题开展更多的研究。

（三）多学科参与乳腺癌的外科治疗

乳腺癌外科治疗的多学科诊疗团队应包括外科、影像科、病理科、整形美容科、肿瘤内科、放疗科、核医学、统计学、遗传学和专业护理等。

保留乳房手术和乳房重建技术正逐渐成为早期乳腺癌术式的主流。保乳治疗成功的关键是手术切除足量的病变组织，达到病理切缘阴性的同时，保证良好的乳房美观效果。手术以前，外科医师与肿瘤内科医师、放疗科和整形美容科医师进行多学科讨论，可以最大限度地提高患者保留乳房的概率，使得手术方案最佳化。然而，目前只有不到 1/3 的乳腺癌患者在初始治疗前有机会接触到整形美容科医师，共同讨论最佳的手术选择方案。

对有高危乳腺癌家族史或怀疑存在基因（如 BRCA1/2）突变的患者，遗传学家应参与患者的治疗，以协助确定合适的手术治疗方案，如是否需要行预防性对侧乳房切除等。放疗科应术前评估患者是否适合和耐受手术以后的放射治疗，与肿瘤外科医师共同决定患者是否适合保留乳房手术。新辅助治疗以后，并非所有的乳房肿块都是向心性退缩，外科医师需要与整形美容科、放射科、影像诊断科及肿瘤内科医师共同讨论新辅助治疗后保留乳房手术的可行性，或提供一个最佳的手术治疗方案。

多学科联合诊疗模式在患者有保留乳房意愿的小肿瘤治疗中发挥了重要的作用。如影像学术前钢丝定位下切除临床不可触及的病灶、术中术后乳腺 X 线摄影确定病灶是否已完全切除、病理科确定病变性质及是否存在切缘阳性、放疗科医师与外科医师合作实施术中部分乳房照射等。以上均有利于在保证疗效的前提下，尽可能地减少术后并发症和再次手术率。

对于乳房切除的患者而言，乳房重建是一项提高生活质量的重要手段。术后好的乳房美观效果需要很多专业的共同努力，而任何一个步骤都可能造成破坏性的后果。全乳切除以后的乳房重建手术应在术前由整形美容科和外科医师、放疗医师共同进行规划，充分考虑到放射治疗的情况，详细探讨最佳的肿瘤治疗方案以及即时再造和二期再造的优缺点，达到最佳的美观效果。比如保留皮肤的乳房切除术加乳房重建手术并未增加局部复发的风险或者阻碍局部复发的检出。然而，一期乳房再造以后，如接受放射治疗，可能会对乳房的美观效果产生明显的影响；而乳房重建手术本身也会引起照射野的设计困难，造成治疗剂量的不足。因而对需要放疗的患者，常建议局部治疗结束后行二期乳房重建手术。

微信扫码
◆临床科研
◆医学前沿
◆临床资讯
◆临床笔记

第十二章　肿瘤中西医结合治疗

第一节　乳腺癌中西医结合治疗

一、概述

乳腺癌临床以乳腺肿块为主要表现，与其他恶性肿瘤相比具有发病率高、侵袭性强但病情进展缓慢、自然生存期长等特点。自 20 世纪 70 年代末开始，乳腺癌的发病在全球范围内一直位居女性肿瘤的首位，并且其发病率还在以每年 2% 的速度递增。全球每年有 120 万妇女患乳腺癌，50 万妇女死于乳腺癌。我国虽不是乳腺癌的高发国家，但年均增长速度却高出高发国家 1 ~ 2 个百分点，以每年 3% 的速度递增，并且呈现年轻化趋势，与发达国家呈现出惊人的巧合。我国乳腺癌发病年龄高峰较西方国家早 10 年，在 40 ~ 49 岁，但是 30 岁以后就有明显增加。在国内的大城市中，京、津、沪及沿海一些大城市的发病率较高，其中上海的发病率居全国之首。京沪两地女性乳腺癌发病率分别达到 4.5/ 万和 5.49/ 万，在 10 年间上升了 23% 和 31%，已经接近西方乳腺癌高发国家的水平。

乳腺癌在中医文献记载为乳岩、石痈等。由于肿物位于体表，不需特殊仪器即可细致观察，中医古籍中相关记载较多。其发生多与情志郁结有关，朱丹溪《格致余论》载"忧怒郁闷，昕夕积累，脾气消阻，肝气横逆，遂成隐核，如大棋子，不痛不痒，数十年后方疮陷，名曰乳岩，以其疮形嵌凹似岩穴也，不可治矣。"对于其治疗，明代汪机《外科理例》载："肿疡内外皆壅，宜托里表散为主。乃补气血药而加之以行散之剂，非专攻之谓。或者肿痛甚，烦躁脉大，其辛热之剂，不但肿疡不可用，虽溃疡亦不可用也。凡患者须分经络、血气、地部远近、年岁老幼、禀气虚实及七情所感、时令所宜而治之。常见以流气、十宣散二药，概治结肿之症，以致取败者多矣。"清王维德《外科证治全生集》载："大忌开刀，开则翻花最惨，万无一活。男女皆有此证。"我国古代限于当时历史条件，难以施行手术，治疗多有困难，故常延至晚期溃烂翻花。但在这些记载中，可以看出古代医家对这一病种的细致观察和治疗体会，丰富了中医对乳癌的认识、对今日中西医结合治疗乳癌有一定的帮助。

二、西医病因病理

（一）病因

乳腺癌的病因中年龄、家族史、遗传和内分泌因素对乳腺癌的发生有较大的影响，饮食、饮酒和外源激素的应用（避孕及激素替代疗法）对乳腺癌的发生也有影响。微观上特殊基因的突变尤其是 BRC

A1 和 BRCA2 在乳腺癌的发展上起着重要作用。

北欧研究人员在新英格兰杂志发表了对 44 788 对双胞胎和他们的医学档案的调研分析，其中乳腺癌有 27% 由遗传因素决定。口服避孕药略增加患乳腺癌的危险。当口服避孕药超过 10 年或于 20 岁之前开始服用时危险性增加，危险性随着停服逐渐降低。停药 10 年后相对危险与未服时相同。而且据文献报告口服避孕药使卵巢癌的发病率降低 40%。子宫内膜癌的发病率降低 40% ~ 60%。关于停经后激素替代疗法导致乳腺癌发病危险性增加的报告结论不一致。一些报告认为不增加患病危险，另外一些估计相对危险性为 1.1 ~ 1.4。停用雌激素后增加的患病危险性迅速降低。一项复杂的计算机风险效益评估研究表明，激素替代疗法延长绝经后妇女生存期的作用超过其理论上的风险。

中国妇女绝经前乳腺癌的比率远远高于西方妇女。临床实践中发现部分绝经前妇女乳腺癌发生于多次人工流产后，可能与中止妊娠后激素大幅度变化有关。

虽然乳腺癌的发病与上述因素有关，值得提出的是至少有 50% 的患乳腺癌的妇女无明显的患病危险因素，乳腺癌的病因还需要进行大量的研究和探索。

（二）病理

1. 大体病理形态

（1）非浸润癌：导管原位癌和小叶原位癌。

（2）早期浸润癌：非浸润癌开始突破基底膜者。

（3）浸润性特殊癌：乳头状癌、腺样囊腺癌、黏液腺癌、大汗腺癌、乳头派杰（Paget）病、腺管样癌和鳞状细胞癌。

（4）浸润性非特殊癌：浸润导管癌、硬癌、单纯癌、髓样癌、腺癌。

其中导管原位癌（DCIS）、小叶原位癌（LCIS）、乳头派杰（Paget）病、髓样癌伴有大量淋巴细胞浸润者有较独特的生物学特性，预后较好。小叶原位癌（LCIS）是乳腺癌的一种高危标志，发病年龄在 45 岁左右，绝经前较多。60% ~ 90% 是多中心和双侧型。约 1/4 的病例在 15 ~ 20 年后可发展成浸润癌。导管原位癌是真性癌前病变。发病年龄在 55 岁左右，临床影像学可见微小钙化点。多发生在绝经后，常为单侧性，有 25% ~ 70% 在 5 ~ 10 年后可发生浸润癌。不宜做保留乳房的局部广泛切除术。硬癌的恶性程度高，侵袭性强，易转移。

2. 分子生物学分型

以基因表达谱和分子生物学特征为基础的乳腺癌分子生物学分型，能较好地反映肿瘤的生物学行为，是对传统肿瘤分类的重要补充，具有重要的临床指导意义。

乳腺癌分子标志大致可分为如下几类：①原癌基因和抑癌基因：Her-1、Her-2、c-myc、ras、p53、mucl；②增殖与凋亡相关标志：Ki67、p27、bc12、CyclinDI 等；③与侵袭性和转移性相关的因子：VEGF、CD44、nm23 等；④激素受体：ER、PR；⑤特异性蛋白：Telomerase、Ps2 等。

Perou 等采用包含 8 102 个基因的 cDNA 芯片对 65 个乳腺癌标本基因表达方式的特征进行分析，并在筛选出 456 个内在固有基因亚群进一步研究的基础上，将乳腺癌分为 5 个类型，即管腔上皮（表达正常乳腺管腔上皮激素受体、细胞角蛋白和相关基因）A 型（Luminal A）、管腔上皮 B 型（Luminal B，较 A 型激素受体水平低，组织学级别高）、HER-2 过表达型、基底样型（basal-like，表达乳腺上皮基底样或干细胞相关基因）和正常乳腺样型（表 12-1）。这 5 种分子类型，除正常乳腺样型认为更可能是存在于标本中的正常乳腺组织的污染所致外，其他 4 种类型在之后大量的临床研究中，证实了它们在预后和治疗反应等方面的特异性，而受到越来越广泛认可。2011 年 3 月在 ST.Gallen 召开的国际乳腺癌会议上，对乳腺癌亚型病理学及其新定义进行了讨论，乳腺癌分子分型对乳腺癌内在生物学本质的认识及其临床价值受到专家组广泛认可。

表 12-1　免疫组化分子亚型的临床病理特征

	特异基因表达模式	病理分级	免疫组化标记	临床特点
管腔上皮型	ER 阳性；ER 相关基因激活；表达细胞角蛋白 8/18	$G_{1\sim2}$	A 型：ER^+/PR^+，$HER-2^-$，Ki67 低表达（<14%） B 型：ER^+/PR^+，$HER-2^+$ $ER+/PR^+$，$HER-2^-$，Ki67 高表达（>14%）	占 50% ～ 70%；预后好（A型较 B 型好）；内分泌治疗有效；化疗反应较差（B 型比 A 型好）
HER-2 过表达型	ER 阴性；HER-2 过表达；GRB7（ERBB2 扩增子）高表达；增殖相关基因高表达	$G_{2\sim3}$	ER^-，PR^-，$HER-2^+$	占 15% ～ 20%；预后较差；曲妥珠单抗治疗有效；对新辅助化疗反应较好
基底样型	ER 阴性；HER-2 阴性；表达基底细胞角蛋白 CK5，6，14.17；增殖相关基因高表达	G_3 推挤式边界，高核分裂活性，坏死，与髓样癌及化生性癌有关	ER^-，PR^-，$HER-2^-$，CK5/6^+ 或 $EGFR^+$	一般人群占 10% ～ 15%，绝经前美国黑种人妇女中占 35%；预后差；无药物靶点；新辅助化疗反应较好；与 BRCA1 相关肿瘤有关

三、中医病因病机

（一）病因

1. 外因

《诸病源候论》提到"有下于乳者，其经虚，为风寒气客之，则血涩结……无大热，但结核如石"。

2. 内因

所愿不遂、忧郁膹闷等引起体内气血失调、脏腑功能紊乱而发病。因此，"此症多生于忧郁积忿中年妇女。"（虞抟《医学正传》）这一点与现代医学对乳腺癌发病年龄统计一致。

中医认为乳腺癌的病因主要机体为七情所伤，体内气血失调、脏腑功能紊乱，其发病也与经虚为风寒所袭等外因有关。中西医均认为情绪因素与乳腺癌的发病有关。

（二）病机

1. 发病

以缓慢发病为多。

2. 病位

本病病位在乳房，与肝、脾、肾密切相关。

3. 病性

本病的性质是本虚标实，脾肾虚弱为本，痰凝、气滞、血瘀、毒结为标。

4. 病势

初起多以气滞痰凝为主，中期虚实夹杂，晚期则以脾肾气血大亏为主。

5. 病机转化

本病病机重点在于"虚""痰""毒""瘀"等方面，临床中上述病机因素往往相互交叉，互为因果，相互联系。其主要病机为肝郁气滞、所愿不遂、郁结伤脾等机体为七情所伤引起体内气血失调、脏腑功能紊乱，导致邪毒内蕴、气滞血瘀、痰浊交结滞于乳中而发病。毒邪日耗，痰凝、气滞、血瘀日久可导致脾肾亏虚、肝肾阴虚等证，而正气不足，气血亏虚又易致肿块溃破，久不敛口。

四、临床表现及辅助检查

（一）临床表现

1. 局部肿瘤表现

乳房肿块：常为就诊的首发症状，多为单发，质地较硬，增大较快，可活动，如侵及胸肌或胸壁则活动差或固定。皮肤橘皮样改变和乳头内陷为癌侵及皮肤和乳头的表现。

2. 区域淋巴结转移表现

腋窝和锁骨上淋巴结肿大、质硬、活动、融合或固定。

3. 晚期乳腺癌表现

血行转移至肺、肝、骨、脑而出现相应的临床表现。

4. 乳头溢液

血性或浆液性，有此症状的患者适宜行乳腺导管内镜检查。

5. 炎性乳腺癌

表现为乳房皮肤炎症样改变，由局部扩大到全乳房，皮肤颜色由浅红到深红，同时伴有皮肤水肿、增厚、表面温度升高。

（二）实验室检查

1. 病理或细胞学检查

诊断的准确性高。

（1）乳头分泌物细胞学检查：无创且操作简便。

（2）肿块穿刺检查：细针针吸细胞学涂片或 B 超引导下穿刺活检。

（3）切除活检：先做肿物整块切除，冰冻切片病理确诊后行乳腺癌保乳手术或扩大切除术。

2. 肿瘤标志物检查

CA-153 和 CEA 增高与乳腺癌有一定相关性。

3. 乳腺癌内分泌受体检查

雌激素受体（ER）孕激素受体（PR）检查：是乳腺癌病理检查必须包括的项目，阳性者内分泌治疗有效，检测结果决定术后治疗方案的选择和患者的预后。

4. CerbB-2（HER2/neu）

结果阴性者，预后好，阳性者靶向治疗有效。准确的检测很重要。是否阳性影响到化疗方案和生物治疗方案的选择以及患者的预后。

5. BRCA 基因检查

遗传性乳腺癌占全部乳腺癌的 5% ~ 10%。BRCA 基因突变发生于 70% 的遗传性乳腺癌中。

（三）其他检查

1. 乳腺 B 超检查

非创伤性，可同时检查双腋下淋巴结。B 超下可见形状不规则的低回声区，准确率 80% ~ 85%，如能同时发现腋窝淋巴结肿大、融合、固定则提示乳腺肿块很可能是乳腺癌。

2. 乳腺 X 线照相检查

可见密度增高、边缘不规则的肿块阴影，有时中心可见钙化，如 1 cm^2 范围内钙化点超过 5 个则应警惕恶性。

3. 钼靶 X 线或干板照相

根据乳腺肿块密度与周围组织对比有无毛刺或钙化等帮助诊断。

4. 导管造影或导管镜检查

对有病理性溢液的患者，可行导管造影或导管镜检查，以观察导管有无中断扩张、受压移位和占位性病变。

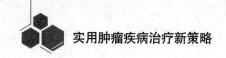

五、诊断与鉴别诊断

（一）诊断要点

乳腺癌的诊断应根据临床表现、辅助检查结果进行初步诊断，确诊需要细胞学或病理学证据。近年来，乳腺癌的发病呈年轻化和上升趋势对于发生于乳腺的肿物应警惕恶性肿瘤的可能，尽早行活检或细胞学检查，以免因延误诊断影响治疗和预后。

（二）肿瘤分期诊断

参照美国癌症联合委员会（AJCC）/国际抗癌联盟（UICC）乳腺癌 TNM 分期系统（2010 年，第七版）

0 期：$T_{is}N_0M_0$

T_{is}：指病理学的原位癌

Ⅰ期：$T_1N_0M_0$

Ⅱ A 期：$T_0N_1M_0$

$\qquad T_1N_1M_0$

$\qquad T_2N_0M_0$

Ⅱ B 期：$T_2N_1M_0$

$\qquad T_3N_0M_0$

Ⅲ A 期：$T_0N_2M_0$

$\qquad T_1N_2M_0$

$\qquad T_2N_2M_0$

$\qquad T_3N_2M_2$

$\qquad T_3N_2M_2$

Ⅲ B 期：T_4 任何 NM_0

任何 TN_3M_0

Ⅳ期：任何 T 任何 N、M_1

T：原发性肿瘤

T_X：不能估价的原发肿瘤（已被切除）

T_0：未能触及原发肿瘤

T_{is}：原位癌

T_1：肿瘤最大直径 ≤ 2 cm

T_2：肿瘤最大直径 >2.0 cm 但 ≤ 5.0 cm

T_3：肿瘤最大直径 >5.0 cm

T_4：任何体积的肿瘤直接侵犯胸壁或皮肤

T_{4a}：与胸壁固定

T_{4b}：乳房皮肤水肿，溃疡和限于同侧乳房的卫星结节

T_4：上两者同时存在

T_{4d}：炎性乳癌

N：区域淋巴结

N_X：不能估计的局部淋巴结

N_0：同侧腋下未扪及淋巴结

N_1：同侧腋下能扪及散在淋巴结

N_2：同侧腋下淋巴结转移互相融合成块或与其他组织粘连

N_3：同侧内乳区淋巴结转移

远处转移 M

M_0：无远处转移

M_1：有远处转移，包括同侧锁骨上淋巴结转移

（三）西医鉴别诊断

乳腺癌应与发生于乳腺的良性和其他恶性肿瘤相鉴别。

1. 乳腺纤维腺瘤

临床多见于年轻女性，单发或多发，触诊为边缘光整的圆形或椭圆形结节，活动好。

2. 乳腺叶状瘤

临床表现为迅速增大的肿物，轮廓较光整，有浅分叶，一般活动好。

3. 乳腺癌肉瘤或肉瘤

罕见，一般通过手术病理诊断。

4. 乳腺转移瘤

少见。原发肿瘤可为对侧乳腺癌、恶性黑色素瘤、肺癌；卵巢癌等。X线表现为圆形轮廓光整的结节。

5. 乳腺淋巴瘤

少见。可原发或继发，X线表现为弥漫密度增高，与炎性乳腺癌相仿、可几十年边缘清楚的单发或多发的结节及模糊小片影等，很少见钙化。

（四）中医类证鉴别

1. 乳癖

多见于20～40岁妇女，乳房可有胀痛，每随喜怒而消长，常在月经前加重，月经后缓解，多数可在乳房外上象限扪及扁平肿块或豆粒大小质韧硬结节，可有触痛，肿块边界欠清，与周围组织不粘连。

2. 乳核

好发于青少年女性，多数发生在一侧乳房，肿块多为单发，以外上象限多见，多呈卵圆形，大小不一，质地坚硬，表面光滑，边界清楚，活动度大，不与周围组织粘连，无疼痛和触痛，生长缓慢，不会化脓溃烂，与月经周期无关。

3. 乳痨

初起乳房部肿块，红热痛及全身症状不明显；成脓为寒性脓肿；溃后稀薄如痰，创口难敛，易成窦道。

六、治疗

（一）治疗原则

1. I期

改良根治或局部广泛切除加放疗。下列高危因素时辅助以化疗：①细胞分化差；②DNA呈异倍体；③肿块生长迅速；④未闭经，ER（－）者。肿瘤位于内象限或中央区术后行放疗。ER（＋）者术后服三苯氧胺（TAM）5年。术后及放、化疗期间以中医药调理。

2. II期

一般先行手术治疗，术后4周内开始辅助化疗，术后辅助化疗一般进行4～8个周期。有放疗适应证的患者行放疗。放疗一般安排在两程化疗之间进行。ER（＋）或患者服用TAM 5年或芳香化酶抑制剂5～10年即内分泌治疗。术后及放、化疗期间以中医药调理。

3. III期

先做术前化疗（新辅助化疗），以后做改良根治术或乳腺单纯切除加腋窝淋巴结清扫术。术后4周内开始辅助化疗、放疗、化疗。ER（＋）或芳香化酶抑制剂5～10年患者服用TAM 5年进行内分泌治疗。诊断即开始中医药调理。

4. IV期

化疗和内分泌治疗为主。必要时做局部放疗或姑息性局部手术切除，诊断即开始中医药调理。

（二）西医治疗

根据基因分析或者免疫组化结果进行治疗选择：Luminal A型乳腺癌通常存在内分泌依赖，化疗敏感性差；Luminal B型，虽然ER阳性，但内分泌依赖性较差，需要化疗；三阴性乳腺癌不依赖内分泌治

疗，目前没有明确有效的分子靶向治疗，更需要化疗；HER-2 阳性型适合用曲妥珠单抗治疗。但是在决定术后辅助化疗时还是要强调临床病理分期的重要性，如腋窝淋巴结阳性，尤其是 3 个以上阳性淋巴结，肿瘤直径 >5 cm 等因素依然是决定化疗的重要因素。

1. 乳腺癌手术方案的选择

（1）保乳手术加术后放疗：早期乳腺癌的保守性手术合并放疗与根治术可获同样的生存率，但患者的生活质量和心理状态明显得到改善。中国医学科学院肿瘤医院对肿瘤 ≤ 3 cm 的乳腺癌直接行保乳手术，若肿瘤 >3 cm 但 ≤ 5 cm，先行 2 ~ 4 个周期化疗，若肿瘤 ≤ 3 cm，仍可行保乳手术，若化疗后肿瘤仍 >3 cm，则行改良根治术。如果肿瘤位于乳头、乳晕，可行中央象限切除，再行乳头再造术。保乳手术后的放疗明显降低局部复发率，局切后不加用放疗的局部复发率为 28.9%，而加用放疗后为 7%（NSABP-B-06 计划）。保乳手术的绝对禁忌证是 2 个或多个肿瘤位于不同象限，钼靶片显示散在的恶性钙化灶。

（2）根治术：在原发灶为 T_2、T_3，同时腋淋巴结有转移的病例中，根治术的生存率仍高于改良根治术患者。

（3）腋窝淋巴结清扫：一直是浸润性乳腺癌根治性手术的重要步骤，它在预后方面的价值大于治疗上的价值。腋窝淋巴结清扫有一定的并发症，如神经、血管损伤、上肢水肿、肩关节功能障碍、肋间臂神经感觉丧失等。前哨淋巴结活检可以筛选病例避免进行腋窝淋巴结清扫，不建议常规采用免疫组化法检测前哨淋巴结微转移，因为其并不能改变治疗选择。此外孤立肿瘤细胞和直径 <2 mm 的微转移并不是腋窝清扫的适应证。

2. 早期乳腺癌的术后辅助治疗

（1）化疗：对于部分有预后不良或者高危因素的患者仍需要给予化疗降低其复发风险。蒽环类及紫杉类药物仍然是乳腺癌辅助化疗的常用药物。NCCN 推荐的联合化疗方案包括：TAC（多西他赛、多柔比星和环磷酰胺）方案、AC（多柔比星和环磷酰胺）方案、AC 序贯紫杉醇方案等。在临床实践中应根据患者不同的复发风险，遵循指南选择合适的化疗方案。

（2）靶向治疗：曲妥珠单抗用于 Her-2 阳性早期乳腺癌术后辅助治疗，可明显降低患者的复发率和死亡率。AC 序贯紫杉类（紫杉醇或者多西紫杉醇）+ 曲妥珠单抗治疗 1 年，作为含曲妥珠单抗化疗辅助治疗的首选方案。TCH（多西紫杉醇 / 卡铂 / 曲妥珠单抗）也被推荐为可选方案，尤其是对于那些有心脏毒性风险因素的患者。在辅助治疗阶段使用曲妥珠单抗过程中应注意其心脏毒性，定期监测患者心脏功能，必要时给予暂停或者终用曲妥珠单抗。

曲妥珠单抗（Herceptin）首次应用剂量 4 mg/kg，溶于生理盐水 250 mL 中缓慢静脉滴注，以后每周 2 mg/kg 静脉滴注，不能静脉推注或通过其他途径给药。

（3）内分泌治疗：三苯氧胺是绝经前早期乳腺癌患者内分泌治疗的首选药物，绝经后的患者也可以使用。芳香化酶抑制剂已成为绝经后乳腺癌患者辅助治疗的首选药物。对于绝经后激素受体阳性患者，可以直接选择术后 5 年 Als（阿那曲唑、来曲唑或依西美坦）；对于已经用过 TAM 2 ~ 3 年的患者，可换用 Als 治疗至 5 年，或者可以再换用 Als 治疗 5 年；已经用过 trAM 5 年的患者，可以选择后续强化使用 Als 5 年。对部分不适用 TAM 治疗，或有高危复发转移因素的绝经前患者，可以考虑在有效的卵巢功能抑制后，选择使用芳香化酶抑制剂作为辅助治疗。

长期使用芳香化酶抑制剂可能会出现骨质疏松，应进行骨密度监测，当测量骨密度的 T 评分 < 2.5 标准差时，应开始二膦酸盐治疗，同时推荐常规补充维生素 D 和钙剂，鼓励进行体育锻炼。2010 年专家共识推荐可预防性使用二膦酸盐治疗。

（4）乳腺癌根治术后或改良根治术后放疗：适应证：①腋窝淋巴结 ≥ 4 个；②乳腺原发灶 >5 cm；③皮肤、胸肌筋膜或胸肌受侵；④病理类型为分化差癌；⑤淋巴结融合或侵至淋巴结包膜外；⑥腋窝淋巴结清扫不彻底（淋巴结检出总数不足 10 个），淋巴结转移 1 ~ 3 个。

术后辅助放疗是在术后进行胸壁、淋巴引流区的放疗，主要是加强根治术后的局部控制，尤其是有腋淋巴结转移的患者。

3. 术前新辅助治疗

并非所有的患者均可以从辅助治疗中获益。新辅助治疗的适应证是不适合手术的局部晚期乳腺癌，即 T_3 和（或）N_2 以下，或者有保乳意愿的部分 T_2 患者（原发肿瘤大小 3～5 cm）。新辅助治疗的优势在于一方面可以降低肿瘤分期，使部分不可手术或者不能保乳的患者获得手术切除或者保乳手术的机会；另一方面可以直接观察药物治疗的敏感性，避免无效治疗的长期应用；同时，新辅助治疗可以使获得病理学完全缓解（pCR）的患者得到生存获益。

凡推荐用于术后辅助治疗的化疗方案都可用于术前化疗，如含蒽环类的 CAF、FAC、AC、CEF 和 FEC 等方案。普遍认为含紫杉类的化疗方案较含蒽环类的化疗方案有更高的病理学完全缓解率，虽然在新辅助治疗的临床研究中，更多采用蒽环类和紫杉类药物序贯使用的策略，但临床实践中新辅助化疗可以选择含有蒽环类和紫杉类药物的联合方案。新辅助化疗应严格临床适应证，遵循科学和伦理结合的原则，避免过度使用。

年龄较大、不能耐受化疗、激素受体阳性的老年患者可以选择新辅助内分泌治疗，可供选择的药物包括三苯氧胺和芳香化酶抑制剂。HER-2 阳性的患者，由于加用曲妥珠单抗后可以显著提高患者的病理学缓解率，因此推荐在术前新辅助治疗过程中使用含曲妥珠单抗的治疗。

4. 复发转移乳腺癌解救治疗

（1）晚期乳腺癌分类治疗策略：晚期乳腺癌内分泌治疗的基本原则激素反应型乳腺癌，是指激素受体 [ER（或）PR] 阳性的患者，对于这部分患者即使有内脏转移，如果没有症状，可以首选内分泌治疗。非激素反应型乳腺癌是指激素受体均为阴性，或者即使受体阳性但是内分泌治疗耐药的患者。一般情况下对这部分患者不考虑抗雌激素或者芳香化酶抑制剂的内分泌药物治疗。但是 ER 和 PR 阴性的患者在某些特殊情况下也可以选内分泌治疗，尤其是对软组织转移和（或）骨转移的患者，可以考虑严格遵守 GCP 原则试用一次内分泌治疗。

接受过抗雌激素治疗的绝经后患者，芳香化酶抑制剂是复发乳腺癌的首选一线方案。对未接受抗雌激素治疗的绝经前患者，初始治疗可以是抗雌激素单药治疗，或有效的卵巢功能抑制后加用芳香化酶抑制剂；绝经前抗雌激素治疗失败的患者，首选二线治疗方案是卵巢功能抑制联合芳香化酶抑制剂。芳香化酶抑制剂失败的绝经后乳腺癌患者，可选择孕激素治疗或氟维司群，而非甾体类芳香化酶抑制剂（阿那曲唑和来曲唑）治疗失败的患者，可选择甾体类芳香化酶抑制剂（依西美坦）、孕激素或氟维司群。

（2）晚期乳腺癌化疗基本原则：激素非反应型患者，应该选择化疗，化疗药物的选择应避免既往使用过确定治疗无效的药物。辅助治疗仅用过内分泌治疗而未用过化疗的患者，可以选择 CMF 方案或蒽环类为主的 CAF/CEF 方案。对于辅助治疗中未曾用过蒽环类药物的患者，出现复发转移后首选蒽环类药物联合紫杉类的方案，部分辅助治疗曾经用过蒽环类或紫杉类的患者，只要未判定耐药和治疗失败也可使用 AT 方案。多西紫杉醇联合卡培他滨的 XT 方案，和吉西他滨联合铂类的 GP 方案，与单药紫杉类药物比较，能够显著提高蒽环类药物失败的转移乳腺癌的有效率，延长疾病进展时间，并有延长生存优势，是蒽环类药物失败转移乳腺癌的首选方案。随着越来越多的乳腺癌患者在术后辅助治疗中接受了紫杉类药物治疗，出现复发转移后可以考虑的药物有：卡培他滨、长春瑞滨、吉西他滨和铂类药物，可以考虑单药或联合方案。

联合化疗比单药化疗有更高的客观缓解率和更长的至疾病进展时间（TTP），但与单药序贯治疗相比总生存期无显著差异，然而联合化疗的毒性相对较大，而单药毒性较低，利于长期用药，患者生活质量较好。因此，对于疾病进展快、一般情况好、肿瘤负荷大、年轻的患者可以选择联合化疗。联合化疗后取得疗效的患者，由于不良反应而不能耐受联合化疗者也可以考虑原有有效联合方案的单药序贯治疗，以尽量延长疾病控制时间。

疾病进展缓慢、肿瘤负荷小、一般情况差、老年患者应考虑单药化疗。既往 2 个联合化疗失败的晚期患者建议不再给予联合化疗，应考虑单药化疗或化疗联合分子靶向治疗。如果连续 3 种化疗方案无缓解或 ECOG 体力状态评分 ≥ 3，则建议仅给予最佳支持治疗。

（3）靶向治疗：Her-2 阳性乳腺癌的靶向治疗对于 HER-2 阳性的转移或复发乳腺癌患者，首选含

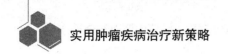

曲妥珠单抗为基础的联合化疗。对于蒽环类失败的 HER-2 阳性需要化疗患者，首选方案是曲妥珠单抗联合紫杉类药物，但对示紫杉类药物也失败的患者，曲妥珠单抗可以联合长春瑞滨、卡培他滨、铂类、吉西他滨等化疗药物。曲妥珠单抗治疗疾病进展后，可以继续使用曲妥珠单抗，更换其他的化疗药物，或选择拉帕替尼联合卡培他滨。

（三）中医治疗

1. 常见辨证论治分型

（1）肝郁气滞型：见于乳腺癌早期或术后放、化疗期间患者

主症：发病与情绪因素有关，乳房肿块胀痛，两胁作胀，心烦易怒，口苦咽干，头晕目眩。脉弦滑，舌苔薄白或薄黄。

辨证：肝郁不舒，气滞痰凝。

治法：疏肝理气，化痰散结。

处方：柴胡 10 g，青皮 10 g，郁金 10 g，橘叶 10 g，当归 10 g，白芍 10 g，云苓 10 g，瓜蒌 30 g，白术 10 g，草河车 15 g，山慈姑 15 g，白花 10 g。方中柴胡、青皮、郁金、橘叶疏肝理气；当归、白芍养血柔肝；瓜蒌、山慈姑、草河车、白芷化痰消肿散结；白术、云苓健脾利湿。

（2）冲任失调型：见于乳腺癌中期、病情进展。

主症：发病与情绪因素有关，乳房肿块胀痛，两胁作胀，心烦易怒，口苦咽干，头晕目眩，兼有月经失调，腰膝酸软，五心烦热，目涩，口干，脉细数无力，苔少有龟裂，舌质红。

辨证：冲任失调，肝肾阴虚。

治法：调理冲任，滋补肝肾。

处方：香附 10 g，郁金 10 g，川楝子 10 g，当归 10 g，生地黄 15 g，熟地黄 15 g，白芍 15 g，川芎 10 g，橘叶 10 g，女贞子 10 g，枸杞子 10 g，生山药 15 g，瓜蒌 30 g，夏枯草 15 g。方中当归、生熟地、白芍、川芎、女贞子、枸杞子，滋阴养血、补肾调经，香附、郁金、川楝子、橘叶疏肝理气，生山药健脾，夏枯草、瓜蒌解毒散结。

（3）毒热蕴结型：见于炎性乳腺癌，肿瘤局部为 T4d、T4C 或化疗后多发卫星结节或Ⅳ期乳腺癌患者。

主症：乳房肿块迅速增大，疼痛或红肿甚至溃烂翻花，分泌物臭秽或乳腺癌术后多发转移，消瘦乏力或发热，心烦，口干，便秘。舌质暗红，舌苔黄白或黄厚腻，脉弦数或滑数。

辨证：瘀毒内结，正虚邪实。

治法：解毒化瘀、扶正祛邪。

处方：猫爪草 15 g，山慈姑 10 g，草河车 15 g，刘寄奴 10 g，蜂房 6 g，蒲公英 30 g，全瓜蒌 30 g，玄参 15 g，牡丹皮 12 g，夏枯草 15 g，白花蛇舌草 30 g，白英 30 g，蛇莓 20 g，龙葵 15 g，生黄芪 30 g，生地黄 12 g，当归 10 g，焦三仙 30 g，砂仁 10 g。方中当归、生黄芪、生地黄补气养血，焦三仙、砂仁开胃化食，防滋腻。余药清热解毒，活血祛瘀。

辨证加减法：自汗明显者加浮小麦。患侧上臂肿胀加络石藤、桑枝、路路通。便秘者加制大黄、柏子仁。眠差者加夜交藤、炒枣仁。

2. 证候要素辨证

临床情况复杂，患者中医证候千变万化，套用传统的辨证分型有时难以满足临床辨证用药需要，近些年，有学者提出证候要素辨证：辨单证，临床上据证组合，根据患者的临床表现结合乳腺癌的病机特点不外乎正虚与邪实。正虚者气虚（脾、心）、阳虚（肾）、阴（肝、肾）虚、血虚，尤以脾虚、肾亏多见；邪实者气滞、血瘀、痰凝、毒聚。临证时根据乳腺癌的基本证候和每个需要临症加减用药的症状，拟定一个相对应的由 3～5 味中药组成的小方剂；临证时再根据每位患者具体证型选用对应的方剂组合成辨证论治处方。在临证处方时，要遵循中医基本理论，体现君臣佐使的组方原则，尽量避免十八反、十九畏的组合。

3. 常见症状的对症治疗

自汗明显者加浮小麦；患侧上臂肿胀加络石藤、桑枝、路路通；便秘者加制大黄，柏子仁；眠差者

加夜交藤、炒枣仁。

4. 常用抗乳腺癌中草药

土贝母、龙葵、白英、草河车、猫爪草、半枝莲、蛇莓、土鳖虫、山慈姑。

5. 常用中成药

西黄丸：功能行瘀散结，解毒消肿。每服 3～6 g，陈酒送下。久服损胃气。

小金丹：功能化痰散结，祛瘀通络。治肿瘤患者证属寒湿痰瘀阻络者，证虚者不宜用。

桂枝茯苓丸：用于妇人素有癥块，或血瘀经闭，行经腹痛，产后恶露不尽。用法用量：口服，大丸一次 6 丸，小丸一次 9 丸，一日 1～2 次。孕妇慎服。

六味地黄丸：熟地黄、山茱萸（制）、牡丹皮、山药、茯苓、泽泻。功能主治：滋阴补肾。按照用法用量服用，孕妇、小儿应在医师指导下服用。

加味逍遥丸：功能主治：舒肝清热，健脾养血。用于两胁胀痛，心烦易怒，倦怠食少，月经不调。

化瘀丸：功能活血化瘀，软坚散结。适用于具有瘀血证候患者。每次 6 g，每日 1～2 次。

（四）中西医结合治疗

1. 围术期中药应用

乳腺癌手术前治疗参见辨证分型施治。手术后主要表现为气血两伤、脾胃失调，治以益气养血、调理脾胃之品。处方：生黄芪 30 g，太子参 30 g，鸡血藤 30 g，白术 10 g，茯苓 10 g，鸡内金 10 g，砂仁 8 g，木香 6 g，有肝郁者加柴胡 10 g，郁金 10 g。

2. 放疗期间中药应用

乳腺癌患者放疗期间多见乏力、口干、口苦、纳差、白细胞下降等症。应当以益气养阴活血为法。处方：北沙参 30 g，麦冬 15 g，石斛 10 g，生黄芪 30 g，太子参 30 g，白术 10 g，茯苓 10 g，当归 10 g，女贞子 10 g，枸杞子 10 g，山萸肉 12 g，鸡内金 10 g，焦三仙 30 g，鸡血藤 30 g，炙甘草 6 g。方中北沙参、麦冬、石斛养阴，当归养血。生黄芪、太子参、白术、茯苓、炙甘草健脾补气，鸡血藤活血，女贞子、枸杞子、山萸肉补肾，鸡内金、焦三仙化食。对于放疗期间出现的皮肤损害，可使用北京中医医院制黑降丹等外用药。

3. 化疗期间中药应用

乳腺癌患者化疗期间多见乏力、恶心、食欲不振，白细胞下降，辨证属气虚血瘀、脾肾亏虚，当以益气活血、健脾补肾为法。北京中医医院郁仁存主任医师经验方：生黄芪 30 g，太子参 30 g，白术 10 g，茯苓 10 g，女贞子 10 g，枸杞子 10 g，山萸肉 12 g，橘皮 10 g，竹茹 10 g，鸡内金 10 g，焦三仙 30 g，鸡血藤 30 g，炙甘草 6 g。方中生黄芪、太子参、白术、茯苓、炙甘草健脾补气，鸡血藤活血、橘皮、竹茹止呕，女贞子、枸杞子、山萸肉补肾，鸡内金、焦三仙化食。加减：呕吐加半夏 10 g；血象下降及贫血加紫河车 10 g；血小板减少加茜草 15 g，大枣 6 枚，鹿角胶 10 g，烊化；免疫功能低下加仙灵脾 10 g。

4. 对症治疗

（1）患侧上肢肿胀：乳腺癌改良根治术后的患者尤其是乳腺癌根治术后的患者经常出现患侧上肢肿胀，且有逐渐加重的趋势。患侧上肢过劳后更重。预防上，术后及时开展适当的功能锻炼；防止患侧上肢过劳；避免使用患侧上肢输注化疗药；避免牵拉患侧上肢。对于已经发生的患侧上肢肿胀，平时要经常抬高患侧上肢以促进静脉回流。中医治疗上，中药可使用桑枝、络石藤、路路通等。对于中重度水肿，灸法治疗有一定的疗效，应在有经验的医生指导下应用。

（2）肝功损害：部分乳腺癌患者由于原有的肝脏疾病或无明显的肝病史而于化疗后出现肝功异常，表现为胆红素升高和（或）转氨酶升高。治疗采用疏肝理气凉血解毒的中药如柴胡、赤芍、茵陈、姜黄等可促进肝功的恢复。长期口服三苯氧胺患者常有脂肪肝及发胖，可加用中药草决明、茵陈、泽泻等，有去脂作用。

（3）乳腺癌患者合并甲状腺结节：部分乳腺癌患者复查时发现甲状腺结节，精神紧张担心是否为乳腺癌转移。一般乳腺癌不会转移至甲状腺。从中医病因病机上，乳腺癌和甲状腺结节（瘿）的发病均与情志因素有关，因此有些患者先后或同时患两种疾病。可于定期复查 B 超的前提下，试用中药治疗，中药采用海藻、昆布、生牡蛎、夏枯草、浙贝母等，经数月的治疗部分患者的甲状腺结节可消失。

5. 偏方验方

（1）乳腺癌方（北京中医医院郁仁存主任医师经验方）：川郁金 10 g，玫瑰花 10 g，青皮 8 g，陈皮 8 g，橘叶、赤芍 10 g，白芍 10 g，山慈姑 10 g，僵蚕 10 g，当归 15 g，瓜蒌 30 g，水煎分服。功能理气疏肝，消肿散结。主治乳腺病，乳腺癌初起，或乳腺癌手术后治疗。

（2）犀黄丸：《外科证治全生集》方：牛黄 1.5 g，麝香 4.5 g，乳香 30 g，没药 30 g。研极细末，用黄米饭 60 g。捣烂为丸，晒干。功能行瘀散结，解毒消肿。每服 3 ~ 6 g，陈酒送下。久服损胃气。

（3）化瘀丸：《实用中医学》方：水蛭、王不留行、草河车、生牡蛎、白芷、当归等。功能活血化瘀，软坚散结。适用于具有瘀血证候患者。每次 6 g，每日 1 ~ 2 次。

（4）小金丹《外科正宗》方：白胶香、草乌、五灵脂、乳香、没药等。功能化痰散结，祛瘀通络。治肿瘤患者证属寒湿痰瘀阻络者，证虚者不宜用。

（5）神效瓜蒌散（《景岳全书》引古方）：瓜蒌一个（研烂），当归（酒洗）、生甘草各 15 g，乳香 30 g，没药 30 g。酒煎服，如不能饮酒，以酒水各半煎服。功能通乳消肿，活血散结。如数剂不效，宜以补气血之药兼服之。

七、预后及预防

（一）预后

目前已得到认可的重要判断乳腺癌的预后的指标有：临床分期、组织学类型、组织学分级、激素受体和淋巴结转移情况。一般认为，临床分期越早患者预后越好，相反则预后差。肿瘤病理组织类型是决定乳腺癌预后的重要因素。非浸润癌预后最好。随着浸润的出现和程度的加重，预后逐渐变差。在浸润癌中，特殊型浸润癌一般比非特殊型浸润癌预后好。肿瘤的组织学分级 I 级、II 级、III 级分别代表肿瘤的高、中、低分化程度，分化高的肿瘤预后好。淋巴结转移是影响乳腺癌患者预后的最重要因素，转移数目越多，预后越差。临床前和临床研究显示，乳腺癌患者中有 20% ~ 25% 过度表达 HER2/neu，其扩增和过度表达参与了乳腺癌的转移和发生过程，是一个独立的预后因素，与病理类型和淋巴结转移无关，阳性的患者无病生存期较短，是不良预后因素。其他不良预后因素还包括：p53 基因突变、增殖细胞核抗原（PCNA）阳性、Ki-67 等。有利预后因素包括：ER、PR 阳性、Ps（受雌激素调节的基因）阳性、nm^23（转移抑制基因）高表达、P27（细胞周期调节有丝分裂抑制因子和肿瘤抑制基因）高表达等。

由于乳腺癌属于化疗和内分泌治疗敏感肿瘤，新的化疗药和内分泌治疗药不断被研制开发，对于晚期复发转移性乳腺癌的治疗选择的余地较大，因此无论是医生还是患者都应有一种永不放弃的精神。临床上经常可以见到已发生内脏转移和骨转移的患者存活 5 年以上。

（二）随访

治疗后随访应包括常规体检和乳腺 X 线摄片。对接受保乳手术的患者，应每年进行 1 次乳腺 X 线摄片检查。

NCCN 指南不建议包括常规进行碱性磷酸酶和肝功能检查。并指出也没有证据支持在乳腺癌监测中使用"肿瘤标志物"，而且鉴于无症状患者接受常规骨扫描、CT、MRI、PET 和超声检查并不能带来生存获益或减缓疾病复发，因此不作为推荐。

乳腺专用 MRI 检查可被考虑用于双侧乳腺癌高风险患者（如 BRCA1/2 突变的携带者）的治疗后监测和随访。与散发乳腺癌患者相比，携带 BRCA1/2 突变的患者无论接受保乳手术还是全乳切除，对侧乳腺癌复发率均较高。

因为绝经后患者应用他莫昔芬有引发子宫内膜癌的风险，专家组建议子宫完整女性患者在接受他莫昔芬治疗同时应每年接受妇科检查，并对出现的任何阴道少量出血做出快速的检查判断。不推荐在无症状女性中常规进行子宫内膜活检或超声检查。

如果治疗后无月经的患者考虑应用芳香化酶抑制剂，应在开始芳香化酶抑制剂治疗前测定雌二醇和促性腺激素的基线水平并在治疗中连续随访。双侧卵巢切除可以确保治疗后无月经的年轻女性处于绝经状态，因此较年轻患者在开始芳香化酶抑制剂治疗前可以考虑行此手术。

随访内容还包括评估患者对现行治疗（如内分泌治疗）的依从性。

有证据显示健康的生活方式可能改善乳腺癌患者的转归。肥胖（BMI ≥ 30）、吸烟和饮酒与对侧乳腺癌的发生相关。一项入组 1 490 例 I ~ III I 期女性乳腺癌患者的前瞻性研究显示，无论是否肥胖，多食蔬菜水果和体育锻炼均与生存率改善相关。因此，专家组建议采取积极的生活方式，保持理想的体重（BMI 20 ~ 25），以使总体健康状况和乳腺癌转归达到最理想化。专家组反对采用激素避孕法。

有转移或复发表现的乳腺癌患者的分期评估检查包括病史、体检、全血细胞计数、血小板计数、肝功能检查、胸片、骨扫描以及对疼痛或骨扫描异常的长骨或承重骨进行的放射学检查，可考虑腹部 CT 或 MRI 扫描，应对首次复发灶进行活检，并确定激素受体状况（ER 和 PR）和重新检测 HER-2 状况，尤其如果为既往未知、以前检测为阴性或者无扩增的情况。对于根据 NCCN 遗传性 / 家族性高危评估：乳腺癌与卵巢癌指南被判定为遗传性乳腺癌的高危患者，推荐进行遗传学咨询。

第二节　食管癌中西医结合治疗

一、概述

食管癌是发生在食管上皮组织的恶性肿瘤，是常见的消化道恶性肿瘤之一，世界范围内，食管癌死亡顺位排在第 7，每年约有 30 万人死于食管癌。发病率地区差别非常大，中国、伊朗及里海地区、非洲部分地区属高发区域，欧洲（法国除外）、北美等发达国家发病率较低。高低发区人群食管癌发病率和死亡率可相差 500 倍。食管癌预后极差，中晚期患者 5 年生存率仅为 10% 左右。

我国为世界上食管癌发病率和死亡率最高国家，1999 年 WHO 资料显示，中国食管癌患者占世界总数的 46.6%。根据 90 年代初全国人口死亡抽样调查，食管癌死亡顺位排在第 4，男性死亡率为 22.14/10 万，女性死亡率为 12.34/10 万。我国食管癌流行病学具有如下特点：①存在高发区，如太行山区的河南林县、河北涉县、四川盐亭、江苏扬州以及苏北地区部分县市等。②一般地区男性发病率高于女性，男女发病率之比约为 1.6 ：1。③发病率随年龄增加而升高，80% 在 50 岁以后发病。④农村明显高于城市。近年来，我国部分地区食管癌的发病率和死亡率呈渐缓下降趋势。上海、天津、启东地区食管癌发病率男性平均下降 21.9%，女性下降 17.1%，但是高发区如林县食管癌的发病率仍较稳定。

二、西医病因病理

（一）病因

食管癌的病因目前还不确切，一般认为是环境因素、遗传因素长期相互作用的结果。流行病学资料显示，烟、酒是西欧和北美食管癌发生的主要危险因素，而膳食缺乏维生素、亚硝酸盐含量增高以及食物真菌污染等可能与亚洲中部地区和中国食管癌发生有关。

1. 生活、饮食习惯

在西方发达国家，吸烟、饮酒因素是食管癌较为肯定的危险因素。我国调查发现，在高发区居民长期大量使用腌菜和霉变食物后，体内硝酸盐、亚硝酸盐和二级胺含量显著增高，且和当地食管癌和食管上皮重度增生的患病率呈正相关，这些物质在胃内易合成强致癌物质亚硝胺。动物实验证实，霉变食品可以诱发小鼠食管和胃的癌前病变或鳞状上皮癌，这类真菌与亚硝胺促癌有协同作用，可能是食管癌发病原因之一。

有研究发现，长期喜进烫食、粗食，饮浓茶，多食辣椒等刺激性食物以及进食过快等不良习惯可引起食管黏膜损伤、引起食管黏膜增生间变，也可能是致癌因素之一，而长期饮茶、多吃新鲜蔬菜、水果、葱蒜可能具有保护作用。

2. 癌前病变

研究表明慢性食管炎与食管黏膜的鳞状上皮的不典型增生有密切关系，慢性食管炎是不典型增生的

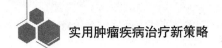

基础条件之一，而不典型增生是癌前病变，因此也可以认为慢性食管炎是食管癌前病变发生的基础条件。在我国华北高发区经内镜和组织学检查发现，慢性食管炎相当普遍，高达80%左右，且90%累及食管中下段1/3处，与癌肿的好发部位相一致。目前倾向于慢性食管炎、十二指肠反流症等是食管癌的危险因素，各种长期不愈的食管炎可能是食管癌的癌前病变。

3. 微量元素与营养因素

食管癌高发区人群中血清钼、发钼、尿钼及食管癌组织中的钼都低于正常。林县食管癌高发区水土中缺少钼，钼的抑癌作用被多数学者证实。除此之外，通过分析食管癌高、低发区土壤中微量元素含量时发现，食管癌高发区的微量元素（Fe、Mn、Cu、Zn）有效态含量均显著低于低发区。这提示了微量元素与食管癌的发病密切相关。

膳食营养与食管癌的发生密切相关，在对食管癌高发区林州市膳食营养素摄入水平分析时发现，该地居民膳食蛋白质摄入量偏低，且来源不合理，大部分来自粮谷类，动物及豆类蛋白占比例较小，维生素A、核黄素明显摄入不足，而核黄素是维持食管上皮的正常生长所必需。

4. 遗传因素

食管癌具有显著的家族聚集现象，高发区连续三代或三代以上患病家族屡见不鲜，在阳性家族史中，食管癌患者以父系为多，母系次之，旁系最少。

（二）病理

食管癌的病变部位，我国各地报告不一，但均以中段最多（52.69%～63.33%），下段次之（24.95%～38.92%），上段最少（2.80%～14.0%），

1. 大体分类

早期食管癌指病变只累及上皮、固有膜或黏膜下层，未侵犯肌层。可分为隐伏型（上皮内癌）、糜烂型、斑块型、乳头型。进展期食管癌可分为髓质型、蕈伞型、溃疡型、缩窄型，以前两型为多见。

2. 组织学分类

食管癌的组织学类型中以鳞癌最多见，约占全部病例的90%以上，其次为腺癌（包括腺棘癌），约占7%，其他如小细胞癌、黏液表皮样癌、癌肉瘤等更为少见。

3. 食管癌的扩散与转移

主要有以下3种方式：

（1）直接侵犯：癌组织通过食管黏膜及黏膜下层的淋巴管，形成广泛的黏膜及黏膜下层的癌细胞浸润。有时出现互不相连的癌结节，可距原发灶5cm之外。食管无浆膜层，肿瘤穿透肌层后，可直接浸润邻近器官，包括气管、支气管、甲状腺、胸导管、奇静脉、肺门及肺组织、心包等，少数病例则浸润至主动脉，形成主动脉瘘，突然大出血而死亡。

（2）淋巴结转移：食管癌的淋巴道转移较为常见，约占病例的2/3，一般顺淋巴引流方向而转移，有时则呈现跳跃现象。

（3）血行转移：以肝、肺转移最为常见，他脏器依次为骨、肾、肾上腺、胸膜等。

三、中医病因病机

食管癌在古代中医文献记载中见于噎膈、痞满等病证。中医学文献中，远在两千年前就有关于类似食管癌症状的描述。如《素问·阴阳别论》中即有"三阳结谓之膈"，《素问·至真要大论》有"饮食不下，隔噎不通，食则呕"。《素问·通评虚实论》中说："隔塞闭绝，上下不通，则暴忧之病也。"《灵枢·邪气脏腑病形》中载"隔中，食饮人而还出，后沃沫"等，这些论述与食管癌临床表现相似。巢元方将噎分为气、忧、食、劳、思五噎，具体描述了食噎和气噎的症状。综合古代医家观点，可以将食管癌病机归纳为如下几方面。

（一）七情郁结，脾胃受伤

中医理论认为，七情不遂，皆可影响气机失调，形成气结。《黄帝内经》提到："膈塞间绝，上下不通则暴忧之病也。"《诸病源候论》说："忧思则气结；气结则不宣流，使噎，噎者，塞不通也。"

明李中梓提出："忧思悲恚则脾胃受伤，津液渐耗，郁气生痰，痰塞不通，气则上而不下，妨碍道路，饮食难进，噎塞所由成也。"《医统》说："膈噎始因酒色过度，继以七情所伤。"这些都说明噎隔的病因与七情郁结、脾胃损伤有密切关系。

（二）气滞血瘀，痰湿凝结

明徐灵胎说："噎膈之证必有瘀血，顽痰逆气，阻隔胃气。"清杨素园指出："食管中系有形之物阻扼其间，而非无故狭隘也明矣！"明确指出食管内长了有形之物。古代文献中有人将膈症分为气膈、血膈、痰膈、火膈、食膈5种，说明与气、血、痰、火及饮食有关。如《明医指掌》称："膈病多起于忧郁，忧郁则气结于胸臆而生痰，久则痰结成块，胶于上焦，道路窄狭，不能宽畅，饮则可入，食则难入，而病已成矣。"说明此病与痰结形成肿物有关。

（三）饮食、起居不节

中医文献中论及噎隔成因时，也提出与饮食的不良习惯有关。如朱丹溪说："夫气之为病或饮食不谨，内伤七情或食味过厚，偏助阳气，积成膈热。"李梴说此症的病因是"饮食、淫欲或因杂病误服辛香燥药。"

医家还指出好热饮之人，特别是喜炊喝热酒的人易生膈证，清喻昌《医门法律》说："过饮滚酒，多成膈证，人皆知之。"宋代《济生方》著者严用和指出："饮酒有节度，七隋不伤，阴阳平衡，气顺痰下，噎膈之疾无由作。"说明饮食不节亦是诱因之一。

（四）气血亏损、年高肾衰或先天禀赋不足

人的气血亏损和年老肾虚作为内因与食管癌发病有关。元朱丹溪说："噎膈反胃各虽不同，病出一体，多由气血虚弱而成。"明赵献可《医贯》论膈证时亦指出："惟年高者有之，少无噎膈反胃者。"明张景岳说："噎膈一证，必以忧愁，思虑，积劳，积郁或酒色过度，伤阴而成……伤阴则阴血枯涸，气不行则噎膈病于上，精血枯涸则燥结病于下。"以上说明人体的脏腑虚弱，气血亏损，及年高之人精枯阴伤，都能诱发噎膈证。而先天禀赋不足，对食管癌的遗传易感性也要加以考虑。

四、临床表现及辅助检查

（一）临床表现

1. 症状

早期食管癌症状轻微，主要表现为进食时哽噎或胸骨后的不适、微痛，摩擦感、食物滞留感、异物感等。这些症状常只在吞咽食物时出现，开始是间歇性，以后逐渐变为经常性。中晚期食管癌的典型症状是进行性吞咽困难，即初期进食同体食物时觉吞咽障碍，以后则进半流质甚至流质饮食亦有此症状，最后可发展至滴水不入。因为食管壁富有弹性和扩张能力，只有当约2/3的食管周径被癌肿浸润时，才出现吞咽困难，由于管腔梗阻，涎液及食管分泌液不能流入胃内，加之局部炎症反应，黏液分泌增加，可出现呕吐黏液。部分患者还可出现胸骨后或背部疼痛，多为持续性钝痛，若疼痛剧烈，伴有发热，常预示着肿瘤穿孔。

2. 食管癌的体征

早期体征缺如。晚期则可出现消瘦、贫血、营养不良、失水或恶病质等体征。当癌肿转移时，可触及肿大而坚硬的浅表淋巴结，或肿大而有结节的肝脏。肿瘤侵犯气管、支气管可导致食管–气管瘘，引起呛咳、肺部感染等。肿瘤压迫或侵犯喉返神经可引起声带麻痹可致声音嘶哑，侵犯大血管可引起大出血。

（二）辅助检查

1. 实验室检查

部分肿瘤标志物如血清细胞角蛋白–19片段、CA211、CEA、TPA、CA199等的检测对肿瘤诊断有辅助作用，但缺乏特异性，更多地应用于随访或判断预后。

2. X线诊断

食管X线钡餐检查是一项较简便而实用的方法，可以明确肿瘤部位，侵犯周围脏器程度；显示黏膜改变，如黏膜皱襞增粗、迂曲、中断或消失；显示管腔、管壁病变，如充盈缺损和狭窄、管壁僵硬等。

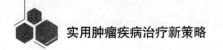

此外还可显示钡剂通过及排空障碍。

3. CT 检查

CT 扫描可以清晰显示食管与邻近纵隔器官的关系。正常食管与邻近器官分界清楚，食管壁厚度不超过 5 mm，如食管壁厚度增加，与周围器官分界模糊，则表示食管病变存在。CT 还可显示纵隔、腹腔内肿大淋巴结以及有无其他脏器转移。增强扫描还有助于判断肿瘤对血管等器官有无侵犯及侵犯程度。

4. 食管癌的内镜诊断

通过纤维食管镜检查可直接观察肿瘤的形态，并可在直视下做活组织病理学检查，以确定诊断。近年应用色素内镜技术，通过活组织染色诊断早期食管癌获得良好效果。超声内镜不仅可以检测黏膜下肿瘤，而且可以准确判断病变浸润及邻近转移的程度。对于邻近的纵隔淋巴结转移可依据淋巴结的大小及内外部回声进行辨别，准确率可达 90% 左右。

5. 脱落细胞学检查

应用线网气囊双腔管细胞采集器吞入食管内，通过病变段后充气膨胀气囊，然后缓缓将气囊拉出。取网套擦取涂片做细胞学检查，阳性率可达 90% ~ 95% 以上，常可以发现一些早期病例，为食管癌大规模普查的重要方法。

6. B 超

可了解周围实质性脏器如肝脏或腹腔淋巴结有无转移。

五、诊断与鉴别诊断

（一）诊断要点

对年龄 40 岁以上，有吞咽不适或异物感，尤其是进行性吞咽困难者，均应考虑本病之可能性，对疑似病例进行上消化道造影或食管镜检查，必要时做拉网细胞学检查。经上述检查后，绝大部分患者可获确诊。

（二）分期诊断

食管癌国际 TNM 分期标准（UICC，2009 版）

1. 分级 T 分级

T_X：原发肿瘤不能确定

T_0：无原发肿瘤证据

T_{is}：高度不典型增生（腺癌无法确定原位癌）

T_{1a}：肿瘤侵及黏膜固有层

T_{1b}：肿瘤侵及黏膜下层

T_2：肿瘤侵及固有肌层

T_3：肿瘤侵及纤维膜

T_{4a}：肿瘤侵及胸膜、心包、膈肌

T_{4b}：肿瘤侵及其他邻近器官 N 分级 *

N_X：区域淋巴结无法确定

N_0：无区域淋巴结转移 t

N_{1a}：1 ~ 2 个区域淋巴结转移

N_{1b}：3 ~ 5 个区域淋巴结转移

N_2：6 ~ 9 个区域淋巴结转移

N_3：多 10 个区域淋巴结转移

*：AJCC 建议清扫淋巴结总数不少于 12 个，并应记录清扫的区域淋巴结总数。

M 分级 #

M_X：远处转移无法确定

M_0：无远处转移

M_1：有远处转移

#：锁骨上淋巴结和腹腔动脉干淋巴结不属于区域淋巴结，而为远处转移。

2. 分期

0 期：$T_{is}N_0M_0$

Ⅰ期：$T_1N_0M_0$

Ⅱ期：$T_2N_0M_0$

Ⅲ期：$T_3N_0M_0$；$T_1N_1M_0$；$T_2N_1M_0$；$T_3N_1M_0$

Ⅳ期：T_4，任何 N，M_0；任何 T，任何 N，M_1

（三）西医鉴别诊断

1. 贲门失弛缓症

患者多见于年轻女性，病程长，可有吞咽困难或胸骨后疼痛，症状时轻时重。食管钡餐检查有其特殊表现，表现为食管下端呈光滑的漏斗型狭窄，但食管黏膜光滑，应用解痉剂时可使之扩张。

2. 食管良性狭窄

可由误吞腐蚀剂、食管灼伤、异物损伤、慢性溃疡等引起的瘢痕所致。经详细询问病史和 X 线钡餐检查可以鉴别。

3. 食管良性肿瘤

主要为平滑肌瘤，占 60% ~ 80%，发病年龄较轻，病程较长，下段食管多见，吞咽困难多为间歇性。X 线钡餐检查可显示食管有圆形、卵圆形或分叶状的充盈缺损，边缘整齐，周围黏膜纹正常。

4. 反流性食管炎

表现为不同程度吞咽困难，往往伴有胸骨后疼痛、烧灼感或体位性反酸。鉴别主要依据病史、食管镜以及食管功能检查。

5. 梅核气

多见于青年女性，时有咽部球样异物感，进食时消失，常由精神因素诱发。本病实际上并无器质性食管病变，亦不难与食管癌鉴别。

6. 食管周围器官病变

如纵隔肿瘤、主动脉瘤、支气管肺癌、甲状腺肿大、心脏增大等可压迫食管引起吞咽困难，X 线钡餐检查可显示食管有光滑的压迹，黏膜纹正常。

（四）中医类证鉴别

食管癌属于中医"噎膈"范畴，表现为进食哽噎感，伴有胸骨后不适、烧灼或疼痛等症状，进行性加重可表现为进食困难，食入即吐，吐白色黏痰或泡沫样痰涎，进行性消瘦。临床需与反胃、梅核气相鉴别。

1. 反胃

噎膈与反胃均有食后呕吐症状，噎膈多属阴虚有热，表现为吞咽困难，哽噎不通，食入即吐；反胃多为阳虚有寒，表现为食尚能入，朝食暮吐，暮食朝吐。

2. 梅核气

两者均可见咽中哽塞不舒症状。噎膈为有形之物梗阻于食管，吞咽困难；梅核气为气逆痰阻于咽喉，无吞咽困难，饮食不下，食入即吐等症状。

六、治疗

（一）治疗原则

1. 0 期、Ⅰ期

首选手术治疗，术后配合中药治疗。

2. Ⅱ、Ⅲ期

首选手术治疗，选择性术前化疗和（或）放疗，以提高切除率和远期疗效，术后巩固性给予化疗或放疗，

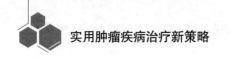

术后或放化疗期间配合中药治疗。

3. Ⅳ期

选择性给予化疗、放疗,并配合中药治疗,治疗目的在于延长生存期,提高生活质量,一般不考虑手术。

(二)西医治疗

1. 手术治疗

对于早期和局限的食管癌(0期、Ⅰ期、Ⅱ期),手术治疗可获得长期治愈,其中早期食管癌手术后五年生存率可达90%以上。而对中晚期(Ⅲ期)患者,虽难以进行根治,但也应尽可能行姑息手术,目的在于缓解症状、提高生活质量,并有利于术后辅助放疗和药物治疗。

2. 放疗

放射线治疗在食管癌的治疗中占重要地位,由于早期诊断滞后,确诊时80%以上病例为中晚期。中晚期食管癌的治疗主要依靠放射治疗以及放疗和其他学科的综合治疗,上段及中段食管癌应以放射线治疗为主。近年来,食管癌放疗在照射技术、分割方法和多学科综合治疗方面的研究已取得可喜进展,适形放疗以及超分割放疗研究方面的进展在一定程度上提高了放射线治疗效果。

3. 化疗

随着新化疗药物的不断发现,化疗在食管癌综合治疗中的地位不断提升。其中,新辅助化疗在降低肿瘤分期、提高根治性切除率和提高远期生存率的作用也逐渐被认可。中、晚期食管癌不能手术或放射线治疗的病例,或手术后、放射线治疗后复发、转移的病例,应以中西药物综合治疗。食管癌对化疗较不敏感,通常采用联合化疗,以提高疗效。食管癌化疗有如下几种模式:①新辅助化疗:目的在于消灭潜在的微小转移灶;降低手术分期,提高切除率;评估药物敏感性,便于术后治疗方案选择。一般术前化疗基于PF(PDD+5-FU)方案,一组文献报告采用新辅助化疗组的总的生存情况优于单纯手术组,2年生存率分别为43%、34%。②辅助化疗:目的在于延缓或预防肿瘤的复发转移。目前食管鳞癌术后是否常规辅助化疗存在争议。约70%的食管鳞癌术后患者会在2年内复发或转移,因此应进一步探索更好的综合治疗模式。③姑息化疗:对于晚期病例,合理选择化疗,可以改善症状,延长生存期。④化疗合并放疗:许多临床研究结果证明同步或序贯化放疗能明显提高肿瘤局部控制率,甚至可以获得20%~30%的病理学的完全缓解,延长生存期,逐渐成为一个新的治疗模式。目前临床联合化疗方案有效率在25%~50%,常用方案如下:

(1)PF方案:PDD 100 mg/m²,Ⅳ,第1天;5-FU 1 000 mg/(m²·d),CIV第1~5天;28天为1个周期。

(2)TCF方案:Paclitaxel:175 mg/m²,IV,第1天;PDD:20 mg/(m²·d),Ⅳ,第1~5天;5-FU:750 mg/(m²·d),CIV第1~5天;28天为1个周期。

(3)TP方案:Paclitaxel:90 mg/m²,Ⅳ,第1天;PDD:50 mg/m²,Ⅳ,第1天;14天为1个周期。

(4)GP方案:GEM:1 000 mg/m²,Ⅳ,第1、8天;PDD:75 mg/m²,Ⅳ,第1天;21天为1个周期。

4. 靶向治疗

近年在食管癌的分子靶向治疗方面也进行了一些研究,主要是针对EGFR的西妥昔单抗、小分子酪氨酸激酶抑制剂吉非替尼、厄洛替尼及针对VEGF的贝伐珠单抗等。初步的临床研究提示,酪氨酸激酶抑制剂疗效欠佳,对于鳞癌疗效优于腺癌;西妥昔单抗有增敏化放疗的作用,贝伐珠单抗联合化疗可能提高食管腺癌的疾病控制率。但也有相反的结论,一项在化放疗基础上加用西妥昔单抗治疗局限性食管癌的Ⅱ/Ⅲ期临床试验已提前终止,原因是中期结果显示,加用西妥昔单抗会增加毒性、降低化放疗完成率和不利于生存。

(三)中医治疗

1. 辨证施治

(1)痰气互阻型

主症:食入不畅,吞咽不顺,时有嗳气不舒,胸膈痞闷,伴有隐痛,口干,脉细弦,舌质淡红,舌苔薄白。

辨证:气滞痰结,气痰互阻。

治法：开郁降气，化痰散结。

处方：旋覆花10g（包），代赭石20g，莱菔子15g，郁金10g，瓜蒌20g，山豆根8g，贝母10g，砂仁4g，苏梗10g，刀豆子15g，草河车20g，陈皮10g。

按语：气痰互阻哽噎不畅，气滞则胸膈痞闷，气不降则咽梗作塞。津液不布，灼而成痰。旋覆花、代赭石、郁金、砂仁、苏梗、刀豆子、陈皮开郁下气；莱菔子、瓜蒌、贝母、陈皮下气化痰；山豆根、草河车解毒散结。

（2）血瘀痰滞型

主症：吞咽困难，胸背疼痛，甚则饮水难下，食后即吐，吐物如豆汁、痰黏等。大便燥结，小便黄赤，形体消瘦，肌肤甲错，舌质暗红，少津或有瘀斑瘀点，黄白苔，脉细涩或细滑。

辨证：血瘀痰滞，瘀毒内结。

治法：祛瘀散结，化痰解毒。

处方：急性子10g，木鳖子10g，威灵仙30g，半夏15g，胆南星10g，赤芍10g，桃仁10g，杏仁10g，半枝莲30g，山豆根8g，瓜蒌30g，草河车15g，郁金10g。

按语：明徐春甫《古今医统》说："凡食下有碍，觉屈曲而下，微作痛，此必有死血。"故血瘀于内则胸膈疼痛，食饮难下，肌肤甲错，舌暗有瘀。痰滞则气不降而上逆，食后即吐，吐如豆汁，沫状黏液等；饮食不入，津液枯涩而大便难，后天不充则形体消瘦。赤芍、桃仁、郁金破瘀化结；急性子，半夏、胆南星、杏仁、瓜蒌化痰散结；威灵仙通络除痰；木鳖子、半枝莲、山豆根、草河车解毒消肿散结。

（3）气虚阳微型

主症：见于晚期食管癌，饮食不下，泛吐清涎及泡沫，形体消瘦，乏力气短，面色㿠白，形寒肢冷，面足浮肿。舌质淡，脉虚细无力。

辨证：气虚阳微，气血大亏。

治法：益气养血，温阳开结。

处方：黄芪30g，党参20g，当归15g，白芍10g，旋覆花10g（包），代赭石30g，威灵仙30g，急性子10g，生半夏10g（先），桂枝10g，陈皮10g，生地黄10g，熟地黄10g。

按语：患者病程日久，耗气伤血，气血大亏。血亏气无所长，久之阳气亦衰，故形寒肢冷，面色㿠白，面足浮肿。噎塞不通而滴水难入，泛吐清水、涎沫乃气虚胃败，阳绝之兆。故宜大剂温阳开结，补气养血，以延时日。黄芪、党参健脾补气，当归、白芍、生熟地养血；旋覆花、代赭石、威灵仙、陈皮降气通络；急性子、生半夏、桂枝温阳开结。

临床辨证加减用药：呕吐嗳气者用旋覆花、代赭石、姜半夏、陈皮；呕吐黏痰者用半夏、陈皮，加胆南星、青礞石；气逆呃逆者用威灵仙，加老刀豆、丁香、柿蒂；气滞胸痛者加瓜蒌、郁金、八月札、橘叶、枳壳、白屈菜；血瘀胸痛者加赤芍、桃仁、乳香、没药、延胡索、五灵脂等；阴虚火旺者加生地黄，麦冬、元参、牡丹皮、黄芩、女贞子、鳖甲、龟甲、知母等；吐血便血者加陈棕炭、贯众炭、仙鹤草、露蜂房、白及、三七等；滴水不入者加开管酒、通道散、醋熬硇砂等。

2. 对症治疗

（1）反酸：进食、用力或者体位改变时，从胃、食管反流至咽喉部，可在睡眠中突然发生，醒来自觉咽痛、咳嗽以及口腔异味，常伴胸骨后烧灼感或刺痛。其常见原因为食管癌局部刺激或放射性食管炎以及食管癌术后引起的反流性食管炎。西医给予对症抑酸和黏膜保护剂，中医采用辨证治疗。因肝气犯胃引起的反酸，常伴有胸胁不舒、口干咽苦、心烦易怒，舌苔薄黄、脉弦数。宜疏肝理气、和胃降逆，方用左金丸加柴胡、郁金、瓦楞子等，因饮食积滞导致的反酸，常兼有嗳腐口臭、脘腹厌食，舌苔黄厚而腻、脉滑，宜消食导滞、理气和中，方用保和丸加减。因湿热内阻所致的反酸，可兼胸脘痞闷，不思引食，舌苔白滑、脉弦滑。治以理气和中，方用香砂六君子汤。

（2）呛咳：患者突然出现饮食后呛咳，或转为持续性呛咳，或进硬食后剧咳，而后出现呛咳者。常伴胸背剧痛、烧灼，呼吸困难等。其主要由于癌瘤直接浸润，或放、化疗后，肿瘤组织破溃引起的食管癌穿孔，食管气管瘘。临床上以抗炎、支持治疗以及外科手术为主。肺热壅盛者，常兼咳痰色黄带血，

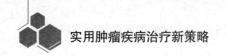

血量多、色鲜红，急躁易怒，便秘溲赤，舌红苔黄、脉滑数。治以清肺泻火，凉血止血。用泻白散合十灰散治疗。肺脾气虚者常伴咳嗽痰白量多，身疲乏为，心悸气短，舌淡苔白脉细。治以益气健脾，补肺止泻。用参苓白术散治疗。阴虚火旺者可见干咳少痰或痰黏难排，心烦低热，乏力盗汗，舌红少苔、脉细数。治以滋阴降火，用百合固金汤治疗。注意：此症中药应鼻饲胃管灌入治疗。

3. 常用的抗癌中草药

山豆根、半枝莲、黄药子、石见穿、败酱草、金银花、蒲公英、蚤休、干蟾、苦参、白英、鬼针草、藤梨根、龙葵、八角金盘、板蓝根、天葵子、乌骨藤、冬凌草、蚤休、急性子、山慈姑，瓜蒌、夏枯草、海藻、木鳖子、穿山甲、斑蝥、莪术，硇砂等。

4. 常用抗癌中药制剂

（1）华蟾素注射液：10～20 mL加入5%GS 500 mL，中缓慢静脉滴注，用药7天，休息1～2天，4周为1个疗程。

（2）参芪扶正注射液：每次250 mL，静脉滴注，21天为1个疗程。益气扶正。用于肺脾气虚引起的神疲乏力，少气懒言，自汗眩晕。

（3）鸦胆子乳注射液：10～30 mL加入生理盐水250 mL中静脉滴注，每日1次。

（4）华蟾素片：口服，每次3～4片，每日3次。

（5）消癌平片：口服，每次8粒，每日3次。

（四）中西医结合治疗

1. 中医药与手术配合

在手术后给予积极的中医药辨证治疗有利于胃肠功能的调理和机体的迅速恢复。食管癌患者术后常出现嗳气、反酸、胸骨后不适感、食少、纳呆、乏力等胃气上逆与气血不足表现。常用处方旋覆代赭汤、六君子汤、八珍汤加减等。

2. 中医药与放疗结合

放射线治疗在食管癌的治疗中占重要地位，中晚期食管癌、上段及中段食管癌以放射线治疗为主。在放疗期间合理应用中药可以发挥增效减毒作用。放射线作为一种热毒之邪，易耗气伤阴，灼伤津液，伤害脾胃，影响气血生化之源，致使放疗后气虚血瘀证加重。常见症状有口干口渴、咽喉灼热疼痛影响进食、纳少乏力、便秘等。临床选用益气养阴、活血解毒中药可取得较好的效果。常用基本方：生黄芪、太子参、沙参、麦冬、石斛、五味子、当归、鸡血藤、女贞子、枸杞子、川芎、山豆根、藤梨根等，中药制剂马蔺子素被临床和实验证明具有放疗增敏作用。

3. 中医药与化疗配合

食管癌对化疗较不敏感，目前尚无标准的化疗方案，通常参照胃癌的治疗方案，常用药物有5-氟尿嘧啶、顺铂、紫杉醇等。常见不良反应有消化道反应、血液学毒性、神经毒性等。化疗期间配合使用中医治疗，可以起到减轻不良反应，提高患者耐受能力，改善临床症状等作用。临床常选用健脾补肾、和胃降逆、益气养血、活血通络中药内服或外用，具有较好效果。常用方剂如六君子汤、六味地黄汤、旋覆代赭汤、八珍汤、黄芪建中汤、补阳还五汤等。

七、预后及随访

（一）预后

食管癌患者的预后总的来说，鳞状细胞癌好于腺癌；缩窄型、蕈伞型好于溃疡型、髓质型。根据一组国内报道，食管癌手术后总的5年生存率为24.9%～40.6%；单纯放射治疗后5年生存率为8.4%～16.8%。食管癌无淋巴结转移的5年生存率（47%～71.8%）明显高于有淋巴结转移者，1～4个淋巴结转移者5年生存率为34.2%，5个以上转移者生存期未超过3年。隆突以上淋巴结转移比隆突以下转移预后差，胸段食管癌颈部、上纵隔淋巴结转移预后差。

（二）随访

1. 时间

手术后 2 年之内，应每 3 个月 1 次，之后每半年随访 1 次，随访 5 年。随访内容包括全面的病史询问和体格检查，注意临床症状的变化如吞咽情况，有否声嘶、咳嗽、胸痛，食欲和体重的变化等。体格检查包括颈部浅表淋巴结的触摸，胸部的听诊等。

2. 理化检查项目

（1）血尿便常规、肝肾功能。

（2）胸片或 CT。

（3）腹盆腔 B 超或 CT 扫描。

（4）消化系肿瘤标志物：CA199、SCC 和 CEA 等。

（5）食管镜或胃镜：根据病情需要采用，一般 1 年检查 1 次。

参考文献

［1］石远凯，孙燕. 临床肿瘤内科手册［M］. 第6版. 北京：人民卫生出版社. 2015.

［2］王玉栋，杜玉娟. 王龙，等. 浸润性乳腺癌早期骨转移的预后影响因素分析［J］. 肿瘤. 2014（07）：616-622.

［3］周际昌. 实用肿瘤内科治疗［M］. 第2版. 北京：北京科学技术出版社，2016.

［4］万德森. 临床肿瘤学［M］. 北京：科学出版社，2016.

［5］林天东. 实用肿瘤病临床手册［M］. 北京：中国中医药出版社，2016.

［6］于世英，胡国清. 肿瘤临床诊疗指南［M］. 第3版. 北京：科学出版社，2015.

［7］韩晓红，石远凯，袁慧. 实用临床检验诊断学丛书：恶性肿瘤［M］. 北京：北京科学技术出版社，2014.

［8］李少林，周琦. 实用临床肿瘤学［M］. 北京：科学出版社，2016.

［9］李少林，吴永忠. 肿瘤放射治疗学［M］. 北京：科学出版社，2016.

［10］李进. 肿瘤内科诊治策略［M］. 上海：上海科学技术出版社，2016.

［11］郑和艳，吕翠红，边兴花. 肿瘤科疾病临床诊疗技术［M］. 北京：中国医药科技出版社.

［12］戴宇翀，王建华，付强，等. 盐酸埃克替尼治疗190例晚期非小细胞肺癌疗效及不良反应［J］. 中国肿瘤，2015.

［13］高社干，冯笑山. 肿瘤分子靶向治疗新进展［M］. 北京：科学出版社，2016.

［14］丁丹红，王修身，卜珊珊，等. 无功能性胃肠胰神经内分泌肿瘤的临床特征和预后分析［M］. 中国肿瘤，2014（09）：785-789.

［15］祝鹏，刘慧颖，金凯舟，等. 黏蛋白4在胰腺上皮内瘤变和胰腺癌中的表达差异性分析［J］. 临床肿瘤学杂志. 2014（10）：891-895.

［16］杨葛亮，翟笑枫. 原发性肝癌系统性化疗的临床进展［M］. 肿瘤，2014（01）：91-96.

［17］李少林，吴永忠. 肿瘤放射治疗学［M］. 北京：科学出版社，2013.

［18］许亚萍，毛伟敏. 胸部肿瘤放射治疗策略［M］. 北京：军事医学科学出版社，2013.

［19］林超鸿，秦环龙. 胃肿瘤治疗学［M］. 上海：上海交通大学出版社，2013.

［20］周彩存. 肺部肿瘤学［M］. 北京：科学出版社，2016.